Peter Kummer
Dr. Jens Collatz

Kranker Patient –
guter Patient

Peter Kummer
Dr. Jens Collatz

Kranker Patient –
guter Patient

**Die sensationellen Heilerfolge der ambulanten
Chelat-Therapie bei Herzinfarkten, Schlaganfällen
und arteriellen Verschlußkrankheiten aller Art**

FRICK VERLAG GmbH - Postfach 447
D-75104 PFORZHEIM

© Copyright 2001
by Frick Verlag GmbH,
Pforzheim

Lektorat: Thea Jung

2001
Erste Auflage

Titelbilder:
Blutkreislauf: © „Mauritius Die Bildagentur" (01852357.0002)
Geld und Pillen: © Photodisc

Druck: Druckerei Grässer, Karlsruhe

ISBN 3-920780-77-9

Inhaltsverzeichnis

Chelat-Therapie

Die Chelation ist eine biochemische Reaktion, welche in einer Verbindung zwischen einem Metall-Ion und einem organischen Molekül resultiert. Den resultierenden Komplex – ein Metall-Ion gebunden an ein Molekül – nennt man ein „Chelat". Dieses Chelat enthält einen oder mehrere Atomringe, in die das Metall-Ion so fest eingebunden ist, daß es nicht entfliehen kann. Dies erlaubt, daß das Metall-Ion im Blutstrom zu den Nieren transportiert wird, um dort vom Körper eliminiert zu werden (z.b. Schwermetalle wie Blei).

Wegen des Alterungsprozesses und infolge von Krankheiten nimmt die Fähigkeit des Körpers, Metall-Ionen zu transportieren und zu eliminieren, zunehmend ab, wenn diese in zu großer Zahl vorhanden sind. Dies trifft u.a. für Kalzium zu. Kalzium hat im Körper sehr wichtige Aufgaben. Ohne Kalzium würden Zähne und Knochen nicht existieren. Wenn der Körper altert, beschädigt die Fett-Peroxidierung die Arterienwände, welche zwar repariert werden, aber mit bleibenden Narben. Kalzium und oxidiertes Cholesterin werden in diese Narben eingebaut.

Es gibt einige bekannte und leicht vermeidbare Risikofaktoren für die Atherosklerose. Die Fett-Peroxidierung läßt einen entzündlichen Prozeß in den Arterienwänden beginnen, welcher durch folgende Faktoren gefördert wird:

- mehrfach ungesättigte Fettsäuren, die man häufig in „junk food" findet
- Mangel an Antioxidanten wie Vit. A, C, E, Zink, Selen, verbunden mit hohen Homocysteinwerten (einfach zu behandeln mit Vit. B12+B6+Folsäure).

Rauchen verbraucht hohe Mengen Vitamin C und andere Antioxidanten und beschleunigt die Atherosklerose. Wenn man genetisch nicht benachteiligt ist und von frühem Alter sich gesunde Lebensgewohnheiten aneignet, gibt es keinen Grund, daß man Atherosklerose bekommt. Um diese Tatsachen zu wissen und das Wissen anzuwenden, braucht man Eltern, die für einen denken, wenn man noch ein Kind ist, und den Willen, für sich selbst zu denken als Erwachsener. Dies ist auch der Grund, warum Atherosklerose weiterhin Menschen töten wird. Vielleicht sterben die Guten zu früh, aber das tun auch die Unwissenden und Dogmatiker.

Die Verhärtung der Arterien oder Arteriosklerose ist offensichtlich eine unvermeidbare Alterserscheinung. Die Wände der Blutgefäße werden desto steifer, je mehr Zeit vergeht, so wie auch alles Bindegewebe des Körpers. Die Freien Radikale im Körper, die auch für die Quervernetzung von Bindegewebe verantwortlich sind, spielen bei der Arteriosklerose eine große Rolle.

Die Arteriosklerose wird durch die Quervernetzung von Kollagenfasern verursacht, welche auch das Bindegewebe der Arterienwände bilden. Diese Quervernetzung führt zu Verlusten der Elastizität und Flexibilität. Wir meinen, daß dieser Prozeß (durch die Einnahme großzügiger Antioxidanten – u.a. Vitamine) verlangsamt, aber nicht komplett verhindert werden kann.

Bei Diabetikern schreitet diese Quervernetzung 5 - 10mal schneller fort, was auch ein früheres Einsetzen ihrer Gesundheitsprobleme bedingt.

Mit fortschreitender Atherosklerose werden Kalziumablagerungen aufgebaut, und es bilden sich verkalkte atherosklerotische Plaques entlang der Arterienwände. Diese Plaques bestehen aus ca. 50 verschiedenen Substanzen – darunter Schwermetalle, Fette, Schaumzellen und übergroße glatte Muskelzellen von der Arterienwand. Bei vielen Menschen beginnt dieser Prozeß schon im frühen Kindesalter.

Bei der Arteriosklerose nimmt die Kalziumablagerung zu, und Kalzium kommt im Vergleich zum Kindesalter in vielfacher Menge dazu. Atherosklerose und Arteriosklerose haben den Kalziumgehalt gemeinsam. Altern kann man als zunehmende Fehlfunktion des Kalzium- und Homocysteinstoffwechsels betrachten.

Die genaue Zusammensetzung der Plaques hängt von den individuellen Ernährungsgewohnheiten, Giftstoffen (Rauchen) und der Zufuhr von Antioxidanten sowie der Dauer des Prozesses ab. Unabhängig vom Zustand der Plaques eines Individuums ist das Resultat immer dasselbe: dem Gewebe und den Organen wird immer weniger Sauerstoff geliefert.

Man glaubte einst, daß dieser Prozeß im mittleren Alter anfing. Heute weiß man, daß er bei vielen schon im Kindesalter anfängt. Der Schweregrad dieses lebenslangen Prozesses ist abhängig von Vererbung, Disziplin, Ernährungsgewohnheiten und körperlicher Bewegung.

Im Alter von 21 Jahren haben viele Menschen bereits Atherosklerose, was man immer wieder bei Operationen und Obduktionen beobachtet. Kriegsopfer in Vietnam brachten diese Tatsache ans Licht. Dies ist eine Krankheit der modernen Zivilisation, aber nicht nur der westlichen Welt. In Indien werden pro Tag 1000 Bypassoperationen durchgeführt. Noch nie hatten so viele Menschen so jung schon Atherosklerose.

Bis zum Jahr 1900 waren Herzkrankheiten sehr selten. Es ist durchaus möglich, daß Giftstoffe in der Luft sowie Umweltgifte wie Herbizide, Pestizide, Konservierungsstoffe in der Nahrung und Gifte in der Nahrung, die durch die Verarbeitung entstehen (Nickel in Margarine und koffeinfreiem Kaffee), etwas mit der Entstehung von Atherosklerose zu tun haben. Noch wahrscheinlicher ist die Erfindung von gesättigten Fetten wie Margarine, deren Entwicklung mit einer Erhöhung der Gefäßkrankheiten zeitlich zusammenfällt.

Den Cholesteringehalt der Plaques kann man mit einer fettfreien Diät mit viel Faserstoffen senken, wodurch die Plaques kleiner werden.

Die Fettperoxidation kann man mit großzügigen Mengen Antioxidanten wie Beta-Karotin, Vit. E + C aufhalten, damit die Arterienwände nicht weiter beschädigt werden.

Der Kalziumgehalt der Plaques ist eine andere Angelegenheit. Diät und reines Wasser haben keinen Effekt darauf. Deshalb ist es eine Herausforderung, wenn man seine Gesundheit in einen jugendlichen Zustand bringen will. Es ist äußerst wichtig, die Nahrungssupplemente, die in diesem Buch beschrieben werden, der täglichen Diät hinzuzufügen.

Die Liste der Probleme, die durch diese Krankheit verursacht werden, ist tragisch, sollte aber nicht überraschen, wenn man bedenkt, wie wichtig die Zufuhr von frischem, sauerstoffhaltigem Blut für das optimale Funktionieren aller Zellen und Organe ist.

Sogar Krankheiten, die nicht vordergründig durch eine reduzierte Blutzufuhr verursacht werden, werden durch die Arterio-Atherosklerose verschlimmert.

Einige Beispiele sind die Parkinson'sche und Alzheimer Krankheit. Die Alzheimer Krankheit wird durch die simple Arterio-Atherosklerose der Hirngefäße initiiert. Diabetes wird durch die schlechte Blutversorgung der Bauchspeicheldrüse verschlimmert. Diese verschlechtert auch die Produktion von Verdauungsenzymen im anderen Anteil der Bauchspeicheldrüse und verschlechtert so die Verdauung. Die schlechte Blutversorgung der Nieren löst eine übermäßige Ausschüttung des Hormons Angiotensin aus, welches zu hohem Blutdruck führt.

Die Gelenke u.a. im Nacken und im Rücken reagieren mit Entzündung und Schmerzen auf eine verminderte Blutversorgung. Dies zusammen mit dem Abbau von Bändern und Bandscheiben führt zum

Lumbalsyndrom. Man meint auch, daß die Verletzungen nach einem sog. Schleudertrauma durch eine schlechte Durchblutung chronifiziert werden.

Heute weiß man, daß 75 - 90% aller Schlaganfallpatienten vor dem Anfall eine extensive Arterio-Atherosklerose in den Halsschlagadern (Karotiden) hatte. Die Atherosklerose spielt eine große Rolle bei Gelenksentzündungen infolge schlechter Blutzufuhr zu den Gelenken.

Der Effekt auf das Herz ist Angina Pectoris, Herzinfarkt und Tod. Eine schlechte Durchblutung im Magen und im Darm führt zu einer schlechten Verdauung – im Dickdarm zu einer Verlangsamung der Peristaltik und Dickdarmkrankheiten.

Eine schlechte Blutversorgung im Gehirn und Rückenmark sowie in den Halsarterien führt zu TIAs (transient ischemic attacks) und Schlaganfall. Der Effekt auf die Extremitäten sind kalte Hände und Füße und in Extremfällen Gangräne.

Impotenz und vorzeitige Andropause werden durch die verminderte Blutzufuhr zum Penis und Hoden verursacht. Frigidität kann durch eine verminderte Blutzufuhr zum Becken verursacht sein. Ist die Blutversorgung der Immunzellen im Knochenmark, in der Milz und im Lymphgewebe im Magen-Darmtrakt vermindert (80% des Immunsystems befindet sich dort), wird das Immunsystem geschwächt.

Die Liste an Unannehmlichkeiten, Schmerzen und Krankheiten, die durch Arterio-Atherosklerose verursacht oder verschlimmert werden, ist unaufhörlich. Glücklicherweise gibt es einen Weg, mit der Arterio-Atherosklerose fertig zu werden. Die Antwort ist sehr einfach und heißt „Chelat-Therapie" – sobald als möglich.

Dr. Sam Baxas

Peter Kummer

Peter Kummer, Autor von bislang sechs Lebenshilfebüchern, kam im Jahre 1996 zum ersten Mal als Patient mit der Chelat-Therapie in Berührung. Aufgrund seiner überaus positiven Erfahrungen mit dieser Behandlungsmethode freundete er sich mehr und mehr mit der Chelat-Therapie und deren immensen Möglichkeiten an. Als er dann noch erfuhr, daß der Chelat-Arzt Dr. Jens Collatz aus Werne in Westfalen bereits ein fertiges Fachmanuskript über die Anwendungsmöglichkeiten und Heilungschancen der Chelat-Therapie in der Schublade liegen hatte, setzte er sich mit diesem umgehend in Verbindung, um ihm vorzuschlagen, daraus das vorliegende für jedermann verständliche und zugängliche Sachbuch zu gestalten. Was dann auch geschah.

Dr. Jens Collatz

Dr. Jens Collatz hat von 1962 an Medizin an den Universitäten Tübingen, Erlangen, Würzburg und Münster studiert. Nach seinem Staatsexamen, das er 1970 an der Universität Münster ablegte, begann er die Fachausbildung in Intensivmedizin und Anästhesie an der Universität Essen (1971 bis 1974). Von 1976 bis 1980 war er leitender Arzt einer Anästhesie-Abteilung mit naturheilkundlicher Therapieeinrichtung und erwarb sich dadurch intensive Praxiserfahrung in Akupunktur und Neuraltherapie-Anwendungen. Nach seiner persönlichen Weiterbildung auf dem Gebiet der Naturheilkunde und der alternativen Medizin in den USA, Frankreich, der Schweiz und Italien gründete Dr. Collatz 1982 das Zentrum für Naturheilkunde „Fürstenhof" in Werne/Lippe. Ab 1983 wurden dann auch die Chelat-Therapie sowie Krebsbehandlungen nach den Grundsätzen der naturheilkundlichen Ganzheitsmedizin ebenso in das Therapieprogramm des Fürstenhofes aufgenommen wie auch andere alternative Behandlungsverfahren, unter anderem für Gelenk- und Wirbelsäulenleiden, für Stoffwechselstörungen, Herzerkrankungen, Gehirn- und Nervenleiden und Anti-Aging-Medizin.

Dr. Sam Baxas

Der Autor des Vorwortes dieses Buches, Dr. Sam Baxas, ist Chelat-Arzt in Binningen in der Schweiz und gleichzeitig jener Arzt, der Peter Kummer mit der Chelat-Therapie in Kontakt brachte und erfolgreich behandelte.

1. Kapitel

- Prolog
- Profitstreben statt Menschlichkeit
- Wir sind das Volk
- Die heutige Verschreibungswut vieler Ärzte
- Die Antwort ist einfach
- Wie gut informieren uns die Medien?
- Den gesunden Menschenverstand benutzen
- Fast keine Nebenwirkungen
- 45 Millionen Menschen leiden an Durchblutungsstörungen

Prolog

Dieses Buch ist kein kompliziertes medizinisches Fachbuch, es ist vielmehr mit voller Absicht einfach und so leicht verständlich wie möglich geschrieben, damit es von jedermann auch ohne jegliche medizinische Fachkenntnisse gelesen und verstanden werden kann. Nur dann nämlich, wenn Laien verstehen lernen, daß modernste, hochwirksame alternative Behandlungs- und Therapiemethoden seitens der Schulmedizin und Pharmaindustrie aus reinem Profitdenken weltweit den Völkern dieser Erde mit allen Mitteln bewußt vorenthalten werden, können wir als potentielle Patienten damit beginnen, uns wirksam dagegen zu wehren. Lesen Sie beispielsweise, warum die Schulmedizin mit aller Macht die Anerkennung einer für uns Menschen überaus segensreichen Therapieform mit dem Namen „Chelat" – die unter anderem 80 bis 90 Prozent aller Herzinfarkte, Schlaganfälle und Bypassoperationen schon seit über 30 Jahren verhindern könnte – verunglimpft und mit falschen Informationen, Lügen und Tricks aller Art zu verhindern versucht. Der Grund dafür? Ganz einfach: Herz- und Bypassoperationen bergen zwar ein ungleich höheres Risiko für den Patienten, bringen aber das zehn- bis fünfzehnfache an Gewinn ein, obwohl sie nicht einmal 50 Prozent der Wirksamkeit besitzen wie die Chelat-Therapie. Lesen Sie, warum Schulmediziner ihren Patienten im Brustton der Überzeugung beschwerliche Bypassoperationen zumuten, ja geradezu aufdrängen, in vielen Fällen sich selbst und ihre Familien aber mit der Chelat-Therapie behandeln lassen.

Profitstreben statt Menschlichkeit

Trotz allem greift das vorliegende Buch – wir möchten dies ausdrücklich betonen – keineswegs die Gesinnung des einzelnen Arztes in irgendeiner Weise an. Es muß aber die Frage erlaubt sein, ob eine immer größer und mächtiger werdende Schulmedizin, die rein aus wirtschaftlichen Erwartungen heraus schon an einer möglichst optimalen Auslastung der klinischen Geräte und der Chirurgen-Crews in den Operationssälen interessiert sein muß, nicht endlich auch einmal kritisch hinterfragt werden darf.

Unsere Absicht ist es, mit diesem Buch dem Leser – und damit dem früher oder später auch potentiellen Patienten – die Augen zu öffnen und ihn über die generalstabsmäßige Diffamierung einer wirklich hochwirksamen Alternative in Sachen Durchblutungsstörungen aller Art aufzuklären.

Bei der Chelat-Therapie handelt es sich um eine völlig schmerzlose Heilmethode, die aber wegen ihrer natürlichen Grundlagen von den Pharmakonzernen nicht patentiert werden kann. Diese Chelat-Therapie funktioniert übrigens nicht nur in den Fällen, wo die Bypassoperation schon ansteht oder gar eine Amputation von Gliedmaßen wegen chronischer Durchblutungsstörung droht, sondern auch ganz hervorragend als vorbeugende, rechtzeitig angewandte Therapie, die von jedermann jederzeit genutzt werden kann, um gesund zu bleiben und ein hohes Alter in körperlicher Fitness zu erreichen.

Wir sind das Volk

Von unten nach oben verändert sich in unserer Gesellschaft, wie die Geschichte immer wieder belegt, leider immer nur dann Entscheidendes, wenn der Druck von der Basis auf die Regierenden oder – wie im Falle der Pharmaindustrie und Schulmedizin – auch Produzierenden und Ausführenden so groß wird, daß im Sinne des Patienten gehandelt und nachgegeben werden muß. Das beste Beispiel aus unserer jüngsten Geschichte, das eine ähnliche Wirkung nach sich zog, stammt aus dem Bereich der Politik: „Wir sind das Volk!" riefen die Menschen 1989 und 1990, Arm in Arm untergehakt, und marschierten mit Kerzen in der Hand in ganz Osteuropa gegen ihre jeweiligen kommunistischen Regierungssysteme auf. Aber einmal Hand aufs Herz: Wer von uns hätte wirklich daran geglaubt, daß sich die damaligen bis an die Zähne bewaffneten Ostblockstaaten binnen weniger Wochen den brennenden Kerzen, Menschenketten, Demonstrationen, Gebeten und dem unbändigen Freiheitswillen ihrer Bürger ohne größeren Widerstand beugen würden?

Die heutige Verschreibungswut vieler Ärzte

Geht es Ihnen nicht manchmal auch so, daß man nach einem Arztbesuch den Eindruck hat, durch eine Art Pharmarestaurant à la Mc Donalds gepreßt worden zu sein? Kaum hat man sich nämlich nach oft stundenlangem Aufenthalt im Wartezimmer recht besonnen, schon steht man bereits wieder mit einem umfangreichen Rezept in der Hand im Nieselregen vor der Arztpraxis und fragt sich allen Ernstes, ob man gerade von einem Arzt oder von einem Verkaufsrepräsentanten der Pharmaindustrie kommt. Ein „Schelm", der behauptet, das wäre übertrieben. Allerdings bleibt dem Arzt in der heutigen Zeit leider kaum etwas anderes übrig, will er sich und seine Familie weiter wie gewohnt ernähren. Aber wie konnte es überhaupt so weit kommen, daß der Arzt quasi nur noch wie ein D-Zug auf dem Nebengleis an uns vorbeirauscht und uns lediglich mit einem Rezept enttäuscht und meist genauso schlau wie zuvor im wahrsten Sinne des Wortes im „Regen stehen läßt"?

Die Antwort ist einfach

Dazu folgende zwei Fragen: 1. Was glauben Sie, liegt den Multimilliardenkonzernen der Pharmaindustrie wohl federführend am Herzen: Unser aller Gesundheit und Wohlergehen oder deren eigener Umsatz? 2. Was glauben Sie weiter, aus welcher Quelle bezieht heutzutage ein Arzt zu 99 Prozent seine Informationen: Aus naturmedizinischen Fachbüchern und Broschüren oder aus den Verlautbarungen und den Vertreterbesuchen der einzelnen Pharmafirmen?

Und was meinen Sie, liebe Leserinnen und Leser, ist diesen rein umsatzorientierten Konzernen in einem knallharten Verdrängungswettbewerb innerhalb der freien Marktwirtschaft lieber: Über gesündere, verträglichere, mit fast keinen Nebenwirkungen behaftete Naturmittel und Heilverfahren aufzuklären und zu informieren oder mit festem Blick auf die bereits jetzt schon ins fast unendliche expandierenden Umsatzzahlen der Pharmakonzerne deren chemische Produkte zu verkaufen, egal ob ein paar Millionen Menschen mehr oder weniger im Laufe der Jahrzehnte an den Nebenwirkungen erkranken oder gar sterben. Daß viele dieser Nebenwirkungen teilweise sehr gefährlich sein können, ist längst kein Geheimnis mehr. Nicht umsonst hat der Gesetzgeber vor Jahren schon den Herstellern zur Auflage gemacht, darauf in der Werbung hinzuweisen. Wer kennt ihn nicht, den berühmten Satz: „Bei Risiken und Nebenwirkungen fragen Sie Ihren Arzt oder Apotheker."

Wie gut informieren uns die Medien?

Vor einigen Monaten unterhielt ich mich eingehend mit einem Redakteur einer jener Illustrierten, die meist für eine oder zwei D-Mark an jedem Kiosk zu erhalten sind. Er selbst hatte Monate vor unserem Gespräch eine Artikelserie über verschiedenartige Heilungserfolge der Natur- und Alternativmedizin mit dem Schwerpunkt Herz- und Kreislaufkrankheiten abgeschlossen. Kaum jedoch war die Ankündigung dieser Serie per Vorschau in einer der Ausgaben dieser Illustrierten erschienen, wurde die Serie von der Chefredaktion auch schon wieder zurückgezogen. Auf seine Rückfrage, warum er acht bis zehn Wochen Arbeit und Recherchen einfach in den Papierkorb werfen solle und das Material nicht, wie vorgesehen, in einer mehrteiligen Serie abgedruckt und veröffentlicht werden könne, erhielt er nur eine sehr vage und für ihn völlig unbefriedigende Antwort. Weil er sich aber damit nicht zufriedengab – schließlich hatte er viel Zeit und Energie darin investiert –, hakte er etwas intensiver in seiner Chefetage nach, und dabei kam dann das Folgende zutage: In einem persönlichen Telefonat mit der Geschäftsleitung hatte ein Pharmakonzern, der Woche für Woche für einige zigtausende von D-Mark Inserate für seine Produkte in diesem Heft schaltete, freundlich aber bestimmt darauf hingewiesen, daß man ernstlich über eine weitere Zusammenarbeit nachdenken müsse, sollte die angedachte Serie wirklich erscheinen.

Und nun versetzen Sie sich einmal in die Situation eines führenden Mitarbeiters einer solchen Zeitschrift. Was würden Sie da tun? Eine Artikelserie gegen den Willen eines ihrer Hauptinserenten veröffentlichen und dadurch große, ja fast unersetzliche finanzielle Verluste in Kauf nehmen oder ganz schnell „im Sinne des Verlages" handeln und die angedachte Serie streichen?

Dieses Beispiel ist nur einer der kleineren und harmloseren Schachzüge, die den sogenannten Multis wie Pharma-, Öl- oder auch Rüstungsindustrie – um nur die drei wichtigsten zu nennen – zur Verfügung stehen, um unliebsame Störungen wirksam zu vermeiden. Die Frage, wie sich dies neben den Printmedien in den elektronischen Medien – wie Radio und Fernsehen – verhält, wenn der Fall ähnlich gelagert ist, können Sie sich selbst beantworten. Richtig: Es gilt dasselbe Strickmuster.

Je größer also unsere Medienlandschaft wird und je verkabelter und vernetzter wir alle sind, desto mehr beeinflussen und bestimmen die Politik, die Medien und auch die Wirtschaft, was wir zu denken haben und vor allen Dingen, was wir wissen dürfen und was nicht.

Den gesunden Menschenverstand benutzen

Auf den folgenden Seiten dieses Buches werden wir Ihnen anhand von Patientenberichten, Hintergrundinformationen und mannigfaltigster Beispiele, unter anderem dem meines eigenen „Selbstversuches", aufzeigen, wie auch Sie, egal ob Sie heute 25, 35, 45, 55 oder gar 85 Jahre alt sind, Ihre Gesundheit und Ihre Lebensqualität ab sofort ganz entscheidend verbessern können. Sie erfahren unter anderem, wie Sie Ihr Herz-Kreislauf-System von Grund auf verbessern und verjüngen können; wie man Infarkten heute erfolgreich und hochwirksam vorbeugen kann und wie die angesprochene Chelat-Therapie sogar bereits akut anstehende Bypassoperationen überflüssig machen kann. Sie erfahren darüber hinaus auch, warum Chelat ganz nebenbei die Cholesterinproduktion in der Leber sowie Bluthochdruck vermindert, chronische Müdigkeit stoppt, Gedächtnis- und Konzentrationsfähigkeit verbessert, Allergiesymptome vermindert, immer höher werdende Insulindosierungen bei Diabetikern verhindern hilft, die Durchblutung bis in die mikrokleinsten Äderchen fördert, vorhandene Ablagerungen in den Arterien abbaut und wie sie für die Wiedererwärmung von erkalteten Extremitäten sorgt; warum die Cholesterinwerte im Blut bei dieser Behandlung merklich sinken, Muskelkrämpfe aufgelöst werden, weniger arthritische Schmerzen auftreten und dadurch die Einnahme vieler Schmerzmittel und Medikamente unnötig wird. Sie erfahren des weiteren, warum die Herstellung der Sehfähigkeit nach einer Operation des grauen Stars besser funktioniert, kosmetische Veränderungen wie beispielsweise eine bessere Gesichtsfarbe zustande kommen, wie man glänzendere Haare und kräftigere Fingernägel bekommt, wie sich Gesichtsfalten reduzieren lassen und, und, und. Die Liste ließe sich noch lange weiterführen.

Ich selbst kenne 80jährige und noch ältere Menschen, die bettlägerig, ja schon fast Pflegefälle waren, das gesamte Nachtschränkchen voller Tabletten, Tropfen und Pillen stehen hatten und heute, nach 30 bis 35 Chelat-Anwendungen, wieder fröhlich vor sich hinpfeifend jeden Morgen aufstehen, ihren Haushalt verrichten und auch wieder aktiv in ihrem Garten arbeiten.

Fast keine Nebenwirkungen

Dies alles verdanken sie einer Therapieform, die – einmal abgesehen vom Einstich der Injektionsnadel in die Vene – so gut wie gar keine erwähnenswerten beziehungsweise schädlichen Nebenwirkungen hat und die in den letzten knapp vierzig Jahren von weit mehr als fünf bis sechs Millionen Menschen weltweit erfolgreich in Anspruch genommen wurde und wird. Diese Zahl könnte natürlich viel, viel höher sein, würde die Chelat-Therapie nicht von der Schulmedizin bewußt schlechtgeredet, diffamiert und so in ihren nahezu unerschöpflichen Möglichkeiten den meisten Patienten vorenthalten werden.

45 Millionen Menschen leiden an Durchblutungsstörungen

Wie unverantwortlich ein solches Verhalten aber ist, wird besonders deutlich, wenn man weiß, daß weltweit etwa 45 Millionen Menschen an Symptomen leiden, die durch Ablagerungen in den Blutgefäßen verursacht werden. Von diesen 45 Millionen Menschen unterziehen sich jährlich etwa 300.000 einer Bypassoperation. Drei bis sechs Prozent davon bleiben bei diesen Operationen den Ärzten „auf dem Tisch liegen", d. h., sie sterben bei der Operation oder an deren Folgen. Dies heißt in Zahlen ausgedrückt: 6.000 bis 12.000 unnötige Todesfälle pro Jahr allein in diesem Bereich.

Arline und Harold Brecher schreiben dazu in ihrem hochinteressanten Buch „Gesund und fit ins hohe Alter dank Chelat-Therapie" (erschienen im CSA-Verlag, Schmitte/Oberreifenberg): „Es ist nicht unser Anliegen, für die Chelat-Therapie zu werben oder die Chelat-Therapeuten zu unterstützen. Wir wollen den Patienten ihre Verwundbarkeit und Schutzlosigkeit auf dem medizinischen Markt bewußt machen. Jedesmal, wenn sich Ärzte und Wissenschaftler streiten oder auf Profit aus sind, kommt die Öffentlichkeit in medizinischer Hinsicht zu kurz und wird zur Kasse gebeten. Je mehr auf dem Spiel steht, desto höher ist die Rechnung. Das beste Beispiel dafür ist die drei Jahrzehnte während Kontroverse über die Chelat-Therapie.
Wir werden unser Bestes versuchen, auf den folgenden Seiten die Gesundheit des Lesers zu bedenken und die am häufigsten gestellten Fragen zu beantworten: Wie verhält es sich wirklich mit der Chelat-Therapie, dem Bypass oder der Angioplastie? Wo finde ich einen Arzt?

Was kostet die Behandlung? Was ist gut, was nicht? Was kann ich tun, um wieder gesund zu werden, besser und länger zu leben?" (Ende des Zitats).

Und genau das ist auch unser beider Anliegen; allerdings sind seit Erscheinen dieses Buches von Arline und Harold Brecher schon wieder über sieben Jahre ins Land gegangen, in denen die Chelat-Therapie und andere artverwandte Therapieformen weiter entwickelt und verbessert wurden; auch darüber werden wir berichten. Ferner möchten wir Ihnen neben den in besagtem Buch erwähnten Fällen, die leider allesamt aus den USA stammen, auch Menschen, ihre persönlichen Schicksale und Therapieerfolge sowie die höchst positiven Aussagen medizinischer Studien (die es laut Schulmedizin gar nicht gibt) über die Wirksamkeit der Chelat-Therapie vorstellen, wie auch einige der Chelat-Ärzte aus Deutschland, Österreich und der Schweiz. Wir werden Ihnen unter anderem am Ende des Buches auch Namen und Kontaktadressen der meisten Chelat-Ärzte aus dem gesamten deutschsprachigen Raum mit den dazugehörigen Adressen und Telefonnummern bekanntgeben, damit auch Sie Ihr Leben – wenn Sie dies wollen – um einiges verbessern und wesentlich gesünder gestalten können.

2. Kapitel

- Wie alles begann
- Zuviel Süßes gegessen
- Warum ich auf meinen „Bauch" höre
- Krankheiten, ein Alarmsignal der Seele
- Angst kann töten
- Ein wichtiger Anruf
- Was heilt die Chelat-Therapie noch?
  Fragen Sie nicht, das ist ein Geheimnis
- Hauptsache, die Kasse stimmt
- Legen auch Sie ihre Scheuklappen ab
- Wir hoffen, in Ihrem Sinne gehandelt zu haben

Wie alles begann

Vor etwa vier Jahren unterzog ich mich – damals 46jährig – wieder einmal einer der üblichen prophylaktischen Untersuchungen, die für Männer über 40 seitens der Medizin in gewissen Abständen empfohlen werden. Zwei Wochen später erfuhr ich zu meiner Zufriedenheit, daß ich nach wie vor die Konstitution eines mittelgroßen Braunbären besitzen würde oder, wie die Sprechstundenhilfe bei der Messung des Blutdruckes lapidar bemerkte: „Blutdruck wie ein junger Adler!"

Meine Blutfettwerte waren allerdings, was den Gesamteindruck aber nur wenig trüben konnte, um ein paar Prozentpunkte zu hoch. In der Besprechung mit meinem Hausarzt erfuhr ich dann auch, daß man heute mit Cholesterinwerten ganz anders umgehe als früher und man diese zwischenzeitlich in die Guten (HDL) und die Schlechten (LDL) eingeteilt habe. Vereinfacht gesagt: HDL sind die sogenannten guten Cholesterinwerte, die man durch eine ausgewogene Ernährung und viel Bewegung an der Luft beeinflussen kann, wobei LDL, also die schlechten Cholesterinwerte, unabhängig von der Ernährung gebildet werden und je nach Veranlagung auch erblich übertragen werden können (wir werden auf diesen Punkt im Verlaufe des Buches noch genauer eingehen). Erst 1985 wurden sowohl HDL als auch LDL übrigens von den amerikanischen Molekulargenetikern Brown und Goldstein entdeckt, wofür sie im gleichen Jahr den Nobelpreis für Medizin erhielten.

Sofort schwirrte in meinem Kopf eine ganze Armada von Alarmglocken, denn im Juni des Jahres 1983 hatte mein Vater einen schweren Herzinfarkt erlitten, der erst nach sechs bis acht Stunden entdeckt und diagnostiziert werden konnte und der sein Herz so stark geschädigt hatte, daß er danach nie mehr ganz „der Alte" war, besonders was Konstitution und Fitness anbetraf. Diese hautnahe Erfahrung mit der Krankheit meines Vaters und deren Folgen hatte mich unter anderem auch dazu bewogen, bereits kurz nach meinem 35. Lebensjahr zum ersten Mal die Cholesterinwerte bei mir selbst prüfen zu lassen. Damals, Anfang 1985, waren die Werte allerdings völlig in Ordnung und die Empfehlung des Hausarztes lautete: Wenig Fett, wenig Butter, viel Bewegung, Obst und Gemüse essen, relativ wenig Alkohol trinken, dann wird es auch so bleiben; von eventuellen Erblasten sprach er allerdings nicht.

Übrigens hat die Medizin ihre damaligen Thesen, von denen man heute weiß, daß sie nicht richtig waren, ebenso besserwisserisch und arrogant vertreten, wie sie dies heute noch in sehr vielen anderen Bereichen tut. Erst als Brown und Goldstein ihre Forschungsergebnisse vorlegten, wurde begriffen, daß eben nicht nur die Ernährung, Alkohol und das Rauchen, sondern auch Erbfaktoren für einen Infarkt verantwortlich sein können. Übrigens ein wunderbares Beispiel für die Tatsache, daß eben Wissenschaft immer nur der momentane Stand des Irrtums sein kann, weil Tag für Tag neue und – wie in diesem Fall – revolutionäre Erkenntnisse gewonnen werden, die die Medizin und ihre Behandlungsmethoden ganz zwangsläufig immer neuen Entdeckungen, Forschungsergebnissen und Wandlungen unterwerfen muß. Auch dazu kommen wir später noch sehr ausführlich.

Zuviel Süßes gegessen

Zurück zu meiner damaligen Generaluntersuchung. Um ganz sicher zu gehen, daß die vorliegenden Werte auch tatsächlich stimmten, wurde mir von meinem Hausarzt geraten, sie zwei Wochen später durch eine Kontrolluntersuchung nochmals zu überprüfen. Ich sollte aber – nachdem ich am Tag vor der ersten Untersuchung leichtsinnigerweise noch ein Stück Kuchen und eine halbe Tafel Schokolade gegessen hatte – diesmal lediglich Salat, Obst und Gemüse und etwas Fleisch essen – was übrigens auch meiner üblichen Ernährung eher entsprach – um bei der zweiten Untersuchung vielleicht doch etwas niedrigere und bessere Werte als die aktuell vorliegenden zu erhalten.

Also marschierte ich zwei Wochen später nochmals in die Arztpraxis, um eine zweite Portion Blut zwecks neuerlicher Prüfung abzugeben. Obwohl die HDL-Werte dieses Mal geringfügig besser waren als beim ersten Mal, mußte ich dann aber doch der Tatsache ins Auge blicken, daß die LDL-Werte ein wenig zu hoch waren und unbedingt etwas für ihre Reduzierung getan werden mußte.

Mein Hausarzt riet mir zu einer Tablettenbehandlung von zunächst etwa sechs Monaten, und er meinte, ich solle während dieser Zeitspanne täglich jeweils eine Tablette des Medikamentes Mevinacor 10 einnehmen. Die Ergebnisse dieses Medikaments seien exorbitant gut; er als Arzt gehe davon aus, daß die Senkung der LDL-Werte auf ein „normales" Maß innerhalb dieses halben Jahres ohne weiteres zu bewerkstelligen sei. „Und wenn nicht?" entgegnete ich, denn in den vergangenen 45 Lebensjahren mußte ich noch nie über einen längeren Zeitraum Medikamente einnehmen, und ich war auch nicht gerade sonderlich begeistert von der Vorstellung, ganze 178 Tage lang permanent dieses Medikament schlucken zu müssen. Deshalb fragte ich gleich nach, ob es denn keine Alternative gäbe und erhielt die Antwort: „Wenn Sie in drei bis vier Jahren nicht stark infarktgefährdet sein wollen, nein, denken Sie doch an Ihren Herrn Vater!"

Da war sie also nun, die Antwort, die wie so viele Diagnosen heutzutage den Patienten massiv einschüchtert und Millardensummen an Medikamenten, Bypass- und anderen Operationen einbringt: Die versteckte Drohung mit dem Tod als unausweichliche Konsequenz von „Widerspruch und Aufsässigkeit". Zugegeben, auch ich zuckte leicht zusammen, aber intuitiv signalisierte etwas tief in meinem Bauch: „Keine Angst, es gibt eine bessere Lösung für dich!"

Warum ich auf meinen „Bauch" höre

Es scheint mir an dieser Stelle angebracht, daß ich, Peter Kummer, mich Ihnen zunächst einmal etwas ausführlicher vorstelle und Sie auch mit meiner beruflichen Tätigkeit etwas vertrauter mache, damit Sie meine Beweggründe, stets intensiv auf mein Gefühl zu hören, etwas besser verstehen können.

In den Jahren 1992 bis 2000 habe ich insgesamt sechs Bücher zum Thema Lebenshilfe geschrieben und dabei zwei Bestseller produziert: „Nichts ist unmöglich" (1992) und „Ich will, ich kann, ich werde!" (1994), welche beide zusammen weit über 100.000 Mal verkauft worden sind. Meine Bücher wurden in der Zwischenzeit in insgesamt sieben Sprachen übersetzt, und ich bin seit Jahren zuweilen Gast in den Radio- und Fernsehanstalten des deutschsprachigen Raumes. Gemeinsam mit der Psychotherapeutin, NLP- und Mentaltrainerin Monika Junghanns veranstalte ich außerdem jeden Monat sehr intensive „Drei-Tages-Aktiv-Seminare" im süddeutschen Raum. Unsere Teilnehmer sind in der Regel Menschen, die – egal, ob sie aus Deutschland, der Schweiz, Österreich, den USA, Polen, Spanien, Australien, Tschechien oder von wo auch immer kommen – ganz praxisnah lernen wollen, künftig gesünder, glücklicher und erfolgreicher leben zu können, egal ob dies nun die berufliche, private oder auch die Seite der Partnerschaft anbetrifft. In unzähligen Seminaren, Einzelgesprächen und Therapeuten-Coachings hatte ich zuvor selbst fünfzehn Jahre lang die vielfältigen Techniken des positiv-konstruktiven Denkens studiert, damit trainiert und somit meinem Leben peu à peu eine völlig neue, positive Richtung gegeben.

Krankheiten, ein Alarmsignal der Seele

Heute weiß die Wissenschaft bereits sehr genau, daß Krankheiten und generell fast alle gesundheitlichen Probleme in der Regel ihre eigentliche Ursache im Geiste des Menschen haben und daß der Körper als Spiegel unserer Seele lediglich das aktuelle seelische Problem als Krankheiten „spiegelt". Man hat auch festgestellt, daß jede Krankheit in Wirklichkeit wieder heilbar ist, wenn man das seelische Problem erkennt, zurückverfolgt und es dort am Ursprung, sprich an der Wurzel, beseitigt. In diesem Falle hat der Körper dann keine Veranlassung mehr, „Alarm" zu schlagen, das Symptom bildet sich wieder zurück und verschwindet in der Regel so, wie es gekommen ist. Daß dies in vielen Fällen nicht ganz so einfach funktioniert, wie eben beschrieben, weil Krankheiten oft jahrlang unerkannt im Körper vor sich „herdümpeln", unsere hochgelobte Schulmedizin aber fast ausschließlich Symptome bekämpft, ohne sich auch nur im geringsten um die eigentlichen geistigen Ursachen zu kümmern, ist nur einer von unendlich vielen Gründen, warum heute unter anderem so viel operiert wird und warum es nach Meinung der Schulmedizin angeblich noch so viele sogenannte unheilbare Krankheiten gibt.

Angst kann töten

Das Wichtigste aber, und das ist zwischenzeitlich weltweit bekannt, ist, daß Angst und Furcht vor einer Krankheit die sichersten Nährstoffe sind, um sich die Krankheit zuzuziehen, sie also quasi selbst auszubrüten. Angst, das weiß man heute, ist eine derartig geballte Kraft, die, weil sie unser Unterbewußtsein mit Negativem geradezu überflutet und so dem Körper gar keine andere Wahl läßt, letztendlich die suggerierte Krankheit auch tatsächlich hervorzubringen.

Soviel zur Ausgangssituation, der ich mich gegenübersah, als mir der Hausarzt den später zu befürchtenden Herzinfarkt schilderte und mir somit diese Krankheit quasi „verkaufen" wollte. Nun will bestimmt kein verantwortungsvoller Arzt seinen Patienten bewußt kränker machen, als dieser schon ist, aber leider wissen die wenigsten Ärzte, daß sie genau dies mit solchen Aussagen tun. Genau das ist übrigens auch eines der Hauptprobleme unserer heutigen Schulmedizin und ihrer Repräsentanten in Weiß: daß mit solch unverhohlenen Drohungen oft unwissentlich erst die Krankheit in den Geist der Patienten gepflanzt wird. Ich möchte sogar so weit gehen, zu behaupten, daß mancher Patient in einem solchen Fall die Praxis kränker verläßt, als er sie ursprünglich betreten hat. Wir schätzen, daß allein 90 Prozent aller von der Schulmedizin als unheilbar verurteilten Patienten letztendlich nur deshalb sterben, weil sie sich damit abfinden, sterben zu müssen, vollkommen resignieren, in Selbstmitleid verfallen und sich und ihre Umgebung „vorbildlich" auf den von ihrem Arzt prognostizierten eigenen Tod vorbereiten. Allein all die Fälle, in denen weltweit Millionen von Patienten, die von ihren Medizinern bereits zum Sterben abgeschrieben waren und noch einmal davongekommen sind, weil sie sich einfach weigerten, sich mit diesem Todesurteil abzufinden und deshalb – auf welchem Weg auch immer – ihre Krankheit doch noch besiegten, würden inzwischen meterlange Buchregale füllen. Trotzdem behauptet die Schulmedizin, in ihre eigenen negativen Dogmen ebenso hilflos verstrickt wie unsere Theologen und Politiker, daß beispielsweise Krebs ab einem gewissen Stadium absolut unheilbar sei, obwohl es Millionen Fälle auf der ganzen Welt gibt, die Tag für Tag das Gegenteil beweisen.

Zurück zu meiner Geschichte. Wie bereits beschrieben, sagte mir also mein Gefühl, daß es bestimmt noch eine andere, bessere Lösung für mich gäbe. Trotzdem erklärte ich mich zunächst bereit, die von meinem Arzt empfohlenen „Tabletten" so lange einzunehmen, bis ich die richtige Alternative gefunden hätte. Allerdings war mir von vornherein klar, daß dies nicht für einen Zeitraum von sechs Monaten, sondern maximal ein- bis eineinhalb Monate gelten würde. Ich ging also in die Apotheke und kaufte mir das verschriebene Medikament, das knapp 100 D-Mark kostete. Als ich aber einige Tage später dann die Zeit fand, mich mittels Beipackzettel über die dort angegebenen Nebenwirkungen eingehend zu informieren, wurde mir erst richtig bewußt, was ich mir und meinem Körper damit antun würde, und ich setzte das Medikament sofort wieder ab.

Ein wichtiger Anruf

Etwa zweieinhalb Wochen danach rief mein Freund Manfred aus München, der einerseits mein Vertrauter, andererseits aber auch in Sachen positiv-konstruktives Denken eine Art Mentor für mich ist, bei mir an. Wir hatten schon wochenlang nichts mehr voneinander gehört, und nach dem üblichen 'Wie geht es Dir, was machst Du?' erzählte er mir, daß er gerade vom Arzt käme, wo er seine zwölfte Chelat-Infusion bekommen hätte. Da ich zu diesem Zeitpunkt mit dem Begriff „Chelat" nichts anzufangen wußte, erklärte er mir, daß es sich dabei um eine Infusionsmethode handeln würde, die den Körper und die Organe einerseits weitestgehend entgiftet und andererseits die Arterien und Adern bis zum kleinsten Kapilaräderchen von jenen gefährlichen Ablagerungen (Plaques) befreien würde, die zur Arteriosklerose, zu Herzinfarkt und ähnlichem führen würden. Er selbst wäre auf die Chelat-Therapie durch eine Freundin aufmerksam geworden, die vor etwa einem Jahr eine Möglichkeit suchte, ihrer damals 90jährigen Mutter zu helfen. Diese war unter anderem aufgrund von heftigen Durchblutungsstörungen bettlägerig und ihrer Meinung nach durch die jahrelange Einnahme von Medikamenten und deren Nebenwirkungen nur noch müde, schlapp und energielos. Diese Freundin hatte in den USA sehr viel Positives über die Chelat-Therapie gehört und deshalb ihre Mutter kurzerhand ins Auto gesetzt und zu einem in Deutschland ansässigen Chelat-Arzt gefahren. Etwa zweieinhalb Monate und insgesamt 35 Chelat-Infusionen später war ihre Mutter schon wieder in der Lage, aufzustehen und ihren Haushalt selbst zu führen, und sie fühlte sich so fit und voller Tatendrang, wie man dies in so hohem Alter nur sein kann. Sie empfahl Manfred das bereits erwähnte Buch von Harold und Arline Brecher „Gesund und fit ins hohe Alter dank Chelat-Therapie". Dieses Buch, so führte er weiter aus, hätte er dann geradezu verschlungen und sich danach, begeistert von den darin beschriebenen Möglichkeiten, umgehend an einen Chelat-Arzt gewandt, um seine eigene fortgeschrittene Arterienverkalkung mit Chelat behandeln zu lassen.

Plötzlich wurde mir bewußt, daß mich mein Gefühl doch nicht betrogen hatte und es tatsächlich einen anderen, besseren Weg für mich gab als den der medikamentösen Senkung meiner erhöhten Blutfettwerte. Ich fragte also Manfred, ob man mit der Chelat-Therapie auch die erhöhten Cholesterinwerte in den Griff bekommen würde, und erzählte ihm in aller Kürze meine eigene Geschichte. „Natürlich", antwortete er, „so wie ich das Buch verstanden habe, senkt die Chelat-Therapie nicht nur Cholesterinwerte, sondern befreit auch den gesamten Organismus derart von Giften und Ablagerungen in den Arterien, daß du danach wieder einen Körper hast wie ein 20jähriger und Infarkte aller Art – egal ob Herz oder Gehirn – zukünftig so gut wie ausschließen kannst, wenn du prophylaktisch immer wieder vier bis fünf Infusionen pro Jahr einplanst. Nebenbei solltest du ernährungstechnisch noch ein paar wichtige Änderungen vornehmen, um neue Ablagerungen schon gar nicht mehr entstehen zu lassen."

36

Noch am selben Nachmittag besorgte ich mir das von Manfred empfohlene Buch über die Chelat-Therapie, und kaum hatte ich es nach dem sogenannten Zufallsprinzip auf Seite 135 aufgeschlagen, stieß ich auch schon auf die folgenden Zeilen, die mich sofort begeisterten:

Was heilt die Chelat-Therapie noch?
Fragen Sie nicht, das ist ein Geheimnis

„Vieles spricht dafür, daß es einfacher ist, die Leiden aufzuzählen, die Chelat nicht beseitigt, als diejenigen, von denen man weiß, daß sie durch Chelat geheilt werden. Seit den ersten Fällen vor über vierzig Jahren beobachteten Chelat-Spezialisten eine erstaunliche Anzahl scheinbar nicht miteinander in Verbindung stehender Verbesserungen der Gesundheit.

Es ist so erfrischend, einmal unerwartete Erfolge vorweisen zu können statt schädlicher Nebenwirkungen, wie es bei der Einnahme anderer Medikamente der Fall ist. Man würde erwarten, daß die Chelat-Ärzte diesen Unterschied feiern. Warum tun sie es nicht? Warum vermeiden die meisten vorsichtshalber jede Behauptung, daß Chelat häufig die Symptome von Alzheimer-Krankheit, Senilität, Schizophrenie, rheumatischer Arthritis, Osteoarthritis, Gicht, Nierensteinen, schlaganfallbedingtem Koma, Gallenblasensteinen, multipler Sklerose, Lupus erythematodes, Parkinson-Syndrom, Osteoporose, chronischem Müdigkeitssyndrom, Krampfadern, Bluthochdruck, Beeinträchtigung des Erinnerungsvermögens, Sklerodermie, Raynaud-Syndrom, Digitalisintoxikation, Claudicatio intermittens, diabetischen Geschwüren, Durchblutungsstörungen, Emphysemen, Geschwüren an den Beinen, Impotenz, Seh- und Gehörproblemen und vielen anderen Zeichen des Alterns beseitigt oder zumindest vermindert?

Im Folgenden nun noch einige weitere körperliche Verbesserungen, die auf die Behandlung mit der Chelat-Infusion EDTA zurückzuführen sind:
• Verbesserung der arteriellen Durchblutung
• Verbesserung des Fettstoffwechsels
• niedrige Insulindosen bei Diabetikern
• verminderter Bluthochdruck
• Beseitigung von bestimmenten Formen der
  Herz-Rhythmus-Störungen
• Befreiung von Muskelkrämpfen in den Beinen
• Verminderung von Allergiesymptomen

- verbesserter psychologischer und emotionaler Zustand
- erhöhte Sensibilität: besseres Sehen, Hören, Schmecken
- weniger Krampfadern
- weniger arthritische oder andersartige Schmerzen
- verminderter Bedarf an Diuretika
- Erwärmung von kalten Extremitäten
- Überwindung chronischer Müdigkeit
- Verbesserung von Gedächtnis und Konzentrationsfähigkeit

Je länger die Liste wird, desto unbehaglicher fühlen sich diejenigen, die die Chelat-Therapie zur gängigen Behandlungsmethode machen wollen. Das gegenwärtige medizinische Muster zieht eine aggressive Vorgehensweise vor, bei der es für jede Krankheit eine Behandlungsmethode gibt. Während ihrer gesamten Karriere werden Ärzte ermutigt, symptomspezifische Diagnosen und Heilmethoden zu suchen, als ob es möglich wäre, ein einzelnes biologisches System zu behandeln, ohne daß ein anderes davon beeinträchtigt würde. Zum Beispiel werden Medikamente für eine Blaseninfektion verschrieben, als wäre der Harntrakt nicht mit dem Rest des Körpers verbunden. Mit jedem Jahr nimmt der Trend zu, sich von der ganzheitlichen Medizin ab- und der Spezialisierung zuzuwenden. Vom Medizinstudium bis zur Assistenzzeit, neue und alteingesessene Ärzte, sie alle haben nur ein Ziel vor Augen: Die Nische für ihre profitable Spezialisierung zu finden. Das Ergebnis ist eine Tunnel-Blick-Medizin: Als ob sie Scheuklappen tragen würden, sehen Ärzte nur 'ihren' ausgewählten Teil der menschlichen Anatomie. Je kleiner das Feld ist, auf das sie sich konzentrieren, desto besser." (Ende des Zitats)

Hauptsache, die Kasse stimmt

Nun hatte mich das „Jagdfieber" gepackt, denn das war es ja, was ich gesucht hatte. Ich wurde aber schnell wieder nüchtern, als ich erfahren mußte, daß der meinem Wohnort am nächsten gelegene Chelat-Arzt mindestens 100 Kilometer entfernt angesiedelt war und daß die Kosten für die Chelat-Therapie anscheinend von keiner Krankenkasse bezahlt werden würden.

Wie ich dann später erfuhr, liegen beidem vielfältige Ursachen zugrunde, die ebenso haarsträubend wie unverständlich sind und auf die wir ebenfalls noch ausführlich eingehen werden.

Zusammengefaßt kann man sagen, daß Schulmedizin und Pharmaindustrie mit der Chelat-Therapie nur deshalb ein wirkliches Problem haben, weil man damit nicht so viel Geld verdienen kann, und einen Pharmakonzern interessiert nun einmal in erster Linie der Profit und erst nachrangig die Gesundheit beziehungsweise Heilung der Menschen. Auch diese Behauptung werden wir in diesem Buch noch vielfach untermauern und anhand mannigfaltiger Beispiele belegen. Ich bin mir ganz sicher, daß auch Sie, wenn Sie dieses Buch zu Ende gelesen haben, sich fragen, wo wir eigentlich leben und wie wenig Sie selbst und Ihre Gesundheit in Wahrheit zählen, wenn man mit den angewandten Methoden nicht gleichzeitig Milliarden verdienen kann. Darüber hinaus werden Sie außerdem auch erfahren, warum und wie die Chelat-Therapie seit über 40 Jahren äußerst erfolgreich verunglimpft wird und wie mit dem rigorosen Einsatz von Geld, Macht, Beziehungen und politischem Einfluß seitens Schulmedizin und Pharmaindustrie ein wirklicher medizinischer Fortschritt verhindert wird. Es ist tatsächlich so: Nur wenn der Mensch „krank erhalten" wird, kann man mit ihm richtig Geld verdienen.

Wir werden Sie in diesem Buch unter anderem auch mit Berichten und Studien, mit Patientenberichten und Aussagen von Ärzten, Auszügen aus Artikeln über die Chelat-Therapie sowie die weltweiten Erfolgsmeldungen, was angewandte Chelat-Therapien betrifft, informieren. Darüber hinaus werden wir Sie mit Manipulationen, Lügen und Falschmeldungen seitens der Gegner der Naturheilmedizin konfrontieren, um Ihnen soviel Hintergrundwissen wie möglich zu vermitteln, damit Sie künftig selbst auswählen, beurteilen und entscheiden können, ob Sie sich ver- oder entgiften lassen wollen, wenn Sie zu einem Arzt gehen, um eine körperliche Fehlfunktion behandeln zu lassen.

Dieses Buch schreibe ich übrigens nicht nur mit Dr. Collatz allein, sondern auch mit der Unterstützung von sehr vielen Chelat-Ärzten. Wir beide, Dr. Collatz und ich, wollen – und das sei ausdrücklich nochmals erwähnt – mit diesem Buch auch nicht versuchen, uns als Autoren zu profilieren; dazu ist die darin enthaltene Botschaft und die dringend notwendige Aufklärung dieses Thema betreffend viel zu wichtig. Deshalb werden Sie auf den folgenden Seiten auch sehr viele Zitate finden.

Legen auch Sie Ihre Scheuklappen ab

All diese Beiträge und Kommentare, die wir zum besseren Verständnis für Sie aus Forschungsarbeiten, medizinischen Studien und Fachliteratur zusammengestellt haben, sind deshalb samt und sonders mit den entsprechenden Quellenangaben versehen, weil uns nichts daran liegt, uns mit fremden Federn zu schmücken. Auf diese Art und Weise übermitteln wir Ihnen nicht nur unser beider bescheidenes Wissen dieses Thema betreffend, sondern auch das unzähliger Pioniere der Natur- und Alternativmedizin, ebenso wie das von Wissenschaftlern und ehemaligen Schulmedizinern, die zwischenzeitlich die beeindruckenden Erfolge der Chelat-Therapie selbst dazu veranlaßt haben, die eigenen Scheuklappen abzulegen und sich dem zuzuwenden, was dem Menschen wirklich hilft. Sie alle hätten es mit Sicherheit einfacher haben können, denn gegen die Gesetze der Schulmedizin zu handeln kann durchaus ein gefährlicher Weg sein; aber vielleicht trägt dieses Buch ja dazu bei, weiteren Medizinern wichtige Informationen und Impulse zu geben, damit auch sie früher oder später einmal den Chelat-Weg einschlagen können. Zusätzlich haben wir uns auch noch die Unterstützung von Ärzten aus Deutschland, Österreich und der Schweiz gesichert, die allesamt auf diesem Sektor seit Jahren schon wunderbare Ergebnisse erzielen und teilweise selbst über 100.000 Chelat-Therapie-Sitzungen in ihren eigenen Praxen mit unglaublich positiven Ergebnissen für ihre Patienten durchgeführt haben.

Wir hoffen, in Ihrem Sinne gehandelt zu haben

Als Dr. Collatz und ich mit dem Manuskript für dieses Buch begannen, hatten wir aufgrund unserer Recherchen natürlich auch Hunderte von positiven Beispielen aus allen möglichen Arztpraxen des deutschsprachigen Raumes vorliegen. Jeder einzelne dieser Berichte beschreibt die Krankheitsbilder verschiedener Patienten und Altersstufen. In den meisten dieser Fälle war die Schulmedizin bereits am Ende ihrer Weisheit angekommen und hatte den Patienten aufgegeben, nach Hause geschickt und mit seinen Problemen allein gelassen (was allein schon schlimm genug ist). Sehr vielen dieser Patienten aber konnte dank der Chelat-Therapie doch noch geholfen werden; auch wenn nicht in allen Fällen eine Komplettheilung das erfreuliche Endergebnis war, so konnte in der Regel doch von einer wesentlichen Verbesserung des Allgemeinzustandes und der aktuellen Problematik gesprochen werden.

Wir haben uns deshalb dazu entschieden, im Text selbst auf übertrieben viele, langatmige und platzraubende Situationsbeschreibungen verschiedener Krankheitsbilder und Patienten bis auf ganz wenige Fälle zu verzichten. Wir haben dies getan, weil wir es für den besseren Weg hielten, unsere Leser mehr allgemein und weniger fallspezifisch über die immensen Möglichkeiten der so überaus segensreichen Chelat-Therapie zu informieren. Wir beide hoffen sehr, damit auch in Ihrem Sinne, liebe Leser, gehandelt zu haben, denn dadurch haben wir mehr Platz zur Verfügung, Sie über möglichst viele Zusammenhänge und Hintergründe der heutigen Medizin und ihre leider oft negativen Auswüchse für den Patienten eingehender zu informieren.

Lassen Sie uns also nun gemeinsam den „Chelat-Weg" erkunden, egal, ob Sie krank sind und gerade jetzt nach Hilfe suchen, oder jung, dynamisch, gesund und lediglich vorsorgen wollen, um Ihre gute Gesundheit bis ins hohe Alter stabil zu halten. Für Sie alle birgt der „Chelat-Weg" unendlich viele Chancen, Hoffnungen und Möglichkeiten, die gegen alle Widerstände der Ewiggestrigen bekannt gemacht, genutzt und angewandt werden sollten.

3. Kapitel

- Wer sucht, der findet
- Dr. Sam Baxas
- Was ist eigentlich Chelat?
- Was ist die Chelat-Therapie?
- Das Wirkprinzip von EDTA
- Wirksamkeitsnachweise
- Voruntersuchungen
- Risiken, Nebeneffekte, Nebenwirkungen
- EDTA greift die Nieren nicht an
- Chelat-Therapie als ambulantes Prinzip
- Ist die Chelat-Therapie legal?
- Therapiekosten
- Ist die Chelat-Therapie für Sie geeignet?

Wer sucht, der findet

Bevor wir uns etwas näher mit dem Thema Chelat beschäftigen, möchte ich Ihnen kurz berichten, wohin mich meine ganz persönlichen Probleme in Sachen hohe Cholesterinwerte letzten Endes führten.

Zu diesem Zeitpunkt wohnte ich in der Nähe von Radolfzell am Bodensee. Aus dem Adressenverzeichnis der Chelat-Ärzte am Ende des Buches von Arline und Harold Brecher, die der CSA-Verlag dankenswerterweise für alle Patienten im deutschsprachigen Raum abgedruckt hatte, erfuhr ich zu meinem Leidwesen, daß ich entweder nach Stuttgart oder nach Basel (Schweiz) fahren mußte, um einen Chelat-Arzt konsultieren zu können. Da ich zu diesem Zeitpunkt aber fast jedes zweite Wochenende – wenn ich nicht gerade eines meiner Selbsterfahrungsseminare veranstaltete – bei meiner Freundin in der Nähe der schweizer Bundeshauptstadt Bern verbrachte und es von dort aus nach Basel nur ein relativ kleiner Schlenker war, entschied ich mich dann für diese Möglichkeit. Beide Städte, sowohl Basel als auch Stuttgart, liegen etwa 200 Kilometer von meinem Wohnort entfernt.

Das einzige, was mich dabei beschäftigte, war, wie ich aus meinem Chelat-Buch erfahren hatte, daß Patienten mit akuten Krankheiten zweimal pro Woche an den Tropf mußten und ich durch meine Seminararbeit manchmal ganze zehn Tage hätte aussetzen müssen.

Dr. Sam Baxas

Eines Freitagmorgens im Sommer 1996 saß ich dann im Baxamed Medical Center in Binningen bei Basel Dr. Sam Baxas und seiner Tochter, Frau Dr. Anita Baxas, gegenüber. Das Baxamed Medical Center hatte ich unter anderem auch deshalb ausgewählt, weil es das in der Welt führende Zentrum für Behandlungen von sogenannten unheilbaren Krankheiten und für erwiesene und sichere Methoden der Jungerhaltung war. Die Ärzte im Baxamed Medical Center hatten damals, wie ich bei dieser Gelegenheit erfuhr, mehr als sechs Jahre Erfahrung mit der erfolgreichen Anwendung von Hormonersatz-Therapien mit Hormonen wie Somatotropin (rekombinantes Wachstumshormon), DHEA, Testosteron, Oestrogen, Progesteron, Melatonin und dem Schilddrüsenhormon Thyroxin. Die Ärzte dort verfügen über eine 23jährige Erfahrung in der Anwendung der Oregano-Therapie, RNA-Therapie, Thymus-Therapie, Chelat-Therapie, Ozon- und Sauerstoff-Therapie sowie der Akupunktur und der Orthomolekularen Medizin.

Ärzte rund um den Globus haben die Behandlungen von Baxamed nicht nur für ihre Patienten, sondern auch für sich selbst ausgewählt, da diese erwiesenermaßen erfolgreich und nebenwirkungsfrei sind. Dr. Baxas erklärte mir, daß meine Hauptsorge bezüglich des zweimal wöchentlichen Erscheinens völlig unbegründet wäre, wenn ich wirklich so gesund sei, wie ich annahm. In diesem Fall könnte ich ohne weiteres das eine oder andere Mal zwei bis drei Wochen zwischen den Anwendungen aussetzen. Um dies aber sicher sagen zu können, müsse ich mich erst ein paar notwendigen Untersuchungen unterziehen.

Alle Untersuchungen, auf deren Art und Umfang wir später noch genauer eingehen werden, verliefen ähnlich wie die vorangegangenen mit dem Prädikat: „Herztätigkeit wie ein junger Adler!" Von November 1997 bis April 2000 bekam ich also von nun an immer dann, wenn mich mein Weg zu meiner Freundin nach Bern führte, insgesamt 28 Chelat-Infusionen, die schlußendlich dazu führten, daß meine gesamten Werte, also auch die LDL-Werte, optimal wurden und keine wie auch immer geartete medikamentöse Behandlung mehr notwendig war. Durch diese Therapie habe ich aber auch gleichzeitig mein gesamtes Arteriensystem von gefährlichen Ablagerungen befreit, meinen Körper entgiftet und so ganz nebenbei arterienverschlußtypischen Krankheiten wie Herzinfarkt, Schlaganfall sowie generell Durchblutungsstörungen aller Art wirksam vorgebeugt.

Was ist eigentlich Chelat?

Diese Frage haben Sie sich zwischenzeitlich sicher selbst schon gestellt, und deshalb möchte ich Sie auch nicht weiter auf die Folter spannen. Hier also, quasi als Appetithappen, kurz und knapp das Wissenswerteste anhand eines Textes aus der Patienteninformation der Deutschen Gesellschaft für Chelat-Therapie:

„(...) Was ist Chelation? Die Chelation ist ein chemischer Prozeß, bei dem Metalle oder Minerale wie zum Beispiel Blei, Quecksilber, Kupfer, Eisen, Arsen, Aluminium, Cadmium etc. mit einer anderen Substanz gebunden werden. Es handelt sich hierbei um einen natürlichen Vorgang, der in der Natur häufig vorkommt. So ist zum Beispiel der Blutfarbstoff Hämoglobin ein Chelat des Eisens oder das Pflanzenchlorophyll ein Magnesium-Chelat. Auch bekannte Substanzen wie Aspirin, Antibiotika, Vitamine und Spurenelemente wirken im Körper in Form einer Chelation. Zahlreiche Enzyme innerhalb des enzymatischen Systems des menschlichen Körpers sind Chelate. Es handelt sich um gewöhnliche Proteine, welche notwendigerweise mit Metallen verbunden sind, um funktionieren zu können. Viele Proteine können nämlich ihrer Enzymfunktion nicht gerecht werden ohne die Hilfe von bestimmten Metallen."

Was ist die Chelat-Therapie?

„Die Chelat-Therapie ist eine Behandlung, bei der die synthetische Aminosäure Ethylen Diamin Tetraacetat (EDTA) einem Patienten unter der Beaufsichtigung eines dafür speziell ausgebildeten Arztes intravenös verabreicht wird. Dabei bindet EDTA im Körper Metalle, welche über den Urin wieder ausgeschieden werden. Auch abnorme Ablagerungen von mit der Nahrung aufgenommenen Metallen sowie toxische Schwermetalle wie Blei werden leicht durch EDTA wieder entfernt."

Das Wirkprinzip von EDTA

„Die Chelat-Therapie ist nicht, wie bisher angenommen, eine Art 'Rohrfrei'. Bevor man etwas über die Pathologie der Freien Radikale wußte, bestand die Arbeitshypothese über das Wirkprinzip der EDTA darin, daß die Chelat-Therapie ihren bedeutenden Heileffekt in der Veränderung des Calciumstoffwechsels hätte. Man nahm an, daß überschüssiges Calcium aus den arteriosklerotischen Plaques gelöst und in chelatierter Form aus dem Körper ausgeschieden wird, so daß die Arterien gewissermaßen wieder verjüngt werden. Die Tatsache, daß EDTA frei verfügbares Calcium bindet, wird mittlerweile als einer der unwichtigsten Aspekte seines Wirkprinzips angesehen. Viel wichtiger ist, daß EDTA eine Affinität hat zu den sogenannten Übertragungsmetallen Eisen und Kupfer sowie den nahestehenden toxischen Schwermetallen wie Blei, Quecksilber, Cadmium und anderen, welche potentielle Katalysatoren von überschüssigen Freie-Radikale-Reaktionen sein können. Es wird nun angenommen, daß die Pathologie der Freien Radikale der zugrundeliegende Prozeß ist für die Entwicklung der Alterskrankheiten einschließlich Krebs, seniler Demens, Arthritis und Arteriosklerose. Die Wirkung auf EDTA beruht in erster Linie darauf, daß es in hohem Maße die weitergehende Produktion von Freien Radikalen im Körper verhindert, indem metallische Katalysatoren gebunden und ausgeschieden werden. Diese metallischen Katalysatoren werden im Körper älterer Menschen gespeichert und beschleunigen so den Altersprozeß. Dies ist eine sehr vereinfachte Erklärung der zur Zeit laufenden Forschung."

Wirksamkeitsnachweise

„Ärzte mit ausreichender Erfahrung im Umgang mit der Chelat-Therapie beobachten immer wieder eine erstaunliche Besserung der Gesundheit bei den meisten ihrer Patienten. Die Angina pectoris-Anfälle werden dadurch oft vermieden, so daß Patienten, die nach geringfügiger Belastung bereits an stechenden Brustschmerzen litten, durchaus in der Lage sind, nach der Chelat-Therapie zu einem normalen Arbeitsleben zurückzukehren. Das geschieht in der Regel bereits nach der vierten oder fünften Infusion. Sehr viel eindrucksvoller, aber ebenso regelmäßig wird beobachtet, daß Unterschenkelgeschwüre und diabetische Gangrän an den Füßen in wenigen Wochen abheilen. Begreiflicherweise sind viele Patienten, denen bereits eine Amputation in Aussicht gestellt wurde, hocherfreut, wenn sie feststellen, daß die Ulcera durch die Chelat-Therapie heilen, obwohl eventuell schon abgestorbenes Gewebe chirurgisch entfernt werden muß. Die etwa 1.200 amerikanischen Chelat-Ärzte haben in ihren Unterlagen zahlreiche Beweise, daß es durchaus möglich ist, auch fortgeschrittene Fälle der arteriellen Verschlußerkrankung zu heilen – eine Beobachtung, die von europäischen Ärzten bestätigt wird. Diese Ärzte werden häufig von Patienten aufgesucht, die sich wegen ihrer arteriellen Verschlußerkrankung und den sich daraus ergebenden Folgen in einem lebensbedrohlichen Zustand befinden. Trotzdem hat sich ihr Zustand nach einer verhältnismäßig kurzen Zeit augenfällig positiv geändert. Es gibt auch eine Vielzahl von Beweisen und klinischen Erfahrungen, daß Krankheitssymptome aufgrund einer Mangeldurchblutung bei mehr als 75 Prozent der behandelten Fälle merklich zurückgehen. Diese Nachweise sind sowohl durch nuklearmedizinische Untersuchungen in speziellen Kliniken als auch durch sonographische Messungen in internistischen Praxen bestätigt worden. Darüber hinaus sind in den USA mehrere Forschungsstudien veröffentlicht worden, wobei mit Hilfe von Radioisotopen eine deutliche Durchblutungssteigerung mittels der Chelat-Therapie statistisch bewiesen werden konnte. (...) Auch ohne Hinweise auf diese Durchblutungsstudien wären die Erfolge groß genug, um die Chelat-Therapie zu rechtfertigen, wenn nämlich die

Claudiatio intermittens (...) verschwindet, die Angina pectoris weniger bedrohlich wird, die körperliche Belastbarkeit und geistige Leistung jedoch deutlich zunehmen."

Voruntersuchungen

„Vor einer Chelat-Therapie muß ein kompletter Krankheitsstatus vorliegen. Dazu gehört eine gründliche Untersuchung mit Erstellung eines Therapieplanes und anderen flankierenden Maßnahmen."

Risiken, Nebeneffekte, Nebenwirkungen

„Die EDTA-Infusion ist im Vergleich zu anderen Verfahren absolut ungiftig und risikoarm. Das Risiko gefährlicher Zwischenfälle liegt im Verhältnis von 1 : 10.000 – vorausgesetzt, daß die Behandlung sachgemäß durch einen geschulten Arzt durchgeführt wird. Im Vergleich hierzu soll nicht unerwähnt bleiben, daß etwa drei von einhundert Patienten bei einer Gefäßoperation sterben, wobei natürlich die Qualifikation des Operationsteams eine Rolle spielt. Die Chelat-Therapie ist also 300 Mal sicherer als jede Gefäßoperation, wobei natürlich die Komplikationsrate bei Operationen sehr viel höher ist, zum Beispiel durch Herzversagen, Schlaganfall, Infarkt durch Blutgerinnsel und deutlich verlängerte Schmerzen. Ein Verfahren, welches wirksam ist, hat auch Nebenwirkungen, die allerdings bekannt und beherrschbar sein müssen. Folgende Nebenwirkungen wurden angegeben (Anmerkung der Autoren: Die Nebenwirkungen sind fast schon an den Haaren herbeigezogen, weil sie derart geringfügig sind, sollten aber trotzdem genannt werden):
- Frösteln, auch noch sechs bis acht Stunden nach der Infusion
- Völlegefühl
- Sodbrennen
- Brennschmerz an der Infusionsstelle
- Gliederschmerzen
- Rückenschmerzen
- Durst
- gelegentlich Hautausschlag – Entgiftung!
- vorübergehende Müdigkeit

All diese Erscheinungen klingen während der Therapie dann aber wieder ab, ohne daß eine Unterbrechung erforderlich gewesen wäre. Unter fachkundiger Durchführung eines Arztes ist diese Art der Therapie so ungefährlich wie die Medikation mit Aspirin-Tabletten. Die Patienten können nach der Behandlung wieder selbst nach Hause fahren. Falls EDTA zu schnell oder in zu hohen Dosen verabreicht wird, können – wie bei jeder anderen Überdosis von Medikamenten – gefährliche Nebenwirkungen auftreten."

EDTA greift die Nieren nicht an

„Hierzu zählt ganz besonders ein akutes Nierenversagen bei der Behandlung einer Bleivergiftung mit EDTA. Nicht weil EDTA die Nieren angreifen würde, sondern weil es in diesem Fall durch die hohe Bindungskapazität an Blei zu einer „Crash-Niere" mit akutem Nierenversagen kommen kann. Zwischenfälle haben sich ausschließlich Anfang der 60er Jahre in der Zeit der optimalen Dosisfindung ereignet, worauf leider heute immer noch hingewiesen wird als ein Beweis für die Gefährlichkeit der Therapie. Immer wieder wird behauptet, daß die EDTA Chelat-Therapie negative Auswirkungen auf die Nieren habe. Man hat jedoch nach neuesten wissenschaftlichen Erkenntnissen 383 Patienten untersucht und nach der Therapie eine deutliche Verbesserung der Nierentätigkeit festgestellt. Dennoch sollten gerade bei vorgeschädigten Patienten Nierenfunktionsprüfungen erfolgen, um einer Überlastung der Nieren vorzubeugen. In solchen Fällen wird die Infusionsdauer länger und die Frequenz nicht so häufig sein."

„Ferner wird befürchtet, daß die arteriosklerotisch veränderten Gefäßwände durch die Chelat-Therapie geschwächt werden. Bei dem 1. Deutschen Chelat-Kongreß in Diepholz hat jedoch Dr. Zechmeister von der Universität Brünn sehr eindrucksvoll vier experimentelle Untersuchungen vorgestellt, in denen der Nachweis gelungen war, daß durch EDTA-Infusionen volle Funktionsfähigkeit und Elastizität der Arterienwände wiederhergestellt werden konnten. Darüber hinaus kommt es zu keinerlei Entkalkung von Knochen, Knorpel oder Zähnen, sondern durch intervallartige Steigerung des Parathormones zu einer deutlichen Verbesserung des Knochenstoffwechsels."

Chelat-Therapie als ambulantes Prinzip

„Die Infusionstherapie mit EDTA ist ein ambulantes Verfahren, welches in der Arztpraxis, im Sanatorium oder im Krankenhaus durchgeführt werden kann. Der Patient ist nach der Behandlung ohne weiteres wieder in der Lage, nach Hause zu gehen."

Ist die Chelat-Therapie legal?

„Die Chelat-Therapie ist ein absolut legales Verfahren und EDTA ein zugelassenes Medikament. Es gibt keinerlei gesetzliche Grundlagen, einem approbierten Arzt die Chelat-Therapie zu welchen Bedingungen auch immer zu untersagen. Zwar steht die Behandlung der Arteriosklerose mit Chelat-Therapie noch nicht auf der Indikationsliste des Bundesgesundheitsamtes, wohl aber auf der Therapieangabe des Herstellers. Dies zeigt schon, daß der Arzt das Recht hat, EDTA zur Behandlung der Arteriosklerose einzusetzen, wenn er dies im Interesse seiner Patienten für notwendig hält."

Therapiekosten

„Die Kosten für die Chelat-Therapie richten sich nach der Anzahl der Infusionen und der hierfür erforderlichen Diagnostik. In jedem Fall ist die zu bezahlende Summe beträchtlich geringer als die für eine Gefäßoperation, die normalerweise mehr als 30.000 D-Mark kostet und im Gegensatz zu der Chelat-Therapie bedenkenlos von der Krankenversicherung übernommen wird (???). In der Regel gehören 20 bis 25 Infusionen zu einem Therapieprogramm, welches von dem behandelnden Arzt vor Therapiebeginn festgelegt werden sollte. Danach empfiehlt es sich, einen therapiefreien Intervall von zwei bis drei Monaten einzuschieben, um den Selbstheilungskräften Gelegenheit zu geben, Regulationsmechanismen im Körper wieder in Gang zu setzen (...)."

Ist die Chelat-Therapie für Sie geeignet?

„Diese Entscheidung können nur Sie allein treffen, da Ihnen Ihr Arzt möglicherweise nicht bei der Wahl hilft. Schließlich wurden die Patienten, die sich letztlich für eine Chelat-Therapie entschieden haben, zuvor häufig von ihren Ärzten zu einer Operation gedrängt. Gelegentlich ist es sogar vorgekommen, daß Patienten, die noch nie etwas von dieser Behandlungsform gehört hatten, im Krankenhaus von Freunden oder Verwandten aufgeklärt wurden und sich erst kurz vor der eigenen Operation für dieses Verfahren zu interessieren begannen. In der Tat ist es eine beeindruckend große Anzahl von Patienten, die nur auf Rat eines bereits in der Chelat-Therapie befindlichen Patienten kommen. Sie sollten deshalb unbedingt mit Menschen sprechen, die an einer ähnlichen Krankheit litten wie Sie selbst, damit Sie deren Erfahrungen teilen können – auch die Erfahrungen, die Sie mit der Chelat-Therapie gemacht haben. Möglicherweise können diese Gespräche Ihr Leben entscheidend beeinflussen. Merken Sie sich gut, obwohl die Chelat-Therapie im allgemeinen zur Therapie ausgedehnter arterieller Durchblutungsstörungen eingesetzt wird, ist sie am effektivsten als Vorbeugemaßnahme. Mit einer Chelat-Behandlung ist es möglich, die katastrophalen Entwicklungen als Folge arterieller Verschlußkrankheiten (wie Herzinfarkt oder Schlaganfall) wirksamst zu verhindern. Hierzu kommt, daß die Vorsorge auf Dauer bedeutend preiswerter ist als eine Behandlung von Krankheitsfolgen." (Ende des Zitats)

4. Kapitel

- Macht und Monopole
- Markt-Politik
- Es geht nicht um den einzelnen Arzt
- Auch die Ärzte sind die Opfer
- Es gibt nur einen Nutznießer
- Faustregel
- Schulmedizinischer Segen ...?
- Durchblutungsstörungen – eine Erkrankung, die nicht nur ältere, sondern auch sehr viele junge Menschen betrifft
- Die Bypass-Lüge
- Der Herztod nimmt zu
- Persönlichkeitsveränderung meist obligatorisch
- Nichtoperierte leben länger
- Jeder zweite Bypass ist überflüssig
- Bestürzende Tatsachen
- Sind Risiken beeinflußbar oder nicht?

Macht und Monopole

Lassen Sie uns an dieser Stelle ruhig einmal ein paar grundlegende Sätze zu Macht und Monopolen sowie zu Profitdenken und Menschlichkeit verlieren. Hierzu schreibt Jan Helsing in seinem Buch „Der 3. Weltkrieg" (Ebert Verlag): „(...) Es leuchtet sicherlich jedem ein, daß die Ölmultis kein größeres Interesse an einem Auto haben, das mit reinem Wasser angetrieben wird oder gar einem Fahrzeug, welches nur einen bierkastengroßen Energiekonverter als Motor benötigt, der seine Energie aus rotierenden Magneten oder direkt aus dem Äther schöpft. Genauso verständlich erscheint ein Desinteresse der Pharmaindustrie an Heilpraktikern, die durch Wiesenpflanzen einen Großteil der Krankheiten heilen können, oder an Naturheilverfahren, die man nicht monopolisieren kann. Daß die mächtigste Industrie der Welt, die Waffenindustrie, durch einen Weltfrieden zugrunde geht, ist auch logisch, und daß ein zinsloses Geldsystem den Bankiers die Macht raubt, liegt ebenfalls nahe. Nun haben wir hier nur einige wenige Gründe als Beispiele genannt, die uns aufzeigen, daß es momentan eine ganze Menge Menschen gibt, die ein größeres Interesse daran haben, daß 'die Dinge so bleiben, wie sie sind'."

So und nicht anders ist es auch in der Schulmedizin, wie uns der Präsident der Österreichischen Gesellschaft für Ganzheitliche Medizin und Chelat-Arzt, Dr. Thomas Kroiss aus Wien, in seinem Buch über die „Naturheilkunde" (Pichler Verlag, Wien) erklärt. Hier einige Auszüge: „(...) Es ist mir erst in den letzten Jahren aufgefallen, wie sehr die Menschen unter der Einseitigkeit, der Sturheit und der Verständnislosigkeit der heutigen Medizin zu leiden haben. Es wird ihnen eine große Palette von Verfahren vorenthalten, nur weil man die Ganzheitsmedizin nicht versteht. Die Patienten werden (unabsichtlich) in Krankheit gehalten, und ihre Gesundheit darf sich weiter verschlechtern, weil die Ärzteschaft verlernt hat, medizinisch zu denken, und weil sie stattdessen chemisch-pharmazeutisch denkt. (...)

(...) Ich will Sie nicht erschrecken oder den Ärzten ihre Kompetenz absprechen, aber auf der anderen Seite ist es meine Verantwortung, Sie darauf hinzuweisen, daß diese heutige Medizin sehr einseitig ist, so daß Ihnen Heilungschancen entgehen. (...)"

Markt-Politik

Soweit zunächst Dr. Kroiss, der – und dies sei hier nur kurz erwähnt – 1997 mit der Europaehrenmedaille für seine Verdienste um die Ganzheitsmedizin ausgezeichnet wurde.

Ganz besonders interessant sind auch seine Ausführungen über den Gesundheitsmarkt im allgemeinen und die Markt-Politik von Schulmedizin und Pharmaindustrie im besonderen. Bei ihm lesen wir: „(...) Wenn man krank wird – wenn man also seinen Fuß zu Beginn seiner 'Krankheitskarriere' in das Gebiet um Gesundheit und Krankheit setzt, also wenn man zum Beispiel das erste Mal zum Arzt geht, so sollte man wissen, daß man ein Gebiet betritt, in welchem bereits alle Interessen organisiert und vertreten sind. Allerdings nicht die Interessen des Patienten!"

„Die Politik wird von denen gemacht, die am meisten daran verdienen, das ist nicht nur auf dem Gebiet der Medizin so.

Wir leben in einer Welt, die von Geld und Gewinn allein motiviert wird; alle anderen Interessen (wie etwa, daß es dem Patienten guttun sollte oder daß etwa die Atemluft sauber gehalten werden sollte) sind zwar vorhanden, aber eindeutig untergeordnet. Keine Firma wird sich einer Sache annehmen, und sei sie noch so gut, wenn man nicht ordentlich Gewinn damit machen kann.

Die wichtigste Politik einer etablierten Macht (zum Beispiel der Erdölindustrie) ist es, keine Gegnerschaft aufkommen zu lassen. Wenn es neue Erfindungen gibt, müssen sie entweder gekauft oder ausgemerzt werden. (...)

Es mag Sie vielleicht schmerzen, zu erfahren, daß es auf dem Gebiet der Medizin leider genauso ist. Aber es ist auf allen Gebieten dieser Erde so oder ähnlich und auf dem Gebiet der Krankheiten nicht gänzlich anders."

Es geht nicht um den einzelnen Arzt

„Wenn ich sage 'auf dem Gebiet der Medizin', dann meine ich nicht die Ärzte selbst. Es ist mir sehr wichtig, daß Sie das verstehen. Ärzte sind im allgemeinen an der Gesundheit der Patienten interessiert. Es gibt tatsächlich keinen Berufsstand, der eine ähnlich korrekte und ethische Einstellung hat. Die Einstellung des Arztes mag verfärbt sein von anderen Weltanschauungen, religiösen oder politischen Aspekten – aber

Ärzte wollen das Beste für ihre Patienten und natürlich das Beste für sich (auch das ist legitim).

Aber: man muß verstehen, daß die Medizin längst keine eigenständige Wissenschaft mehr ist. Die Ärzte haben sich aufs ärgste täuschen lassen, indem sie anfingen daran zu glauben, daß chemische Medikamente die Hoffnung der Zukunft seien. Sie haben aufgehört, Medizin zu betreiben, und betreiben jetzt Pharma-Verteilung. Zweitens lassen sie sich täglich aufs neue 'verschaukeln', indem sie als 'wissenschaftlich' anerkennen, was man ihnen seitens der Pharmaindustrie als wissenschaftlich verkauft (im Grunde ist es Pharmawissenschaft und nicht Medizinwissenschaft).

Ärzte vertrauen darauf, daß andere auch ethisch denken, also die Gesundheit der Bevölkerung zum Ziel haben, weil sie ja selbst so denken! Sie haben der Brutalität der Wahrheit nicht ins Auge gesehen, daß nämlich für eine ganze Industrie andere Prioritäten gelten (daß für die Ente nicht all das gut ist, was für den Entenjäger gut ist) und daß allein wirtschaftliche Gesichtspunkte maßgeblich dafür sind, in welche Richtung das Schiff 'Medizin' gelenkt wird."

Auch die Ärzte sind die Opfer

„So kommt es, daß man in der Medizin nicht mehr Medizin, sondern Pharma betreibt und daß Ärzte im gleichen Boot wie die Patienten sitzen, nämlich Opfer sind oder Figuren in einem höheren Spiel. Im Bereich der Krebsbehandlung gaukelt man uns zum Beispiel seit vielen Jahrzehnten vor, daß die Forschung auf vollen Touren läuft und daß man jeden Augenblick damit rechnen kann, daß die Forschungsabteilungen der Pharmaindustrie die Lösung finden. Man vermittelt seit etwa 1940 den Eindruck, daß man ganz knapp vor dem Durchbruch ist und daß es nur einer kleinen Spende bedarf, das Ziel zu schaffen. Dieses Marketing kommt aus den USA, wo man die hauptsächlichen Patente für die Chemotherapie hält und wo man das hereinfließende Geld (Spenden und staatliche Unterstützung) dafür verwendet, daß man die Forschung für neue patentfähige Chemotherapeutika gar nicht selbst zu bezahlen braucht.

Aber ein vernünftiger Mensch wird sowieso nie glauben, daß die Vergiftung eines kranken Organismus zur Heilung führt – sofern er sich dies überhaupt einmal vor Augen hält."

„Ich kann Ihnen versichern, daß in den USA alles getan wird, um die Dinge im jetzigen Zustand zu halten, wo man etwa 100 Milliarden Dollar im Jahr an der vergeblichen Behandlung des Krebses verdient. Eine einfache Krebsbehandlung würde das System zutiefst erschüttern und gefährden."

„Leider bedient ein ausgeklügeltes System unsere Ärzte mit allen Informationen über die neuesten Errungenschaften in dieser chemisch orientierten Medizin, sodaß wir es glauben und uns danach richten. Dies wurde bei uns sogar zum Gesetz."

Es gibt nur einen Nutznießer

„Wenn Sie sich die Statistiken anschauen, werden Sie sehen, daß chronische Krankheiten nicht ausgeheilt werden (daß jetzt nicht einmal mehr der Versuch gemacht wird), so daß diese Patienten ständig mit Medikamenten versorgt werden müssen und daß unser 'Sozialsystem' die Funktion erfüllt, das Geld für diese Therapie beim Patienten und den Krankenkassen, sprich bei uns allen abzuschöpfen und der Pharmaindustrie zuzuführen. Sie allein ist der einzige Nutznießer dieses Konzepts."

„Ich habe Ihnen das nicht erzählt, um Sie zu schocken oder um Sie zu beeindrucken, sondern weil man es als Patient ganz einfach wissen muß, womit man es zu tun hat, wenn man gesund werden will."

„Für Sie als Patienten gilt als erstes mit Sicherheit: Suchen Sie sich gleich am Anfang einen Arzt aus, der die Ausheilung zum Ziel hat und nicht bei der 'Krankerhaltung' – wenn auch unabsichtlich – mitmacht.
Die meisten Medikamente dienen heute leider dazu, die Krankheit zu vertuschen, wodurch man nur glaubt, daß sie nicht fortschreitet. Läßt man es jedoch auf diese Weise zu, daß sie fortschreitet, hat man sich oft so weit von der Gesundheit entfernt, daß diese leider in vielen Fällen gar nicht mehr erreichbar ist." (Ende des Zitats)

Faustregel

Als Faustregel bei der Entscheidung, ob man sich an die Schulmedizin oder die Naturheilkunde wenden sollte, gibt uns Dr. Kroiss die folgende Verhaltensweise an die Hand, nach der Sie mit gutem Gewissen vorgehen können: „1. Bei akuten Krankheiten zum Schulmediziner, 2. bei chronischen Krankheiten zum Ganzheitsmediziner. Die 'Schulmedizin' ist von ihrem Wesen her eine Akutmedizin, sie kümmert sich nicht um Ursachen oder Hintergründe. Sie bietet rasche Hilfe, wenn jemand schwer erkrankt ist oder wenn gar Lebensgefahr besteht, dann ist es von geringerer Wichtigkeit, ob jetzt das Immunsystem behindert wird oder nicht. Notmaßnahmen bleiben Notmaßnahmen, und wenn sie am Platze sind, dann sind sie zu akzeptieren! Also im Notfall, im Akutfall zur Schulmedizin."

„Die 'Ganzheitsmedizin' oder Naturheilkunde hingegen kümmert sich um all die Aspekte der Krankheit, welche sie verursachen, und sie beinhaltet besondere Techniken, um die Gesundheit zu verbessern oder wiederherzustellen."

„Das sollte man wissen ... denn Ihre erste Frage im Krankheitsfall lautet ja: Wohin wende ich mich??"

Da Durchblutungsstörungen jeglicher Art aber nicht plötzlich auftreten, sondern sich peu à peu entwickeln, kann man sie also höchstenfalls nur in ihrem Endstadium – das heißt, wenn ein Herzinfarkt oder Schlaganfall bereits eingetreten oder eine Amputation nicht mehr abwendbar ist – der Gruppe der „Akutmedizin" zuordnen. Und nur dann wäre auch der Weg zum Schulmediziner, also zum Notarzt oder ins Krankenhaus, der richtige Weg. In allen anderen, aber noch nicht zum „Supergau" gediehenen Fällen wäre der Ganzheitsmediziner der richtige Ansprechpartner. Hier geht es nämlich nicht mehr darum, sofort lebensrettende Notmaßnahmen einzuleiten, sondern, da meist noch genügend Zeit vorhanden ist, die Ursachen der Krankheit aufzuspüren, dagegenzusteuern und den Patienten ambulant zu heilen und langfristig wiederherzustellen.

Schulmedizinischer Segen ...?

Weltweit stirbt zur Zeit jeder zweite Mensch an den Folgen von Durchblutungsstörungen. Das sind in Deutschland fast 600.000 Menschen. Herzinfarkt, Schlaganfall, Bluthochdruck, Nierenkrankheiten und Störungen der Beindurchblutung sind dabei die häufigsten Todesursachen.

Nun muß man sich natürlich einmal die Frage stellen, warum trotz Herzkatheter und Kontrastmittel, Szintigraphie, radioaktiven Isotopen, Dauer-EKGs und 24-Stunden-Blutdruckmessen die Therapieergebnisse so mäßig sind.

Nimmt man die schulmedizinische Diagnostik einmal unter die Lupe, so wird man recht bald fündig, warum seit einer Reihe von Jahren die Behandlungsergebnisse so stagnieren, denn einer der wichtigsten Gründe dafür ist, daß Durchblutungsstörungen noch immer als ein rein lokales Problem des Körpers angesehen werden.

Ein typisches Beispiel dieser Denkweise ist die Bypassoperation, bei der einige Zentimeter verengter Arterien des Herzens durch künstliche Adern oder Körperadern aus dem Brustkorb oder den Beinvenen umgangen werden. An sich eine geniale Idee, verstopfte Leitungen durch eine Umgehung zu überbrücken. Doch leider sind die meisten Verkalkungen keine isolierten Störungen des Körpers, vielmehr befallen sie im weiteren Verlauf der Krankheit nicht nur ein Organ, sondern breiten sich Jahr für Jahr über den ganzen Körper aus. Dabei wird mehr oder weniger kein Organ ausgelassen. Es sind aber besonders das Gehirn, die Nieren, Augen, Ohren, Beine, Hände oder Füße, die erkranken.

Heute ist unser Land gepflastert mit Herzkliniken. Zieht man um eine kleine Stadt einen Radius von 100 Kilometern, so zählt man 15 Häuser, die Herzoperationen durchführen. Dabei zählt Deutschland mit Abstand zu den Ländern, wo auch die meisten Eingriffe am Herzen durchgeführt werden.

Durchblutungsstörungen – eine Erkrankung, die nicht nur ältere, sondern auch sehr viele junge Menschen betrifft

Scheinbar aus voller Gesundheit heraus werden Menschen von den schlimmsten Folgen einer Durchblutungsstörung getroffen. Herzinfarkt und Schlaganfall fordern Jahr für Jahr 300.000 Opfer und mehr.

Wir hören dann: beim Tennisspielen plötzlich umgekippt, während der Busfahrt zusammengebrochen. Man liest, daß Herr B., der immer vor Gesundheit strotzte, in der Stadtratssitzung einen Schlaganfall bekam. Es sind scheinbar immer die Rührigsten, die Aktivsten und die, die sich nicht schonen, die das Schicksal hinrafft.

Schicksal? Dieses kaum steuerbare, nicht abzuwendende und somit unbeeinflußbare Ereignis, das auch durch keine wie auch immer gestaltete Diagnostik erfaßt werden kann?

Natürlich nicht, denn der plötzliche Herztod oder der Schlaganfall sind nur selten eine Frage von Zufall und Schicksal. Jung und gesund, dann alt und krank. Diese Formel scheint vielen Menschen unabwendbar zu sein.

Wie keine anderen Krankheiten sonst werden Arteriosklerose – also Gefäßverkalkungen –, Bluthochdruck, Schaufensterkrankheit, Verengungen der Herzkranzgefäße, Störungen der Nierendurchblutung und die cerebralen Durchblutungsstörungen als Leiden von alten Menschen abgetan.

Die Bypass-Lüge

Sie brauchen keine Angst zu haben, wird der Chirurg Ihnen versichern. Solch ein Eingriff ist heute schon fast Routine. Sie legen sich einfach auf den Operationstisch, wir werden Sie operieren, Sie werden nach der Narkose aufwachen und schon bald wieder gesund sein. So einfach ist das!

So einfach ist es aber bei weitem nicht! Denn Krankenhäuser sind heute nicht mehr „der größte Segen für die Gesundheit", wie der Schweizer Chirurg Nissen verkündete, oder nach den Worten von Sauerbruch gar „Tempel der Medizin". Man muß heute wirklich froh sein, wenn einem im Hospital nicht größeres körperliches Unheil zugefügt wird und man diesen Ort dann noch kränker verläßt, als man hineingegangen ist.

Wie bei allen Operationen können unvorhersehbare Komplikationen auftreten; unter anderem besteht z. B. durch das Eindringen von Keimen/Bakterien eine Infektionsgefahr. Allein 40.000 Menschen sterben in Krankenhäusern an Infektionen, die durch therapie-resistente Keime ausgelöst werden. Sie sind entstanden durch den massiven Einsatz von Antibiotika. Bei fast allen chirurgischen Eingriffen werden diese chemischen Mittel in der Heilungsphase eingesetzt, als ob der

Operateur mit unsauberen Fingern operiere oder auch sonst kein Vertrauen in seine ärztlichen Fähigkeiten habe.

Zum anderen ist die Bypassoperation – auch ohne von außen herangetragene Komplikationen – absolut nicht ohne Risiko.
Da der Mensch nun einmal keine Maschine ist, gibt es bei jedem chirurgischen Eingriff Risiken. So auch bei einem Herzbypass. Dieser Eingriff wird bereits unmittelbar auf dem Operationstisch von fünf Prozent der Patienten nicht überlebt, und manchmal steigt diese Zahl sogar auf über neun Prozent an. Je älter die Patienten sind, desto höher ist die Rate der tödlichen Ausgänge, ab dem 70. Lebensjahr mit zunehmender Tendenz: alle drei Jahre sterben etwa zehn Prozent. Patienten speziell aus dieser Altersgruppe sollten es sich deshalb sehr gründlich überlegen, ob sie sich operieren lassen.

Der Herztod nimmt zu

Der plötzliche Herztod von Bypass-Patienten, meist vor der durchschnittlichen Lebenserwartung, nimmt immer mehr zu. Besonders häufig sind diejenigen betroffen, die einen zweiten oder sogar dritten Eingriff hinter sich haben. Und natürlich können auch während der Operation eine Menge Komplikationen auftreten, die meist bleibende körperliche Schäden hinterlassen wie Herzinfarkt, Schlaganfall, schwere Blutungen sowie Verletzungen der Adern und des Herzmuskels.

Persönlichkeitsveränderung meist obligatorisch

Ein eigenartiges Phänomen nach einer Bypassoperation ist die Persönlichkeitsveränderung des Patienten. Das, was von der Medizin mit „Durchgangssyndrom" umschrieben wird, ist vermutlich die Folge der Herzlungenmaschine, die bei einer Operation am offenen Herzen den stillgelegten Kreislauf ersetzt. Vermutlich sind es die Freien Radikale, diese Sauerstoffkiller, die extreme Stimmungsschwankungen, erhebliche Konzentrationsstörungen und Gedächtnisverlust verursachen. Jeder fünfte Patient leidet deshalb auch noch Jahre später an Depressionen, und mehr als 15 Prozent aller Operierten erlangen ihre geistige Frische nie wieder völlig zurück.

Der leere Blick, die schwerfälligen Bewegungen und die schleppende Sprache von Boris Jelzin beispielsweise sind typische Zeichen der Schäden nach einer Herzoperation. Sauerstoffmangel scheint beim Aorto-coronaren Bypass eine gravierende Komplikation zu sein. Hinzu kommt noch, daß Ärzte an der State University von Texas bei operierten Menschen Gerinnsel in den Hirnadern gefunden haben. So scheinen während des Eingriffs vermutlich kleine Hirninfarkte stattzufinden, die die Hirnfunktion schädigen.

Diese Dinge könnte man aber durchaus noch in Kauf nehmen, wenn der Erfolg des Eingriffes die zu erwartenden Nebenwirkungen rechtfertigt. So gesehen könnte die Schaden-Nutzen-Rechnung stimmen, schließlich sterben in Deutschland auch jährlich 50 Menschen an den Folgen einer Blinddarmoperation.

Wie steht es aber um den medizinischen und humanen Nutzen einer solchen Gefäßoperation am Herzen? Fest steht, daß man von diesem Eingriff, der mit allen anschließenden Heilbehandlungen zwischen 60.000 und 100.000 D-Mark kostet, nicht unbedingt Wunderdinge erwarten kann. Auch wenn in der kardiologischen Praxis für diese Operation massiv geworben wird, sind die Ergebnisse manchmal recht dürftig.

Weltweit gibt es inzwischen eine große Zahl von Kardiologen und Herzchirurgen, die unter anderem auch deshalb ihr angestammtes Fachgebiet verlassen haben und heute Herzerkrankungen auf andere Weise behandeln. So wird die bisherige einmütige positive Beurteilung einer Bypassoperation immer häufiger durch kritische Anmerkungen ergänzt. „Teuer, riskant und oft nutzlos angewendet", so beurteilt Prof. Willkock aus Denver, ein angesehener Kardiologe, die Vielzahl derartiger Eingriffe.

Lebt man in dem Glauben, der Bypass erbringe eine lebensverlängernde Wirkung, so wird man durch die einschlägigen Untersuchungen und Statistiken eines Besseren belehrt: es gibt keine einzige Untersuchung, die aufzeigt, daß eine Herzkranzgefäßoperation einen Herzinfarkt tatsächlich verhindern könne. Auch Herzrhythmusstörungen können durch diesen Eingriff nicht beseitigt werden, und die besonders gefürchtete Herzinsuffizienz (das Versagen des Herzmuskels) wird durch diese Operation in keiner Weise beeinflußt.

Nichtoperierte leben länger

Mehrere Studien in der Schweiz, in Schweden und den USA zeigten dagegen eindeutig, daß mit Medikamenten behandelte Patienten zumindest die gleiche Lebenserwartung hatten wie operierte Kranke. Nicht selten kann man feststellen, daß Nichtoperierte nicht nur länger leben, sondern daß auch ihre Lebensqualität (Beruf, Freizeit) erheblich besser ist.

Vielleicht nur eine Vision! Aber es kann durchaus möglich sein, daß man in zwanzig Jahren nur noch ein mildes Lächeln für eine Bypassoperation übrig haben wird und sich fragt, warum damals überhaupt diese Eingriffe durchgeführt worden sind.

Zweifel an diesem Eingriff können auch deshalb entstehen, weil bei 40 Prozent aller Operierten die Beschwerden bereits nach einem Jahr wieder auftreten. „Ein Flickwerk", so Professor Rosner aus Genf, „bei dem man mit einem Stück Rohr eine Grundkrankheit angehen will."

„Einige meiner Patienten", so Dr. Collatz, „wissen immer noch nicht, warum sie überhaupt operiert worden sind. Bei ihnen traten Herzbeschwerden auf – manchmal als Folge einer Grippe oder durch Überarbeitung und Streß. Dem Gang zum Hausarzt folgte die Konsultation eines Kardiologen. Nach EKG und Szintigramm ging es ab in eine Herzklinik. Hier wurde dann schnell der Katheter gesetzt mit dem traurigen Resultat, daß zwei, drei Adern verengt und somit ein Bypass unumgänglich sei, da der baldige Herzinfarkt drohe. Dermaßen überfordert und in eine Zwangslage hineingeredet, haben viele von ihnen in einer Panikreaktion den empfohlenen Eingriffen zugestimmt."

Jeder zweite Bypass ist überflüssig

Dieses deckt sich auch mit den Beobachtungen, die in mehreren kalifornischen Kliniken gemacht wurden. Jeder zweite Bypass war überflüssig, und von den restlichen Eingriffen war man bei 30 Prozent geteilter Meinung, das heißt, die Indikationen waren recht zweifelhaft. Nur jede fünfte Operation war nach diesen Untersuchungen, die von Wissenschaftlern und Ärzten (Schulmedizinern!) durchgeführt wurden, zwingend notwendig.

Viele weitere Untersuchungen haben ebenfalls den Wert der coronaren Chirurgie in Frage gestellt. Kein Wunder, daß deshalb immer mehr

Menschen auf kritische Distanz dazu gehen und auch, wenn es manchmal schwerfällt, nicht mehr bedingungslos einer Operation zustimmen, sondern weitere Meinungen einholen.

Auch der Herzkatheter, besonders die Einführung in die rechte Herzkammer, ist nicht so ungefährlich, wie er immer wieder hingestellt wird. Ein kleiner Schlauch, der über eine Ader der Leiste oder Armbeuge in die Kammer geschoben und mit einem Kontrastmittel gefüllt wird, um Herzschäden oder Klappenfehler zu ermitteln, kann zu lebensgefährlichen Komplikationen führen. Über fünf Jahre lange Recherchen an fünf US-Kliniken kamen zu dem erschreckenden Ergebnis, daß 25 Prozent mehr Patienten nach einem Katheter starben als diejenigen in einer Kontrollgruppe, die sich nicht diesem Eingriff unterzogen haben. Auch Komplikationen – Nachblutungen, Allergien, Infektionen oder Gefäßverletzungen – wurden häufig registriert. Mit dem Resultat, daß die Katheterisierten weit mehr Tage auf den Intensivstationen verbringen mußten als die anderen.

Bestürzende Tatsachen

Vielleicht hat es sich in Kardiologenkreisen inzwischen herumgesprochen, daß eine Bypassoperation nicht der Weisheit letzter Schluß ist. Immer häufiger versucht man nämlich, während der Katheteruntersuchung verengte Adern mit dem Ballon zu dehnen oder, wenn das nicht möglich ist, mit einem kleinen Metallröhrchen – einem Stent –, das in die Ader gelegt wird, den Blutfluß zu verbessern.

So bleibt in manchen Fällen für die Operateure wenig zu tun, und diese reagieren dann recht heftig auf den Verlust des angestammten Terrains.

„Die Kardiologen spielten 'Blindekuh'", sagte der Aachener Herzchirurg Messner anläßlich einer Tagung der Deutschen Gesellschaft für Thorax-, Herz- und Gefäßchirurgie in Bonn. Und der Amerikaner Francis Robiscek unterstellte dieser Gruppe sogar eine Art von Körperverletzung, da sie ihre Patienten quasi ein Leben lang mit ihren Eingriffen belästigen, wohingegen die Operation dem Kranken Ruhe verschaffe.

Schön wär's, wenn diese manuelle und mechanische Intervention bei Gefäßverengungen so erfolgreich wäre, wie immer behauptet wird. Doch das Gegenteil scheint der Fall zu sein: Verkalken doch implantierte Gefäße fünf- bis zehnmal häufiger als die angestammten Adern. Das ist sicherlich einer der Gründe, warum sowohl der Bypass als auch die Ballonerweiterung und der Stent zu keiner meßbaren Senkung von Infarktraten und des plötzlichen Herztodes geführt haben. Diese Erkenntnis ist auch für den renommierten Herzmediziner Professor Paul Lichtlen aus Hannover „in der Tat bestürzend".

In vielen Bereichen scheinen die Ansätze der Mediziner, Durchblutungsstörungen zu bekämpfen, sowieso nur sehr zweifelhaft zu sein. Seit 1974 wird z. B in Finnland eine sehr interessante Studie bei Herzkrankheiten durchgeführt. Unter der Leitung des englischen Professors Oliver werden seit dieser Zeit genau 1222 Angestellte, die sich freiwillig für dieses wichtige Experiment zur Verfügung stellten, überwacht, kontrolliert und untersucht. Viele unter ihnen waren zu dick, rauchten, hatten Bluthochdruck und zuviel Cholesterin im Blut. Alles Warnsignale, die zu einem Infarkt führen können. Mit Medikamenten und Behandlungen wurden diese Risikofaktoren minimiert. So sollte nach Ansicht der Experten fünf Jahre später nur noch eine um 50 Prozent verminderte Gefährdung bestehen. Um so länger waren die Gesichter, als man im Vergleich zu einer anderen Gruppe von Patienten mit nahezu gleicher Zahl (1.240) feststellen mußte, daß es sogar noch mehr Herztote gegeben hatte als in der unbehandelten Gruppe.

Sind Risiken beeinflußbar oder nicht?

Auch 15 Jahre später, 1994, lag die Sterblichkeit in besagter Behandlungsgruppe immer noch höher.

Wir wissen inzwischen aber, daß ein Herzinfarkt nicht nur von der individuellen Lebensweise abhängt, sondern daß es auch ein persönliches Risiko gibt: diverse Erbanlagen, die besonders den Stoffwechsel beeinflussen.

Das Rauchen zu verharmlosen, wäre ein völlig unsinniges Unterfangen, sterben doch jährlich an dieser Sucht 140.000 Menschen allein in Deutschland. Ich erinnere mich noch sehr gut an meinen Großvater, der bis zu seinem 83. Lebensjahr seine schmalen Zigarillos auf Lunge rauchte und dennoch fast 90 Jahre alt wurde. Er war immer gertenschlank, marschierte und spazierte am Tag drei bis vier Stunden, las täglich das Hamburger Abendblatt, spielte in der Woche einmal Skat, besuchte noch mit 87 seine Verwandten in der damaligen DDR und hatte einen ganzen Karton voll mit naturheilkundlichen Mitteln aus Drogerien und Apotheken, die von fast allen anderen Verwandten als reine Geldverschwendung angesehen wurden.

Damals habe ich mir über sein Alter keine Gedanken gemacht. Ich war jung – er war alt. Heute weiß ich, daß dieses kein Zufall war, denn in seiner Familie sind alle sehr alt geworden. Er war nicht zuckerkrank, hatte keine Gicht, und seine Cholesterine waren vermutlich auch normal. Aber nicht nur die Erbanlagen allein spielten hier meiner Ansicht nach eine Rolle, sondern auch seine körperliche Aktivität bis ins hohe Alter und ganz besonders sein maßvoller Konsum an Genußmitteln.

5. Kapitel

- Arteriosklerose – alle Gefäße sind betroffen
- Ganz selten sind es komplette Verkalkungen
- „Argumente", die gegen die Chelat-Therapie sprechen
- Keine konkreten Fälle
- Sinnlose Kämpfe und Ignoranz: Eine gefährliche Kombination
- Unzureichende Krankheitsbilder
- Wichtige Hinweise
- Auf leisen Sohlen!
- Vorwarnungen
- Gleiche Ursachen – verschiedene Symptome

Arteriosklerose – alle Gefäße sind betroffen

Daß mechanische und operative Verfahren Durchblutungsstörungen nur unvollkommen behandeln, liegt auf der Hand. Arteriosklerose ist nämlich eine Grundkrankheit, und die Ursachen dieses Leidens sind recht vielfältig: Bluthochdruck durch Verkrampfungen der Adern, weil die vegetativen Nerven (sie lassen sich nur schlecht durch das Bewußtsein steuern) manchmal verrückt spielen, wenn zum Beispiel Streßsituationen nicht ausreichend schnell genug beseitigt werden können. Auch der Einfluß von Stoffwechselstörungen auf Verkalkungen ist hinreichend bekannt: hohe Cholesterine, die meist nahrungsunabhängig sind, besonders dann, wenn der Gesamtgehalt nahezu normale Werte aufweist, dafür aber die guten Cholesterine (HDL) niedrig und die schlechten LDL-Werte hoch sind. Auch hohe Harnsäurewerte erzeugen nicht nur Gicht und Nierensteine. Viel häufiger sind Ablagerungen der Kristalle in den Adern zu finden. So ist es kein Wunder, daß Herzinfarkte bei hohen Harnsäurekonzentrationen dreimal häufiger auftreten als bei Normo-Konzentrationen. Auch Zuckerkrankheiten schädigen besonders die kleinen Adern im Gehirn, mit der Gefahr eines Schlaganfalles. Ebenso können Ohrgeräusche und Störungen der Netzhautdurchblutung Folgen dieser Stoffwechselentgleisung sein.

Ob es nun im menschlichen Körper achtzig- oder hunderttausend Kilometer Adern gibt, ist nicht ganz so wichtig. Auf alle Fälle ist es eine gewaltige Menge von Röhrenkilometern, die unsere Organe durchziehen. Viele dieser Gefäße sind so klein, daß man sie nur unter dem Mikroskop sichtbar machen kann. Doch gerade diese kleinen und kleinsten Arterien haben enorme Bedeutung für die Funktion des menschlichen Körpers, versorgen sie doch die Gewebe mit Sauerstoff, Mineralien, Spurenelementen, Aminosäuren und anderen Nährstoffen, die für einen intakten Stoffwechsel unverzichtbar sind. Man bemerkt diese Störungen der Durchblutung aber immer erst dann, wenn Tinnitus, Schwindelanfälle, Sehstörungen, kalte Hände und Füße oder Depressionen auftreten. Wenn es also um die wirklich positiven Aussichten bei operativer Intervention geht, die natürlich auch einen dauerhaften Therapieerfolg miteinbeziehen, dann gerät man gewaltig ins Grübeln. Zweifel kommen zwangsläufig auf, denkt man an die immense Zahl von Adern und Äderchen und eine mechanische, lokal begrenzte Lösung im Falle von Durchblutungsstörungen und Arteriosklerose. Erwiesen ist, daß Durchblutungsstörungen und Arteriosklerose mehr oder weniger in allen Gefäßen ihre Schäden hinterlassen.

Ganz selten sind es komplette Verkalkungen

Einengungen der Aderndurchmesser (Stenosen), mangelhaftes Dehnungsvermögen der Adernwände (eingeschränkte Elastizität), Bluteindickung (meist als Folge eines Sauerstoffmangels) und Gefäßkrämpfe (Spasmen) sind die Hauptursachen von Durchblutungsstörungen. So scheinen gerade z. B. Spasmen wesentlich zur Entstehung eines Herzinfarktes beizutragen. Eine wissenschaftliche Arbeitsgruppe an der Universität von Lyon in Frankreich hat bereits 1988 feststellen können, daß nur ganz selten eine komplette Verkalkung für dieses Ereignis verantwortlich ist. Im gleichen Jahr stellte die renommierte amerikanische medizinische Fachzeitschrift „New England Journal of Medicine" fest, daß eine Beseitigung von Stenosen in den Herzadern keine Senkung der Infarktraten gegenüber den Nichtoperierten zur Folge habe.

Verkrampfungen von Adern entstehen oft durch Schwächen im vegetativen Nervensystem. So findet man bei den betroffenen Patienten oft schon Blutdruckerhöhungen in jungen Jahren, denen vielfach keine Beachtung geschenkt wird. Man kann sich deshalb leicht vorstellen, wie empfindlich gerade junge Menschen reagieren, wenn man ihnen eine schlechte Durchblutung attestiert oder ihnen einen baldigen Schlaganfall voraussagt, kurz: ihnen ein gehöriges Maß Angst einredet.

„Argumente", die gegen die Chelat-Therapie sprechen

Zurück zur Chelat-Therapie. Als bei vielen Patienten mit Bluthochdruck, Herzbeschwerden, Rhythmusstörungen, Schaufensterkrankheit (Schmerzen beim Gehen, die zum Stehenbleiben zwingen) und Störungen der Hirndurchblutung das Interesse an dieser Behandlung wuchs, wurde von der etablierten Medizin ganz schnell der Versuch unternommen, diese Methode in ein schlechtes Licht zu rücken. In Deutschland erschien 1985 eine Arbeit, in der nachgewiesen werden sollte, daß Chelat-Infusionen zu Nierenschäden führen und eine extreme Verarmung lebenswichtiger Mineralien verursachen würden. Damals ging es um die Behandlung von Verschlußkrankheiten der Beine. Interessanterweise wurde diese Arbeit von einer pharmazeutischen Firma gesponsert, die Durchblutungspräparate herstellt. Allein die Versuchsanordnungen waren so angelegt (damals gab es noch keine ethischen Kontrollen für die Durchführung medizinischer Präparate-prüfungen), daß die Chelatbehandlung zu einer lebensbedrohlichen Behandlung abqualifiziert werden mußte. Obgleich gegenüber der Patientengruppe, die Scheinmedikamente erhielt, bei den Chelat-infundierten eine deutliche Verbesserung der Gehstrecke erreicht wurde, verdammte man diese Therapie in Bausch und Bogen. Nur der mit dieser Methode Vertraute konnte diesen „Erfolg" beurteilen, denn die Patienten erhielten Kochsalzlösungen, denen ausschließlich EDTA zugesetzt worden war. Mit einer normalen Chelat-Infusion, wie sie üblicherweise gegeben wird, hatte dieser Tropf nichts, aber auch gar nichts zu tun. Die Infusion, wie sie heute verabreicht wird, enthält nämlich routinemäßig Vitamine, Mineralien, Spurenelemente, Enzyme, Aminosäuren und andere naturheilkundliche Mittel.

Diese „rudimentäre" Behandlungsform brachte zwangsläufig die Therapie in Mißkredit, und die Behauptung, daß sie zu angeblichen Verlusten von Eisen und Magnesium führte, war wohl gewollt. Die Gefahr von Herzstillständen, Nierenversagen und Thrombosen geistert deshalb immer noch durch die medizinische Literatur, obwohl in Deutschland nicht ein einziger Fall belegt ist, bei dem diese Therapie zu ernsten Nebenwirkungen geführt hat. Und auch in meiner Praxis, bei inzwischen mehr als hunderttausend Chelat-Infusionen, sind bei keiner Anwendung ernste Nebenwirkungen aufgetreten.

Keine konkreten Fälle

Als ich vor kurzem bei der Deutschen Herzstiftung nachfragte, ob sie mir Beispiele von Komplikationen oder sogar Todesfälle während oder nach Chelat-Therapien nennen könne, mußten die Herren dort dann auch passen. Auch die Stiftung Warentest, die die Chelat-Therapie als unnütze und gefährliche Behandlung anprangert, konnte keine konkreten Fälle anführen.

Aber nicht nur wir hier in Deutschland sind von dieser Ignoranz betroffen, auch in den USA wird eine Studie für die Gefährlichkeit dieser Behandlung herangezogen, die bereits über dreißig Jahre alt ist. Wir können heute aber beweisen, daß über eine Million Dollar, die von zwei medizinischen Gesellschaften zur Verfügung gestellt worden ist, nur zu dem Zweck investiert wurde, die Chelat-Therapie in Mißkredit zu bringen. So werden in Deutschland die geradezu lächerlichen Resultate von 50 Patienten, die in diese „Studie" einbezogen wurden, immer noch als „Beweis" angeführt, daß Chelat-Infusionen bei Durchblutungsstörungen eine sinnlose und lebensbedrohliche Behandlung seien, obwohl in den USA inzwischen über drei Millionen Menschen erfolgreich mit einer Chelat-Therapie behandelt wurden und kein einziger Patient bekannt ist, der ernsthaften Schaden durch diese Methode genommen hat.

Sinnlose Kämpfe und Ignoranz: Eine gefährliche Kombination

Das Mißtrauen vieler Kranker gegen einen Herzkatheter, die Ballondilatation, die Implantation eines Stents oder eine Bypassoperation führt immer häufiger speziell bei Vertretern der Schulmedizin zu einer massiven Herabwürdigung naturheilkundlicher Verfahren. So geraten neben der Chelat-Behandlung auch Sauerstofftherapien und orthomolekulare Nährstoffbehandlungen in die Schußlinie der Schulmedizin. Ziel dieser Kampagne ist es, augenscheinlich den Patienten von einer naturheilkundlichen Behandlung abzuhalten. Besitzstandswahrung bei Verkrustung der medizinischen Strukturen („Das haben wir immer so gemacht") und Ignoranz gegenüber neuen Behandlungswegen prägen die Medizin bis in die heutige Zeit.

Die Weigerung, sich ständig und eingehend zu informieren, und die Ablehnung gegenüber alternativen Verfahren zeigen sich zum Beispiel auch darin, daß Fortbildungen am sogenannten „Ärztesamstag" – das ist der Mittwochnachmittag – nicht genutzt werden.

Unzureichende Krankheitsbilder

Untersuchungen bei Durchblutungsstörungen in der Schulmedizin sind so eine Sache für sich; da werden jede Menge von Röntgenaufnahmen durchgeführt, es mangelt auch nicht an CT- und Kernspin-Untersuchungen, und fast immer liegen auch mehrere Ergebnisse der Katheterdiagnostik vor. Im Grunde sind es zwar meist nur Bruchstücke eines Mosaiks von Krankheitszuständen, die, zusammengesetzt, nur ein unzureichendes Bild ergeben, und ganz besonders bei den Laboruntersuchungen wird oftmals geschludert. Man fragt sich immer wieder, warum Schilddrüsenwerte und die Leberenzyme gemessen werden, häufige Kontrollen der Blutzuckerkonzentration stattfinden, obgleich kein Diabetes vorliegt. Dafür aber werden die guten HDL-Cholesterine bei den Blutanalysen vergessen, obgleich diese für die Entstehung von Durchblutungsstörungen große Bedeutung haben.

Wichtige Hinweise

Gerade in den letzten Jahren sind eine Reihe von speziellen Labortests entwickelt worden, die wichtige Hinweise auf die Behandlung von Durchblutungsstörungen liefern. Da ist zum Beispiel das Fibrinogen, ein Eiweißkörper, der, wenn er im Blutserum des Menschen erhöhte Konzentrationen aufweist, auf ein besonderes Risiko für die Bildung von Thromben, Blutgerinnseln und Embolien hindeutet. Auch das C- und S-Protein sind solche Blutbestandteile, die für eine Entstehung von Gefäßeinengungen und -verschlüssen Bedeutung haben.

Meist ist aber Sauerstoffmangel die Ursache der Beschwerden bei Durchblutungsstörungen. Ist nämlich die Konzentration dieses Gases in den Organen und Geweben vermindert, entstehen Schmerzen: am Herzen Angina pectoris, in den Beinen Wadenkrämpfe oder die gefürchtete Schaufensterkrankheit. Auch Verspannungen der Rückenmuskulatur sind durch eine verminderte Kapillardurchblutung bedingt. Nur das Gehirn reagiert auf Durchblutungsstörungen selten mit Schmerzen, und das macht diese Krankheit so tückisch und gefährlich.

Auf leisen Sohlen

Bei Gesprächen mit Patienten, die einen Schlaganfall erlitten haben, hört man immer wieder, daß dieses schlimme Ereignis aus „voller Gesundheit" heraus über den Betroffenen gekommen sei. Aber meistens deuten sich Schlaganfälle schon eine geraume Zeit vorher an. Tinnitus und Schwindelattacken sind Vorboten und die ersten Symptome von Duchblutungsstörungen.

Es sind nicht nur die Ohren, sondern auch die Augen und besonders die Hirnleistungsstörungen (Konzentrationsschwäche, schlechtes Schlafen, Depressionen), die oft schon frühzeitig auf eine schlechte Hirndurchblutung hindeuten. Sind dann in den Familien schon Schlaganfälle vorgekommen oder auch Bluthochdruck aufgetreten, sollte eine frühzeitige vorsorgliche Gefäßdiagnostik nicht gescheut werden.

Obgleich der Herzinfarkt weit mehr Opfer fordert, fürchten die Menschen viel stärker den Schlaganfall. Das liegt daran, daß viele einen plötzlichen Herztod eher akzeptieren als ein deprimierendes Siechtum und bleibende Schäden nach einem Schlaganfall. Doch wie eben schon erwähnt, kündigt sich ein Schlaganfall (Apoplex) durch eine Vielzahl von Symptomen schon frühzeitig an. Noch viel massiver als die oft fehlgedeuteten Symptome sind die sogenannten Transitorischen Ischämie-Attacken. Diese TIAs äußern sich oft in plötzlichen Sehstörungen (Flimmern, Gesichtsfeldausfällen, Doppelbilder), Bewußtseinstrübungen, auch in Form von Absencen, Gesichtslähmungen und Sprachstörungen.

Manche Betroffene fallen plötzlich ohne Grund hin und können dabei ihre Arme oder Beine nicht mehr richtig bewegen. Diese Zustände dauern oft nur wenige Minuten, und fast immer erholt sich derjenige auch recht schnell, und nie bleiben Schäden zurück.

Vorwarnungen

Doch das scheint nur so. Denn fertigt man einige Zeit später ein Computertomogramm des Gehirns an, sind bei vielen TIA-Patienten kleine Narben im Nervengewebe zu finden: Zeichen, daß kleinste Gefäßverschlüsse der Hirnarterien vorgelegen haben müssen. Das sind also „Minischlaganfälle", die dem großen Knall vorausgehen.

80 bis 90 Prozent aller Apoplexe entstehen außerhalb des Gehirns, und hier spielen Verkalkungen, Stenosen oder Verkrampfungen der Halsschlagadern (Carotiden) eine entscheidende Rolle. Wie schon beschrieben, sieht die kleinste arteriosklerotische Platte in der Ader unter dem Mikroskop mit ihren tiefen Schluchten und Spitzen wie ein kleines Gebirge aus. Das ist ein idealer Ort für die Bildung von Thromben. Und so lagern sich in diese „Minialpen" Blutplättchen, Fett- und Cholesterinkristalle, Harnsäure- und Calciumsalze, Schwermetalle (Blei, Quecksilber, Nickel) und jede Menge anderer Substanzen ab, die in den Blutbahnen schwimmen.

Diese Gerinnsel haften oft nur sehr locker auf dem arteriosklerotischen Plaque. In den Carotiden herrscht, da sie unmittelbar dem Herzen benachbart sind, eine hohe Geschwindigkeit, deren Spitzenwerte bis zu 140 cm pro Sekunde betragen kann. Entsprechend groß ist der Druck auf die Gefäßablagerungen. Sie reißen sich los, werden in das Gehirn ausgeschwemmt und verstopfen eine Ader. Kleinere Verstopfungen lösen sich manchmal auf, was bei den Transistorischen Ischämie-Attacken = TIAs der Fall ist. Größere Gerinnsel verschließen die Ader dagegen endgültig, und die Hirnzellen sterben in wenigen

Minuten ab. So entsteht ein Dauerschaden, der in einem Sprachverlust oder einer Halbseitenlähmung enden kann.

Lange Zeit war es ein Geheimnis, warum ein Patient, der sich nach einem Schlaganfall wieder erholt hatte, wenige Tage später plötzlich eintrübte, ins Koma verfiel und kurz darauf starb. Nun weiß man inzwischen, daß bei plötzlichem Absterben von Hirnzellen deren Inhaltsstoffe schlagartig freigesetzt werden. Diese sogenannten Botenstoffe öffnen die Ionenkanäle der gesunden Zellen in unmittelbarer Nachbarschaft des Schlaganfalls. Die Folgen sind ein ungehemmtes Eindringen von Calciumionen in die intakten Gewebe. Diese werden nach und nach vergiftet und sterben schließlich ab.

Gleiche Ursachen – verschiedene Symptome

Ja, das Calcium ist, an falschen Stellen abgelagert, ein großes Risiko für die Gesundheit. Für uns Chelat-Ärzte spielt dieses Mineral eine wichtige Rolle bei der Entstehung von Krankheiten. Besonders im Gehirn und in den Nerven richten erhöhte Konzentrationen erhebliche Schäden an. So finden sich auch bei der Parkinsonschen Krankheit (Schüttellähmung) im Gehirn der Betroffenen große Calciummengen, die den Stoffwechsel bestimmter Zentren im Mittelhirn hemmen und schädigen. Auch in den Lungenbläschen können diese Kristalle das Dehnungsvermögen blockieren. Dieser Elastizitätsverlust verursacht das Lungenemphysem. Die Lunge wird bei dieser Krankheit immer mehr gebläht, und das Lungenvolumen verkleinert sich. Der Blutsauerstoffgehalt sinkt permanent. Anfänglich wird der Kranke in seiner körperlichen Leistungsfähigkeit beeinträchtigt. Später dann wird der rechte Herzmuskel immer mehr belastet, weil sich durch Presswirkungen auf das Gewebe die Lungenadern verengen. Bei einer ausgeprägten Lungenüberblähung droht immer das Rechtsherzversagen.

Nun, woher wissen wir das alles, und wie kann man feststellen, ob die Organe mit Calcium überlastet sind? In der normalen Arztpraxis oder Klinik wird vermutlich nie die Calciumkonzentration der Gewebe gemessen, üblich ist nämlich die Bestimmung dieses Minerals im Blut. Doch hier findet man nur die gelöste ionisierte Form des Calciums, und das sind lächerliche drei bis vier Gramm, die sich im gesamten Körper befinden. Der Rest, 800 bis 1.000 Gramm, liegt in den Zähnen und den Knochen und leider auch – und hierauf kommt es an – an falscher Stelle in den Adernwänden, der Lunge, dem Gehirn oder imponiert als Gefäßverkalkungen.

6. Kapitel

- Katheteruntersuchungen – mehr Fragen als Antworten
- Angst beeinflußt negativ
- Die Ablagerungen waren verschwunden
- Schleierhafte Behauptungen
- Viele Eingriffe – weniger Lebensqualität
- Irgendwas lief falsch
- Er konnte gar nicht anders
- Furcht lähmt

Katheteruntersuchungen – mehr Fragen als Antworten

Noch bis vor nicht allzu langer Zeit galten die Ergebnisse einer Katheteruntersuchung quasi als unumstößliches Gesetz; entweder die Ader war frei, oder man mußte bei Verengungen oder Verschlüssen dilatieren, einen Stent einsetzen und operieren. Bis man – viele Kardiologen empfanden dieses Vorgehen als unverschämt – Katheteruntersuchungen einer Prüfung unterzog. Bei einer ersten Begutachtung der eigenen Ergebnisse lag die Trefferquote bei 60 Prozent, und bei einer Wiederholung sank diese Zahl sogar auf 50 Prozent ab. Dieses Ergebnis bedeutet, daß jeder zweite oder dritte Patient nicht hätte operiert beziehungsweise mit anderen Verfahren hätte behandelt werden müssen. Kurz gesagt, jede zweite Bypassoperation war völlig überflüssig. Diese Ergebnisse stammen aus den USA, ich weiß aber, daß sich diese Resultate ohne Einschränkungen auch auf deutsche Verhältnisse übertragen lassen.

Daß sich Patienten nach einem Herzkatheter einem zweiten Eingriff der gleichen Art unterziehen, ist meist ungewöhnlich. Noch ungewöhnlicher ist, daß dieses an anderer Stelle zur gleichen Diagnostik geschieht. Bei drei meiner Patienten ist das (bisher) vorgekommen. Ein „Fall" ist dabei besonders interessant, weil er die typischen Merkmale des üblichen ärztlichen Vorgehens widerspiegelt. Der Patient wurde während eines Vortrages ohnmächtig und von einem Notarzt sofort in eine Klinik eingewiesen, wo aufgrund der Beschwerden Verdacht auf Herzinfarkt diagnostiziert wurde.

Der Patient war im 56. Lebensjahr, einem Alter, in dem häufig tödlich verlaufende Herzkrankheiten vorkommen, und deshalb stellte sich schnell ein enormes Angstgefühl bei ihm ein, das mit Panikzuständen abwechselte. Keine Frage also, daß er sofort seine Zustimmung gab, als man ihm zwei Stunden später, sein Kreislauf hatte sich inzwischen stabilisiert, empfahl, einen Herzkatheter durchführen zu lassen. Laut Untersuchungsergebnis waren die Herzkranzgefäße jeweils zu 60, 75 und 90 Prozent verengt. Eine Bypassoperation war laut der ihn untersuchenden Ärzte unverzichtbar, weil die bestehenden Stenosen mit einem Ballon nicht zu beseitigen seien.

Der Patient bat um eine Bedenkpause sowie um die Entlassung aus der stationären Behandlung – natürlich mit Unterschrift und gegen den ärztlichen Rat.

Er fuhr sofort nach Düsseldorf, wo einer seiner Schulkameraden eine kardiologische Praxis betrieb. Sechs Tage nach der ersten Untersuchung wurde dann ein zweiter Katheter durchgeführt mit dem Ergebnis, daß nur noch ein Gefäß zu 40 Prozent verengt war, alle anderen Adern waren hundertprozentig offen.

In diesem Fall war eine Fehldiagnose sehr unwahrscheinlich, denn die mitgebrachten Bilder der ersten Untersuchung zeigten in der Tat die diagnostizierten Einengungen.

Worin liegt aber nun ein solcher Fehler? Es ist das Herzkatheter-Verfahren selbst, das diese fatalen Unsicherheiten produziert. Verengungen in den Blutbahnen zeigen sich bei diesen Untersuchungen in Aussparungen und Defekten des Kontrastmittels, und diese Lücken im Blutstrom werden als Ablagerungen in den Gefäßen gedeutet. Daß auch andere Gründe zu diesen Bildern führen können, wird schlicht übersehen.

Angst beeinflußt negativ

Viele Menschen, die eine schlechte Nachricht erhalten, werden blaß, wie Sie wissen. Andere, die sich schämen oder aufregen, bekommen einen roten Kopf. Es sind die Adern selbst, die sich einmal dehnen oder verengen. Und gerade bei einem Herzkatheter, der oft unter einer psychischen Ausnahmesituation durchgeführt wird, können nervliche Impulse durch vegetative Nerven Stenosen vortäuschen.

Unser Patient hatte Gott sei Dank die Gelegenheit, eine Doppeluntersuchung durchführen zu lassen. Auf diese Weise konnten die Diskrepanzen aufgedeckt werden. Wir haben ihn ein Jahr später in Werne untersucht. Das Herz war eigentlich in Ordnung, vermutlich war auch die zuletzt gefundene Einengung nur ein Spasmus, oder es haben sich Umgehungsadern gebildet, die die Funktion der verengten Gefäße übernehmen. Doch sein Blutdruck war deutlich erhöht, besonders der zweite (diastolische) Wert, der bei 100 mm Hg lag. Kleine Verkalkungen fanden sich in der rechten Halsschlagader, in beiden Beinarterien und in der Hauptschlagader. Wieder einmal ein Beweis, daß Verkalkungen Grundkrankheiten sind, die meist das gesamte Gefäßsystem befallen. Beschwerden hatte der Patient keine, denn die Verkalkungen waren so klein, daß sie den Blutfluß nicht beeinträchtigten; dennoch können diese Ablagerungen zu tödlichen Komplikationen führen, wenn über Jahre eine Behandlungspause eingelegt wird und sich eine Anhäufung von Ablagerungen bilden kann. Besonders Kalkkristalle in der Carotis (Halsschlagader), so gering diese auch sind, verursachen zu 90 Prozent die gefürchteten Schlaganfälle, und das sind immerhin 450.000

pro Jahr, an denen dann über 130.000 der jeweils betroffenen Menschen sterben.

Niedrige HDL-Cholesterine, hohe Calziumkonzentrationen, eine Nickelbelastung in der Haaranalyse und eine verringerte Sauerstoffkonzentration im Blut waren weitere Kriterien, daß es mit der Durchblutung des Patienten nicht besonders gut bestellt war. Mehrere seiner Vorfahren waren außerdem durch Herzinfarkte und Schlaganfälle verschieden, so daß auch eine erbliche Belastung so gut wie sicher war.

Die Ablagerungen waren verschwunden

Bei dem Patienten wurden 25 Chelatbehandlungen durchgeführt, und die Nachuntersuchung acht Wochen nach Therapieabschluß zeigte, daß die Gefäßablagerungen bis auf kleinste Veränderungen verschwunden waren. Der Blutdruck wies normale Werte aus, die guten Cholesterine hatten sich um 30 Prozent nach oben verbessert – auch wegen der Einnahme von SuperEPA – und die Blutsauerstoffkonzentration lag im Normbereich.

Eigentlich hat der Patient instinktiv die richtige Wahl getroffen, und auch die Entscheidung, in kurzen Abständen die Prozedur eines zweimaligen Herzkatheters zu ertragen, war recht mutig. Sicherlich wußte er nicht, daß fast 50 Prozent aller Bypassoperationen und Ballonerweiterungen gar nicht angebracht sind, und er ahnte wahrscheinlich auch nicht, daß nach drei Jahren schon dreißig Prozent der gebypassten Adern wieder zu sind oder so starke Einengungen aufweisen, daß der Kranke wieder Angina-pectoris-Anfälle bekommt.

Der New Yorker Herzchirurg Dr. Stan Minter ist der Meinung, daß die implantierten Adern bei einer Gefäßoperation fünf- bis zehnmal häufiger verkalken als ein normales Gefäß. Der rasante Anstieg der Stentimplantationen insgesamt ist damit in Verbindung zu bringen, daß immer häufiger nach einer PTCA (Angioplastie, Einbringen eines Katheters) dieser Eingriff vorgenommen wird. Dieses zeigt sehr deutlich auf, welche Schäden der Katheter und eine Ballonweitung in den Adern verursachen können.

Schleierhafte Behauptungen

Irgendwie scheint es den Herzspezialisten bei den vielen Bypass-operationen inzwischen auch etwas mulmig zu werden, denn immer häufiger wird dieses metallene Wunderröhrchen – der Stent – in verstopfte oder verengte Adern eingelegt. Sie reden inzwischen auch schon davon, daß man dank dieser Implantation etwa 100.000 Bypass-operationen umgehen könnte. Woher diese Euphorie stammt, ist mir schleierhaft. Vielen Patienten wird weisgemacht, daß ein Stent problemlos in das Innenlumen deponiert werden kann, ähnlich wie man eine Falle in ein Mauseloch stellt. Nun sind die menschlichen Adern aber keine Tunnelröhren, so glatt und gerade verlaufend, wie durch einen Berg gebohrt, sondern krumm, winkelig, sowie dünn- aber auch dickwandig. Wird der Stent auf einen kaum sichtbaren Kalkbuckel in der Adernwand gesetzt, dann verrutscht er, liegt quer im Innenraum und engt die Ader noch mehr ein. Aus einer 50prozentigen Stenose können dann recht leicht auch 90 Prozent werden, und keine Macht des Kardiologen wird diesen Zustand ändern; nur der Herzchirurg kann Hilfe bringen, indem er den Brustkorb aufschneidet, das Herz freilegt, den Patienten an die Herz-Lungen-Maschine anschließt und das verengte Gefäß durch eine neue Ader überbrückt. Es könnte also dazu kommen, daß das, was den Bypass ersetzen soll, nach kurzer Zeit durch fehlgelegte Gefäßröhrchen zu einer erneuten Operation führt.

Viele Eingriffe – weniger Lebensqualität

In der Tat sind die Stent-Patienten in vielen Fällen nicht zufrieden. Mit zunehmender Zahl dieser Eingriffe werden auch die Komplikationen zunehmen, denn schon jetzt muß eine Reihe von Stentträgern aus zwingenden Indikationen heraus operiert werden, weil die Durchblutung durch das Metallrohr in einem Herzkranzgefäß stark reduziert wurde. Natürlich ist das nicht im Sinne des behandelnden Arztes. Doch auch andere Begleiterscheinungen erschweren diese Behandlung, wie zum Beispiel der exzessive Einsatz gerinnungshemmender Mittel, der die Stentimplantation in den meisten Fällen begleitet.

Warum Manfred K. diese Behandlung nicht in guter Erinnerung hat, habe ich erst später begriffen. Er kam in meine Praxis, um eine geplante Bypassoperation zu umgehen. Ihn plagten Angina-pectoris-Anfälle, berichtete er. Die Medikamente zur Verbesserung der Durchblutung – er nahm sechs verschiedene Präparate ein – zeigten inzwischen nur noch geringen Nutzen. In drei Operationen waren ihm insgesamt fünf Stents implantiert worden, aber eine Beseitigung der Krankheitssymptome wurde dadurch nicht erreicht.

Blut an falscher Stelle – im Urin und im Stuhl – waren bei der Untersuchung untrügliche Zeichen, daß nebenwirkungsreiche Medikamente eine natürliche Blutungshemmung massiv unterdrückten. Blutverlust mit Anämie war die Folge. Manfred K. fühlte sich schlapp, müde und zu keinen großartigen Leistungen mehr fähig.

Irgendwas lief falsch

Ich behandelte den Patienten also mit Chelat-Infusionen. Dreimal wöchentlich wurden 500 ml einer individuell zusammengesetzten Lösung gegeben. Obgleich bei einer Zwischenuntersuchung nach zehn Chelattröpfen die Bein- und Kopfdurchblutung deutlich zugenommen hatten, zeigte sich bei den Herzbeschwerden keine großartige Verbesserung. Irgend etwas mußte falsch laufen, so vermutete ich. Der Zufall war hilfreich: 1994 wurde eine Ultraschallsonde entwickelt, die als kleines elektronisches Wunderwerk die Strukturen der Innenräume der Adern aufdecken konnte. Und bei dieser Untersuchung stellte man fest, daß drei der implantierten Stentrohre sich verkantet hatten und ähnlich wie bei massiven Verkalkungen den Blutfluß stark reduzierten. Hier lag die Ursache der nicht therapierbaren Herzbeschwerden, und keine Macht der Welt konnte diese Art von Stenose ohne operativen Eingriff beseitigen.

Manfred K. erhielt vier Bypässe, die vermutlich nur deshalb notwendig waren, weil zuvor Stents implantiert worden waren. Durch die Chelatbehandlung waren seine störenden Ohrgeräusche verschwunden und auch die Wadenkrämpfe traten nicht mehr auf. Erst war ich überrascht, doch später freute ich mich, als der Patient drei Monate später wieder in den FÜRSTENHOF kam, um die Behandlung fortzusetzen. Nach 25 Chelat-Infusionen ist sein Blutdruck inzwischen normal, und so konnten drei nebenwirkungsreiche Medikamente abgesetzt werden: Ein Präparat für den Herzrhythmus (das Herz schlägt jetzt normal) und zwei Präparate, die zur Blutverdünnung dienen.

Manfred K. nimmt zur Einregulierung des Cholesterinstoffwechsels SuperEPA ein, für die Stabilisierung und Energiegewinnung des Herzmuskels 100 mg Coenzym Q und für die Verbesserung der Sauerstoffversorgung aller Körperorgane ein Nahrungsergänzungsmittel, das Selen, Beta-Carotin und andere Antioxydantien enthält (das sind natürliche Substanzen, die Sauerstoff in die Körperzellen einschleusen). Organblutungen sind seit Absetzen der gerinnunghemmenden Mittel ebenfalls nicht mehr aufgetreten.

Er konnte gar nicht anders

Natürlich muß man sich die Frage stellen: Hätte der Patient überhaupt operiert werden müssen, wenn nicht zuvor die Stents implantiert worden wären? Müßig darüber nachzudenken. Und dennoch ist bei Manfred K. das ungute Gefühl zurückgeblieben, damals eine falsche Entscheidung getroffen zu haben, als man ihm mit einer Flut von Fachbegriffen, die er nur teilweise verstand, und mit einer gewissen Dramatik erklärte, daß Stenosen der Kranzgefäße seine Herzbeschwerden auslösen würden und eine sofortige Intervention notwendig sei. Er fühlte sich schlicht überfordert, eine eigene Entscheidung zu treffen. Auch die Hinweise des Arztes auf Erfolglosigkeit anderer, nicht invasiver Behandlungen und die Gefahr des plötzlichen Herztodes, wenn man den Empfehlungen nicht Folge leisten würde, hatten alle Möglichkeiten einer freien Entscheidung beseitigt.

Nun geht es vielen Herzpatienten ähnlich wie Manfred K. Auch ihnen wird innerhalb weniger Stunden abverlangt, sich für einen Gefäßeingriff zu entscheiden, weil sie sonst sterben könnten. „Schauen Sie, beim Herzkatheter haben wir drei Verengungen der Herzkranzgefäße festgestellt. In der linken Arterie zwei Verengungen von 70 und 80 Prozent und im rechten Herzgefäß sogar eine Stenose von 95 Prozent. Hier sollte man bald operieren, wenn man nicht einen Infarkt (oder einen zweiten) riskieren möchte, und das wollen Sie doch nicht, oder? Doch Sie haben Glück, denn wir konnten Ihnen einen Operationstermin in unserer kardiochirurgischen Abteilung reservieren." Bei sehr vielen Betroffenen finden solche oder ähnliche Gespräche statt. Anstelle einer vernünftigen Information oder eines sachlichen Gespräches werden mit düsteren Prognosen schlimmste Andeutungen gemacht und die Patienten in eine Ausnahmesituation getrieben, in der dann eine schnelle Entscheidung aufgrund der erzeugten Angst provoziert wird.

Furcht lähmt

Daß man zwangsweise nach einem Herzinfarkt jederzeit tot umfallen kann, ist ebenso ein Märchen wie die Behauptung, daß Verengungen der Adern zwangsläufig zu Infarkten führen müssen. Vielfach lösen aber Spasmen und Verkrampfungen in den Adern tödliche Infarkte aus, und es ist nicht auszuschließen, daß Angstzustände solch ein Ereignis dann auslösen können. Für viele der betroffenen Patienten ist es sicherlich eine Beruhigung, wenn eine Reihe von Untersuchungen belegen kann, daß Bypassoperationen gegenüber einer medikamentösen Behandlung bei einer Herzkrankheit keinen Vorteil bieten. In vielen Fällen hilft sich der Körper bei Durchblutungsstörungen aber selbst: Schlecht durchblutete Organbereiche werden durch Adern versorgt, die der Körper neu bildet. Diese Kollateralen, wie man die Ersatzgefäße nennt, werden sowohl im Herzen als auch an den Beinen und vermutlich auch im Gehirn gebildet. Ein vollständiger Ersatz verkalkter Gefäße sind die Kollateralen aber nicht. Maßvolle körperliche Belastung ist dabei eine Möglichkeit, die natürliche Gefäßneubildung sinnvoll zu unterstützen.

So hat man meist genügend Zeit, sich nach echten Alternativen zum Ballonkatheter, der Stentimplantation, einer Laserdehnung (hier werden Verkalkungen weggebrannt), der Rotablatorfräse (bei diesem Eingriff werden Ablagerungen durch ein extrem schnell rotierendes Messer „weggefressen") oder einer Bypassoperation kundig zu machen.

7. Kapitel

- Die Ursachen von Durchblutungsstörungen
- Medikamente wirken nur begrenzt
- Der Weg von Arzt zu Arzt
- Spöttisches Gelächter
- Nur so geht es
- Vorbeugung – eine Domäne der Naturheilkunde
- Die schiere „Operationswut" steigt deshalb ständig weiter
- Nicht alles ist Erblast
- Ein gewaltiger Schub
- 50 Prozent Fehlerquote
- Umdenken ist dringend notwendig
- Sauerstoffmangel

Die Ursachen von Durchblutungsstörungen

Verkalkungen von Gefäßwänden, Stenosen (Einengungen) in den Adern, Verminderung des Blutflusses, Bluthochdruck und die verminderte Elastizität der Adern – dieses trägt zum Gesamtbild einer Arteriosklerose bei. Die einzelnen Befunde beziehen sich in der Regel routinemäßig auf lokal begrenzte Zonen, die auch vornehmlich durch die Technik der Untersuchungsverfahren vorgegeben werden.

Durchblutungsstörungen werden daher häufig noch als ein lokales Problem angesehen, das man mit einer mechanischen Intervention beseitigen kann. Deshalb haben Operationen, der Ballonkatheter und andere invasive Techniken immer noch Prioritäten und werden als Allheilmittel angesehen, wenn es um Verkalkungen geht. Wie schon vormals erwähnt, ist jedoch eine Arteriosklerose eine systemische Erkrankung, bei der auch die kleinsten Gefäße an der Peripherie betroffen sein können.

Medikamente wirken nur begrenzt

Herzschmerzen, Ohrensausen, Schwindel, Sehstörungen, Wadenkrämpfe und die Schaufensterkrankheit führen den Patienten zum Arzt. Schnelle Hilfe wird erwartet. Diesem Verlangen beugt sich meist der Mediziner und verordnet erst mal Medikamente. Meist wirken diese Mittel aber nur begrenzt. Die Folgen sind Unzufriedenheit des Kranken auf der einen und Ratlosigkeit des Arztes auf der anderen Seite. Was dann folgt ist klar. Der Weg durch die medizinischen Instanzen ist sozusagen vorprogrammiert: Kardiologie, Röntgen, Kernspin, Katheteruntersuchung und operative Eingriffe. Dabei wird die Verantwortung auf mehrere Schultern verteilt, jedoch übersehen, daß Verkalkungen kein lokales Problem sind, sondern den ganzen Körper erfassen.

Zwanzig Jahre und noch länger dauert es meistens, bis Ablagerungen in den Adern zu gesundheitlichen Problemen führen. Das tückische an dieser Krankheit ist, daß erst bei einer Verminderung des Blutflusses von 90 Prozent Beschwerden auftreten. Der plötzliche Herztod oder ein Schlaganfall ohne Vorwarnung sind die Ausnahme. Eine Reihe von Patienten versucht eine Verschleierungstaktik: trotz erheblicher Beschwerden wollen sie ihre Angehörigen nicht beunruhigen und bagatellisieren deshalb ihren Zustand. Jedoch gibt es auch eine Vielzahl von Betroffenen, die ihre gesundheitlichen Probleme überhaupt nicht ernst nehmen; für sie sind die Gründe von Ohrgeräuschen, Schwindel oder Sehstörungen in allen anderen Ursachen zu suchen, bloß nicht in Durchblutungsstörungen.

Leider werden sie dabei durch ihre Ärzte immer wieder bestärkt. Diese fahnden zum Beispiel nach Wirbelsäulenkrankheiten und ordnen den Tinnitus einem Verschleiß dieses Organs zu. Meistens ein fataler Irrtum, denn 90 Prozent aller Krankheiten werden durch Durchblutungsstörungen verursacht. Orthopäden, die bei dieser Krankheit hinzugezogen werden, und auch HNO-Ärzte sind mit Ohrgeräuschen und dem Hörsturz oft überfordert. Das Innenohr, wo sich diese Krankheiten abspielen, ist den Untersuchungsmethoden dieser Fachrichtungen nicht zugänglich. Dementsprechend abenteuerlich sind die Therapieverfahren, die bei Innenohrkrankheiten angewendet werden: Infusionen mit Ginko, Lasertherapie, Blutverdünnungen mit Hydroxyäthylstärke (HÄS) und die Überdruckkammer.

Der Weg von Arzt zu Arzt

Für die Kranken ist der Weg durch die Instanzen der Medizin zeitraubend, kompliziert und in der Regel auch schwer nachvollziehbar, denn oft werden Sie von Arzt zu Arzt geschickt. Eine Menge Untersuchungen, diverse Diagnosen und noch mehr Ratlosigkeit entsteht, wenn unterschiedliche Therapieversuche angestellt werden.

Natürlich ist es da weit besser, wenn alle Untersuchungen in einer Hand liegen. Doch da spielt die Schulmedizin nicht mit. Insbesondere sind die Kassenärzte angehalten, sich auf ihr Fachgebiet zu beschränken.

Wenn Patienten zu einem Chelat-Arzt gehen, dann sollte man annehmen, daß sie bereits gründliche und umfangreiche Untersuchungen hinter sich haben. Viele von ihnen nehmen eine Menge von Medikamenten ein, müssen wöchentliche Blutzucker- oder Quickwertkontrollen durchführen lassen, haben Klinikaufenthalte und Operationen hinter sich. Und in der Tat sind sie häufig geröntgt, katheterisiert, szintigrafiert und tomografiert worden. Doch fast immer haben sich diese aufwendigen und oft belastenden Verfahren auf ein Organ beschränkt, auf das nämlich, welches die Symptome einer Durchblutungsstörung zeigt. Vielleicht ist das auch gut so, denn sonst wären noch mehr Röntgenstrahlungen appliziert und noch mehr Löcher in

die Arterien gebohrt worden. Nicht so gut ist, daß wichtige Laboranalysen niemals durchgeführt wurden, die durchaus wichtige Erkenntnisse über die Entstehung von Verkalkungen gebracht hätten.

Spöttisches Gelächter

Woran liegt es nun, daß Durchblutungsstörungen immer nach dem gleichen Schema untersucht und behandelt werden? Die „Frankfurter Allgemeine Zeitung" (FAZ) hat der deutschen Medizin wiederholt ein
mangelhaftes Interesse an neuen wissenschaftlichen Erkenntnissen
vorgehalten. Eine Zusammenarbeit zwischen Ärzten und Naturwis-
senschaftlern, wie in andern Ländern üblich, sei nicht erwünscht. Ohne
die Berücksichtigung biochemischer Forschungsergebnisse, insbesondere die der Zellstrukturen, lassen sich heute so komplizierte Vorgänge wie der Stoffwechsel oder Verkalkungen von Adernwänden nicht
mehr erklären. Wenn man bedenkt, daß die Nobelpreise für Medizin
in den letzten acht Jahren an Molekulargenetiker oder Zellbiologen
gegangen sind, also an keinen Arzt, dann kann man die Bedeutung
dieses Wissenschaftzweiges erahnen. So wundert es mich nicht, wenn
eine Mineral-Haar-Analyse, die Bestimmungen der Aminosäuren, ja
sogar die Blutsauerstoffmessung oder Prüfungen der vegetativen Nervenfunktion auf Unverständnis stoßen oder ein spöttisches Lächeln
herausfordern.

Nur so geht es

Alles in einer Hand, so sollte es sein, denn nur so kann man die Ursachen einer Durchblutungsstörung erkennen. Die moderne Medizin-
technik bietet heutzutage jede Menge von Möglichkeiten, auch ohne
aufwendige Röntgentechniken oder Katheterverfahren Verkalkungen
zu erkennen. Ultraschall, Laser und thermografische Methoden sind
die idealen Partner des Chelat-Arztes, den Blutfluß zu messen. Nun
ist die Mehrzahl der Patienten bereits dahingehend untersucht worden, daß Resultate des Herzkatheter-Verfahrens vorliegen. Bei aller
Skepsis diesem Verfahren gegenüber sollten die Untersuchungsergebnisse aber doch entsprechend gewichtet werden. Denn bei Verdacht auf massive Veränderungen in den Koronargefäßen ist diese
Untersuchung zu befürworten. Werden Verkalkungen im Herz-Kreis-

lauf-System vermutet, so erbringt diese Methode mit injiziertem Kontrastmittel momentan noch wesentlich mehr Erkenntnisse als die bisher in der Naturheilkunde angewandten Untersuchungstechniken. Hier ist ein Abwägen über Nutzen-Risiko-Verhältnis angebracht.

Doch auch auf diesem Gebiet geht die Entwicklung weiter. Wir erinnern uns: Vor etwa vier Jahren war bei der Messung der Hirndurchblutung eine ähnliche Situation. Dann kam die TCD-Methode (eine spezielle Ultraschalltechnik, die sich mit den kleinen Hirnadern beschäftigt) und alle Probleme waren gelöst. Der Stand bei einer Verkalkung der Herzkranzgefäße ist inzwischen jedoch anders, denn 85 Prozent aller Durchblutungsstörungen im Herzen können bereits durch die Echo-Kardiografie registriert werden, und sicherlich ist es nur noch eine Frage der Zeit, daß die Ultraschalltechnik ein kompletter Ersatz des Katheters ist. Der verschwindend kleine Anteil an Unsicherheit wird dann vollends behoben sein.

Vorbeugung – eine Domäne der Naturheilkunde

„Mangelhafte Therapieerfolge und erhebliche Nebenwirkungen." Wenn es um Behandlungen geht, die nicht in das Konzept der Schulmedizin passen, werden solche oder ähnliche Schmähungen gegen diese Therapien vorgebracht, und man meint: Alles, was nicht von den Krankenkassen bezahlt wird, muß automatisch unsinnig sein. Außerdem sind gesundheitliche Initiativen, die der Patient selbst ergreift, unerwünscht. Nun gibt es inzwischen einen Spruch, der sagt, daß die Gesundheit zu wertvoll sei, als daß man diese nur seinen Ärzten überlassen sollte. So findet die Mehrzahl der Patienten auf eigene Faust (meist durch Empfehlungen) den Weg in eine naturheilkundliche Praxis. Dabei investieren sie in ihre Gesundheit und leben nicht schlecht von den Zinsen. Das wird häufig erst dann registriert, wenn im Freundeskreis, bei Verwandten oder Nachbarn schwere Krankheiten auftreten, die man hätte vermeiden können. Denn in der Tat: Einer der großen Vorteile der Naturheilkunde ist die Vorbeugung, und dazu zählt das frühzeitige Erkennen von gesundheitlichen Störungen, die später zu ernsten Krankheiten führen.

Durchblutungsstörungen und besonders deren plötzlich auftretende Komplikationen sind immer ein Schock für den Kranken. Dieser Zustand führt zu einer gewissen Hilflosigkeit. In dieser Situation wird ihm eine Vielzahl diagnostischer Verfahren offeriert. Welche Methoden notwendig sind, kann der Patient selbst aber nur schwer entscheiden. Wie sollte er auch, da die fachliche Kompetenz auf Seiten der Ärzte liegt, eine Alternative meistens nicht angeboten wird und die Zeit, sich zu informieren, nicht vorhanden ist.

Die schiere „Operationswut" steigt deshalb ständig weiter

Die AHA hat in einer Untersuchung bereits 1990 festgestellt, daß jede zweite Katheteruntersuchung nicht notwendig ist und daß man mit einem Computer-EKG, der Ultraschallechokardiografie, die gleichen Ergebnisse erzielen kann. Und 1995 wurde sogar von der Herzchirurgie bemängelt, daß 70 Prozent aller Herzkatheter zu einer Ballondilatation führen. So zeigen eine Menge von Gesprächen mit unseren Patienten, daß es sehr, sehr schwierig ist, sich aus den „Fängen" der operativ oder invasiv tätigen Ärzte zu befreien.

Welche Untersuchungen sind aber nun notwendig, um einen Einblick in die Durchblutungsverhältnisse zu bekommen? Überhaupt zeigt sich hier der große Unterschied zwischen Schulmedizin und Naturheilkunde. Während die einen möglichst die Stellen registrieren möchten, die verkalkt sind und den Blutfluß einengen, möchte die andere Seite schwerpunktmäßig die Ursachen der Arteriosklerose erfassen. Diese gravierenden Unterschiede in der „Fahndung" nach den pathogenen Faktoren spiegeln sich in den eingesetzten Therapiemethoden wider. Die einen haben das Behandlungsziel, Verkalkungen mit operativer Technik, mit Bypass, Dilatation oder Stent anzugehen, während die anderen mit der Chelat-Therapie eine „sanfte" Methode einsetzen, um Verkalkungen in allen Adern aufzulösen, die Elastizität der Gefäße wieder herzustellen, den Blutdruck zu senken, Schwermetalle und Schadstoffe aus dem Körper zu entfernen, den Fettstoffwechsel einzuregulieren und die Sauerstoffversorgung zu verbessern.

Durchblutungsstörungen ausschließlich auf ein mechanisches Problem zu beschränken ist falsch. Die Ursachen von Verkalkungen beginnen in den kleinsten Einheiten unseres Körpers, den Zellen. Deshalb ist es wichtig, daß man hier die notwendigen Erkenntnisse erfährt, die zu den typischen Folgen dieser Krankheiten führen.

Nicht alles ist Erblast

Daß ein Mensch schon in jüngeren Jahren an Verkalkungen leidet, der andere jedoch sich bis ins hohe Alter an einer guten Durchblutung erfreuen kann, ist teilweise von der erblichen Veranlagung abhängig. Doch die Betroffenen können sich trösten: nicht alles liegt in unseren Genen und ist somit unbeeinflußbar. Meist sind äußere Faktoren für die Entstehung der Arteriosklerose mitverantwortlich. Nicht das Rauchen oder eine ungesunde Ernährung sind hier gemeint, sondern Sauerstoffmangel in den Organen, Schwermetallbelastungen in den Zellen, ein Mangel an Enzymen, Vitaminen und Spurenelementen der Gewebe, die zu Strukturveränderungen der Adernwände führen.

Bluteindickung durch Sauerstoffmangel, vermehrte Klebstoffanteile in den flüssigen Komponenten des Blutes, die Thrombosen und Gerinnsel verursachen, mangelhafte Elastizität der Gefäßwände (eine der Hauptursachen für den Bluthochdruck), Fett- und Kalkablagerungen in den Adern, die die Gefäße einengen, und besonders die Calciumüberlastungen und erhöhte Schwermetalle in den Geweben sind die Hauptursachen der Krankheiten, an denen weltweit jeder zweite Mensch stirbt. Da spielen Fehlsteuerungen der vegetativen Nerven, das ist der Nervenkomplex, der nicht dem direkten Willen unterworfen ist, nur eine untergeordnete Rolle. Obgleich Dauerstreß, Konflikte in der Familie oder berufliche Überforderungen, die man leichtsinnigerweise manchmal als funktionelle Störungen abqualifiziert, dann doch – wenn die Situationen lange genug bestehen – die Auslöser für schwere organische Schäden, also Herzinfarkt oder Schlaganfall sind.

Wenn eine Bypassoperation bei dem einen ein Leben lang hält, ein anderer aber bereits sechs Wochen später nach dem chirurgischen Eingriff den ersten Verschluß bekommt, dann ist das kein Zufall. Dann liegt es daran, daß die Ursachen der Verkalkungen nicht ausreichend untersucht worden sind. Mit dem Herzkatheter, der Szintigrafie oder anderen Röntgentechniken lassen sich eben nicht die wichtigsten Ursachen der Arteriosklerose erkennen. Da sind andere Methoden angebracht, wenn man erfolgreich behandeln will.

Ein gewaltiger Schub

In den letzten Jahren hat die Diagnostik bei Durchblutungsstörungen dank der Kombination von Gerätetechnik und Computer einen gewaltigen Entwicklungsschub genommen. Farbultraschall für die großen

Adern, Echocardiografie ebenfalls in Farbe für die Herzfunktion, Messungen der Hirngefäße mit dem transcraniellen Duplex (TCD), digitale Photo Plethysmografie (DPG) und Rheoscreen zur Venenmessung und die datengesteuerten bildgebenden Farbthermografien ersetzen meistens invasive Verfahren.

Es ist deshalb verwunderlich, in welchem Maße immer noch Katheter und Röntgenuntersuchungen angewendet werden. Solange man mit der Ultraschallsonde noch nicht in die Herzkranzgefäße blicken kann, ist auch der Katheter in Einzelfällen angebracht, wenn es um lebensbedrohliche Verengungen geht, die mechanisch geweitet werden müssen.

Da aber in der Naturheilkunde nicht operiert wird, ist die Registrierung der Stellen, die verengt sind, allenfalls dann interessant, wenn es darum geht, den Erfolg einer Behandlung zu überprüfen. Hierfür ist das Duplex-Doppler-Verfahren (Ultraschall-Doppler) eine völlig ausreichende und aussagefähige Methode.

50 Prozent Fehlerquote

Daß Untersuchungen mit dem Katheter ein hohes Maß an Fehlern haben, ist spätestens seit den Untersuchungen der AHA bekannt. Fehler sind aber nur dann möglich, wenn man eine Einengung (Stenose) der Herzkranzarterie ausschließlich auf eine Verkalkung zurückführt. Jede zweite Stenose, so kann vermutet werden, ist ursächlich auf Spasmen, also Verkrampfungen, zurückzuführen. Hier besteht die Gefahr, daß die Auswertung der Katheteruntersuchung falsche Schlüsse erbringt. So ist es nicht verwunderlich, daß 50 Prozent Fehlerquote bei den Untersuchungen auch leider 50 Prozent vermeidbare Bypassoperationen bedeutet.

Laboranalysen bilden auch bei einer Untersuchung in der Naturheilkunde den Anfang in der Diagnostik. Viele Patienten sind bereits voruntersucht und behandelt worden. Sie stehen zusätzlich unter Medikamenten, die die Blutwerte verändern können.

Da gibt es zum Beispiel Cholesterinsenker neuerer Prägung, die in den Leberstoffwechsel eingreifen. Sie sind besonders dazu geeignet, Sand in die Augen des Untersuchers zu streuen. Zwar vermindern diese Stoffe den Gesamtcholesteringehalt, leider senken sie aber auch die guten Cholesterinwerte (HDL) in gleicher Weise, manchmal sogar auf recht dramatisch niedrige Werte ab. Diese werden jedoch in der naturheilkundlichen Praxis routinemäßig gemessen, besonders in den Fällen, in denen das Gesamtcholesterin Werte unter 200 mg aufweist.

Daß Laboruntersuchungen nicht mehr angemessen vergütet werden, hat dazu geführt, daß bei dieser Diagnostik gespart wird und andererseits Leistungen in die Kliniken und zu Laborärzten verlagert werden. Ersteres führt aber zu gravierenden Versäumnissen bei den Untersuchungen und das zweite dazu, daß der Blick für die Krankheit verlorengeht.

Umdenken ist dringend notwendig

Provokation oder Unsinn, so werden vielleicht manche jetzt denken. Natürlich nicht! Und es geht auch bestimmt nicht darum, Ärzte in Mißkredit zu bringen. Daß man sich aber nicht auf alle Ewigkeit in bestimmten medizinischen Denkschemen festlegen sollte, zeigt das Beispiel der gängigen Behandlung einer Bluteindickung. Aspirin, das Wundermittel zur Blutverdünnung, das bei Herzinfarkten, Schlaganfällen und Bluthochdruck eine Pflichtmedikation ist, hat in vielen Jahren seiner weltweit verbreiteten Einnahme seine Aufgaben bei weitem nicht ganz erfüllt. So sind deshalb nicht weniger Menschen an einem Schlaganfall erkrankt, und auch die Anzahl an Herzinfarkten und Gefäßverschlüssen konnte mit diesem Medikament nicht wirklich gesenkt werden.

Der Irrtum von der wundersamen Wirkung des Aspirins zeigt sich in vielen Bereichen. Wenn man die Zusammensetzung des Blutes mißt, dann sind die festen Bestandteile dieser Körperflüssigkeit in der Minderheit (zwischen 35 und 45 Prozent), und die flüssigen Anteile machen dagegen 60 bis 70 Prozent der Blutmenge aus. Kein Wunder also, daß Aspirin die Erwartungen nicht erfüllen kann. Der Grund für die Entstehung von Gerinnseln, Thromben, Embolien, offenen Beinen und Gefäßverschlüssen liegt besonders in den flüssigen Bestandteilen. Und hier sind es spezielle Eiweißkörper (Klebstoffe des Blutes sozusagen), die den Fluß hemmen und die Adern verschließen.

Es hat lange Zeit gedauert, bis Untersuchungsverfahren entwickelt wurden, die diese Blutbestandteile erfassen können. Doch inzwischen kann man das Fibrinogen und die C- und S-Proteine (das sind die Eiweißkörper im Blut, die bei erhöhten Konzentrationen die Adern verstopfen) messen.

Sauerstoffmangel

Schmerzen in den Beinen, Angina pectoris, Tinnitus, Sehstörungen oder Konzentrationsschwäche: Die meisten Durchblutungsstörungen sind mit einer Erniedrigung des Sauerstoffgehaltes verbunden. Sauerstoffmangel, da ist sich die Forschung einig, ist für viele Funktionsminderungen in den Organen verantwortlich. Als leicht flüchtiges Gas ist Sauerstoff ein kurzlebiges Produkt. Mit den üblichen Untersuchungspraktiken, Blutproben in einem Zentrallabor auswerten zu lassen, ist diese Substanz nicht zu erfassen. Bleibt die Probe auch nur eine halbe Stunde stehen, entweicht das Gas und das Ergebnis ist nicht mehr zu verwerten. Nur wer über eine eigene Blutgasanalyse verfügt, kann exakte Werte über die Sauerstoffkonzentrationen ermitteln. Derjenige, der über ein solches Gerät verfügt, ist in der glücklichen Lage, auch den Säuregrad in Blut und Geweben bestimmen zu können – den pH-Wert (und daneben auch die CO_2- und Kohlensäurekonzentration).

Abweichungen von der Norm sind für eine Vielzahl von Organ- und Stoffwechselstörungen verantwortlich. Übersäuerungen nämlich schädigen ohne Ausnahme die Zellen und Gewebe. Kein Wunder also, daß die Toleranzbreite des pH-Wertes im tausendstel-Bereich zu finden ist.

Ob nun Verhärtungen der Adernwände zu Bluthochdruck führen, weil die Elastizität der Gefäße reduziert ist, oder Ablagerungen den Blutstrom einengen: Ursächlich sind hier die erhöhten Calciummengen in den Geweben verantwortlich, aber auch Schwermetallbelastungen (Blei, Aluminium, Nickel oder Quecksilber). 1995 zeigten Untersuchungen der Universität von London, die im „American Journal of Clinical Nutrition" veröffentlicht wurden, daß Verkalkungen aus einer Vielzahl von Substanzen bestehen – meist 40 bis 50 Bestandteile. Diejenigen Stoffe, die für Durchblutungsstörungen verantwortlich sind, werden durch die Haar-Mineral-Analyse erfaßt. Die Untersuchungsergebnisse zeigen, daß Schwermetalle und Schadstoffe lebenswichtige Mineralien und Spurenelemente verdrängen. Das verursacht Herzrhythmusstörungen, Leberschäden und erhöhten Blutdruck.

8. Kapitel

- Medizin der Zukunft
- Killer Nummer eins – die Bypasschirurgie
- Die Chancen heute
- Erfahrungen mit der Chelat-Therapie
- Chelat-Therapie auch in der Bundesrepublik
- Chelat-Therapie und/oder Bypass
- Zielsetzung und Aufgabe der Krankenversicherung
- Noch ein bißchen mehr zum Thema: Was ist eigentlich Chelat?
- EDTA
- Beinamputation abgesagt
- Neue Entdeckung – besserer Weg?
- Herzkliniken verschlingen Milliarden
- Eine Methode setzt sich durch
- Jede Menge Therapieerfahrungen
- Der Bluthochdruck und seine fatalen Folgen
- Bluthochdruck bei Jugendlichen
- Zweifel sind erlaubt
- „Panikmache" gilt nicht
- 40 Prozent aller Bypässe überflüssig
- Internes „Hauen und Stechen"
- Wichtige Untersuchungen
- Alarm

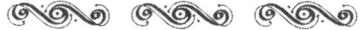

Medizin der Zukunft

Bereits im Jahr 1995 schrieb der Hamburger Journalist Hans Fiedler den folgenden Artikel mit der Überschrift „Chelat-Therapie, eine Medizin der Zukunft":

„Fast täglich liest man Schreckensmeldungen über das Gesundheitssystem. Milliarden müssen Krankenkassen und Versicherungen für Medikamente und Krankenhaus ausgeben – Prävention ist in aller Munde. Die Politiker beschwören sie in der Hoffnung, damit zu einem günstigen Einfluß auf die Kosten im Gesundheitswesen zu gelangen. – Es ist an der Zeit, die Voraussetzungen für eine vorbeugende Medizin zu verbessern, das heißt sie im Konzept der Gesundheitspolitik endlich festzuschreiben."

Killer Nummer eins – die Bypasschirurgie

„Herzerkrankungen sind der Killer Nummer 1 in der Statistik fast aller Länder. Obwohl es die Bypasschirurgie, die Herztransplantation, Kunstherzen und hochwirksame Medikamente gibt, die die Arrhythmie beheben oder sogar einen anfangenden Herzanfall zum Stillstand bringen können, sind Herzerkrankungen die Ursache von etwa 50 Prozent aller Todesfälle, und das Jahr für Jahr. Die teure Bypasschirurgie kuriert bestenfalls die Symptome – und nicht die Ursache – der degenerativen Veränderung der Coronararterien, sie mildert vorübergehend den Schmerz und ist bei einem Teil der Patienten in der Lage, eine größere Lebenszeitspanne zu erzielen. Schlimmstenfalls kann der Eingriff den Zustand des Patienten aber auch negativ beeinflussen und ihn sogar umbringen. Sie ist eine Behandlungsmethode, die typisch ist für ein medizinisches Establishment, das die Ansicht vertritt, daß es für die Arteriosklerose keine Heilung gibt."

Die Chancen heute

„Die Chelat-Therapie, die Infundierung von EDTA (Äthylen Diamin-Tetraessigsäure) in den Kreislauf wird zur Behandlung von kardiovaskulären Erkrankungen eingesetzt. Indem sich die EDTA durch die Blutgefäße bewegt, entfernt sie zum Beispiel überflüssige Ablagerungen von Eisen, Kupfer und anderen Schwermetallen, die bei der Bildung eines Belages – Plaques – eine Rolle spielen. Sobald dieser Belag entfernt ist, kann das Blut wieder fließen. (...)"

Erfahrungen mit der Chelat-Therapie

„Professor Dr. Lev, praktizierender Chefarzt der Herz-, Lungen- und Gefäßchirurgie des John-F.-Kennedy-Hospitals meint: 'Es gibt kein Allheilmittel! Aber wir können den Zustand mit Chelat erheblich verbessern.' Und dann erzählt er weiter: 'Mein eigener Schwiegervater hatte einen Schlaganfall. Er war einseitig gelähmt, unfähig zu sprechen oder alleine zu essen. Er war an den Rollstuhl gebunden. Natürlich gab es spontane Besserungen seines Zustandes. Dieser Zustand hielt drei Monate an. Ein Kollege in Florida behandelte daraufhin meinen Schwiegervater mit 33 Chelat-Infusionen. Nach dieser Behandlung hatten sich alle Beschwerden zurückgebildet. Seitdem fährt er wieder Auto und kann sich normal bewegen. Dieser Zustand ist jetzt fünf Jahre konstant!'

Je früher nach einem Schlaganfall mit der Chelat-Therapie begonnen wird, desto beeindruckender sind die Ergebnisse. Es gibt jedoch auch Erfolge bei Patienten, die Jahre nach dem Schlaganfall ihre ersten Chelat-Infusionen erhalten. Als weiteres Musterbeispiel nennt Lev eine linksseitig gelähmte Frau, die Präsidentin einer Bank war. Sie hatte erhebliche Sprechprobleme. Nach 20 Chelat-Infusionen konnte sie ihre Tätigkeit wieder aufnehmen. (...)"

Chelat-Therapie auch in der Bundesrepublik

„Die Chelat-Infusionstherapie ist auch in der Bundesrepublik Deutschland für viele Menschen, die an Erkrankungen ihres Gefäßsystems leiden, oft der letzte Ausweg. In Rottach-Egern, Bad Wiessee, Bad Soden, Diepolz, Werne und anderen deutschen Städten sind in Kliniken Chelat-Spezialisten mit langjähriger Erfahrung erfolgreich tätig. Aber auch eine ambulante Behandlung in Arztpraxen verschiedener deutscher Städte ist heute möglich. Die Chelat-Therapie ist heute auch in Deutschland eine wirksame, sichere und preiswerte, nichtoperative Möglichkeit zur Stabilisierung der Gesundheit."

Chelat-Therapie und/oder Bypass

„Ohne Narkose und Operationsrisiko ist EDTA zum Beispiel auch eine Alternative zu Bypassoperationen. 'Wir geben heute mehr Geld für die Bypasschirurgie aus als für medizinische Forschung und Präventivmaßnahmen gegen Herzerkrankungen', so ein namhafter medizinischer Direktor einer westdeutschen Klinik. Da müssen allein für einen Bypass Kassen und Versicherungen das Zehnfache und mehr bezahlen, was Chelat-Infusionen kosten würden. Grundsätzlich übernimmt eine Chelat-Infusion im Rahmen dieser sich ergebenden ganzheitsmedizinischen Behandlung gleichzeitig die Regulierung mangelhafter Blutversorgung auch anderer Organe. Das gilt auch für jede Detailbehandlung; dies bedeutet, eine Chelat-Infusion hilft nicht nur zur Gesundung eines Patienten, sondern führt auch zu erheblichen Kostensenkungen bei den Versicherungen. Auf lange Sicht dürfte das Geld, das für die Chelat-Therapie investiert wird, sich mehr als lohnen, was die Gesundheit, Vitalität und das Ausbeuten von Erkrankungen betrifft. Zielsetzung und Aufgabe des Arztes ist es, das Leben zu erhalten, die Gesundheit zu schützen und wiederherzustellen sowie Leiden zu mildern. Der Arzt übt seinen Beruf nach den Geboten der Menschlichkeit aus. Er darf keine Grundsätze anerkennen und keine Vorschriften oder Anweisungen beachten, die mit seiner Aufgabe nicht vereinbar sind oder deren Befolgung er nicht vereinbaren kann (§§ 1(2) Berufsordnung der Ärzte)."

Zielsetzung und Aufgabe der Krankenversicherung

„Es liegt nun an den Krankenversicherungen und Kassen, die gebotenen Chancen in geeigneter Form für ihre Mitglieder zu nutzen. Durch die verringerten Neuerkrankungen und den geringeren Arbeitsausfall kommt der Nutzen allen zugute." (Ende Zitat von Hans Fiedler, Journalist, Hamburg)

Noch ein bißchen mehr zum Thema:
Was ist eigentlich Chelat?

Die Wurzeln der Chelat-Therapie sind über 100 Jahre alt. Doch wie in vielen anderen Fällen auch hat der Anfang der Geschichte noch überhaupt nichts mit der Chelat-Therapie, so wie wir sie heute kennen, zu tun.

Zunächst war da erst einmal die Entdeckung einer biochemischen Verbindung 1893 in einem Schweizer Labor, deren Bedeutung man nicht erkannte. Die Zeit war nicht reif, und auch die 100 Artikel und Veröffentlichungen konnten daran nichts ändern. Wer konnte damals schon richtig einschätzen, daß eine chemische Verbindung, die man später als Chelatbildner bezeichnete, Schwermetalle, Metalle und andere Schadstoffe binden kann, die normalerweise nicht wasserlöslich sind und die man auf diese Weise schadlos aus vielen Substanzen entfernen kann.

Später dann, als die erste industrielle Revolution in den 30er Jahren zu ganz konkreten Forderungen führte, um bestimmte Fertigungsprozesse der Industrie zu optimieren, waren diese Produkte plötzlich gefragt. In der Textilindustrie fand man in der Zitronensäure eine Substanz, die „unerwünschte Bestandteile" aus den Textilien entfernte. Hierdurch wurde das Material besonders geschont, und die Farben und Muster wurden vor Abnutzungen bewahrt.

EDTA

Durch die wirtschaftliche und politische Isolierung in dieser Zeit suchte man in Deutschland nach einem Ersatzstoff für die Zitronensäure. Man fand diesen in einer Substanz, die man mit Ethylen-Diamin-Tetraazetat (EDTA) bezeichnete, weil sie das Salz einer Aminoessigsäure war. Dieses Produkt war zum Beispiel in der Lage, Kalkflecken aus Textilien zu entfernen. Es war billiger und leichter herzustellen als andere Produkte ähnlicher Wirkungen. Recht bald erkannte man aber, daß dieser Stoff auch ein idealer Zusatz von Wasch- und Reinigungsmitteln ist und daß man auch in der Pharmaindustrie Mineralien und bestimmte Medikamente an Chelatkomplexe binden kann, damit sie besser in den Körper aufgenommen werden.

All das geriet nach Ende des Zweiten Weltkrieges aber wieder in Vergessenheit. Es waren dann die Amerikaner, die 1945 die Patente übernahmen mit der Absicht, EDTA auch bei radioaktiven Verseuchungen einzusetzen, um die strahlungsaktiven Isotopen aus dem Körper zu entfernen.

Die Bedeutung des Chelatbildners EDTA für die Medizin wurde erstmals bekannt, als Arbeiter einer Akkumulatorenfabrik, die an einer Bleivergiftung litten, mit dieser Substanz behandelt wurden. Aufmerksamen Beobachtern entging damals nicht, daß sich die Betroffenen nicht nur von ihrer toxischen Belastung erholten, sondern daß auch alte Herzbeschwerden verschwanden und über Jahre erhöhte Blutdruckwerte sich normalisierten. Auch bei weiteren Vergiftungszwischenfällen wurden diese Beobachtungen gemacht.

Nachdem eine Reihe von Ergebnissen ausgewertet worden war, wurden auch Gefäß- und Herzspezialisten auf diese Beobachtungen aufmerksam. Oft nur halbherzig wurde dabei EDTA bei den schwersten Formen arterieller Verschlußkrankheiten eingesetzt oder bei Verkalkungen der Herzklappen. Meist handelte es sich dabei um Patienten, denen man nicht mehr helfen konnte, sie waren bereits lebensbedrohlich krank und viele warteten auf den Tod. Doch welch ein Wunder: Auch die Schwerstbetroffenen, denen man eigentlich nicht mehr helfen konnte, genasen.

Beinamputation abgesagt

So waren in den 50er und 60er Jahren die medizinischen Zeitschriften voll von den wunderbaren Ergebnissen dieser Behandlung. Roger Miller von der University New York veröffentlichte 1964 umfangreiche Berichte von der EDTA-Therapie peripherer Durchblutungsstörungen an den Beinen. Voller Begeisterung wurden die Erfolge registriert, verbunden mit einer tiefen Bewunderung darüber, daß eine Reihe von Kranken sogar vor einer drohenden Amputation bewahrt wurden.

Endlich schien man eine Möglichkeit gefunden zu haben, Angina pectoris, den Herzinfarkt, Schlaganfälle, Schaufensterkrankheit, Bluthochdruck und Gehirnverkalkungen erfolgreich zu behandeln. In den USA gibt es aus dieser Zeit mehr als 400 Berichte, die sich mit den positiven Ergebnissen der Chelat-Therapie beschäftigen.

Neue Entdeckung – besserer Weg?

Warum aber schlug diese damalige Begeisterung kurze Zeit später in Haß und Häme um? Es ist nicht besonders verwunderlich, daß dieser Zeitpunkt des Sinneswandels exakt mit der Entdeckung der Herz-Lungen-Maschine zusammenfiel. Jetzt endlich konnte man den konservativen Weg der Behandlung von Durchblutungsstörungen verlassen und sich einer mechanischen Lösung zuwenden.

Zuerst waren es die Herzklappendefekte und angeborene Fehler der Adern und auch Löcher im Herzen, die mit dem „extrakorporalen Kreislauf" beseitigt wurden. Doch ab 1970 wurden immer mehr Eingriffe an den Herzkranzgefäßen durchgeführt. Inzwischen beträgt der Anteil der Bypass-Operationen in den Operationssälen der Herzchirurgen fast 85 Prozent.

Vom Fernsehen übertragene Inszenierungen von Herzoperationen (der Nestor der Herzchirurgie, Cooley, als begnadeter Selbstdarsteller, jedoch inzwischen total pleite, war damals der beste Regisseur) sollten den Menschen nun zeigen, daß nur die Herzoperation den notwendigen Erfolg erbringen kann.

Die meisten Journalisten übernahmen diese Thesen kritiklos, obgleich dieser Eingriff weder erprobt war noch klinische Erfahrungen über eine Langzeitwirkung vorlagen. Doch das interessierte in diesem Fall niemanden, denn recht schnell erkannte man, daß diese Form von Herzoperationen einen gewaltigen und milliardenschweren wirtschaftlichen Faktor darstellte. Und in der Tat ist es inzwischen so, daß sich um die Bypassoperation eine ganze Industrie etabliert hat: das Betreiben von Herzkliniken – kein Land weltweit hat mehr Einrichtungen dieser Art als Deutschland –, Blutbanken, Anästhesieabteilungen, Kardiotechniker (sie bedienen die Herz- Lungen-Maschinen), Röntgenabteilungen und die riesigen Mengen von Einmalartikeln, und das Ganze muß natürlich durch viele Menschen verwaltet werden, was natürlich auch Arbeitsplätze sichert.

Herzkliniken verschlingen Milliarden

Jede Herzklinik kostet zwischen 150 und 180 Millionen D-Mark, und so kann man sich problemlos vorstellen, daß dieser Markt jährlich „zig" Milliarden Mark verschlingt. Da haben natürliche Verfahren, die ohne Operation Durchblutungsstörungen angehen, keine große Chance, in das Bewußtsein der Öffentlichkeit zu gelangen. So war es auch keine

Frage, daß recht bald die Chelat-Therapie aus dem journalistischen Interessenbereich verschwand.

Herzchirurgen, Kardiologen und Internisten lieferten die nötige Munition, um Gehör dort zu finden, wo sie mit ihrer wirtschaftlichen Kraft bei Bedarf Druck ausüben konnten. Ich erinnere mich noch an den gequälten Aufschrei eines Zeitungsjournalisten, der über meine Praxis berichten sollte und den ich bat, über die Ergebnisse der Chelatbehandlung bei Bluthochdruck zu berichten. Sein Herausgeber und auch der Chefredakteur wären mit einer Reihe von Ärzten und Klinikchefs befreundet, die naturheilkundliche Verfahren grundsätzlich ablehnen, war damals seine Antwort.

So ist es in der Tat außergewöhnlich schwierig, wertfreie und objektive Hinweise auf die Chelat-Therapie zu bekommen. Oft ist die einzige Möglichkeit, über dieses naturheilkundliche Verfahren Kenntnisse zu erlangen, der Tip eines zufriedenen Patienten, der diese Behandlung durchführen ließ. Ich schätze, daß auf diese Weise etwa 80 Prozent aller Patienten durch Empfehlung in meine Praxis kommen.

Eine Methode setzt sich durch

Man hat inzwischen allerdings den Eindruck, je mehr gegen die Chelat-Therapie polemisiert wird, desto öfter machen Patienten von der Möglichkeit einer Anwendung Gebrauch. So leuchtet inzwischen jedem ein, daß eine mechanische Korrektur von Verengungen oder Verschlüssen von Adern durch einen Bypass auf Dauer nicht erfolgreich sein kann, wenn nicht die ursächlich verantwortlichen Grunderkrankungen an der Wurzel angegangen werden, die diese Verkalkungen verursachen.

Teuer ist sie, die Bypassoperation, darüber hinaus auch noch gefährlich und ohne langfristigen Erfolg, da die implantierten Adern viel schneller verkalken.

Kostengünstig, sicher, wirksam und praktisch und ohne Krankenhausaufenthalt – so sehen die beiden amerikanischen Journalisten Arline und Harold Brecher in ihrem Buch „Gesund und fit ins hohe Alter dank Chelat-Therapie" die Vorteile der Infusionsbehandlung mit EDTA. Daß diese Behandlung so ganz am Rande auch viele nebenwirkungsreiche Medikamente einspart und auch langfristige Erfolge zeigt, muß noch hinzugefügt werden.

Wenn man eine verantwortungsbewußte naturheilkundliche Therapie durchführt, dann wird man alle Möglichkeiten ergreifen, die Ergebnisse einer Behandlung zu überprüfen und zu dokumentieren. Erst einmal wird der Patient gründlich untersucht. Alles schon gemacht, so höre ich häufig den Protest des Patienten, der bereits durch die Mühlen der Medizin gedreht wurde. Sein Mißtrauen ist begründet: Zu viele Katheter, jede Menge von Kontrastmitteln, das häufige Röntgen, Blutanalysen und ein stetiges Wandern von Arzt zu Arzt. Hakt man jedoch nach und überprüft die Befunde, dann wird man recht bald feststellen, daß nur Akzente und einzelne Bereiche der Krankheit untersucht wurden, jeweils nach dem Fachgebiet des zuständigen Arztes.

Jede Menge Therapieerfahrungen

So wird ein Internist andere Schwerpunkte setzen als der Kardiologe, und der Stoffwechselspezialist versteht oft nicht den Augenarzt, und dieser wird wiederum dem Neurologen ein gehöriges Maß an Mißtrauen entgegenbringen. Die Folgen sind eine Vielzahl von Untersuchungen mit verschiedenen Ergebnissen und jeder Menge von Therapieempfehlungen.

Den Chelatärzten wird häufig vorgehalten, daß sie eine Behandlung anwenden, die nicht ausreichend überprüft worden ist. Dieser Vorwurf ist eher harmlos im Gegensatz zu den Medizinern, die diese Behandlung nicht nur als völlig erfolglos, dafür aber als lebensgefährlich ansehen. Doch auch denjenigen, die uns mangelhafte wissenschaftliche Professionalität vorwerfen, muß man vorhalten, daß auch ihre medizinischen Möglichkeiten einer genauen objektiven Prüfung meist nicht standhalten.

Jeder, der viele Jahre als Arzt tätig ist, weiß, daß medizinische Therapien nicht ausschließlich mit streng naturwissenschaftlichen Gesetzen überprüft werden können. Jeder Mensch ist aus Trillionen von Zellen zusammengesetzt. Überprüft man die Details einer Krankheit, dann ist festzustellen, daß gleiche Leiden bei verschiedenen Menschen immer zu anderen Symptomen führen.

Der Bluthochdruck und seine fatalen Folgen

Klinische und epidemiologische Beobachtungen zeigen, daß unter anderem der Bluthochdruck für die Entstehung von Arteriosklerose verantwortlich zu machen ist.

Nahezu jeder zweite Mensch stirbt weltweit an den Folgen der Arteriosklerose. Gefäßverkalkungen sind, wie keine andere Krankheit sonst, ein typisches Zivilisationsleiden. So war kurz nach dem Krieg 1946 der Herzinfarkt – eine Folgeerkrankung bei Arteriosklerose – in unserem Land so selten, daß er in der Statistik der Todesfälle an 20. Stelle stand, während heutzutage der Herztod nach dem Krebs die zweite Position einnimmt.

Wir wissen inzwischen, daß Gefäßverkalkungen keine Krankheiten des Alters sind, sondern bereits in jungen Jahren beginnen. So findet man gar nicht so selten schon vor dem 30. Lebensjahr Bluthochdruck und deutlich sichtbare Ablagerungen in den Gefäßen. Wie schon erwähnt, zeigten Autopsie-Untersuchungen getöteter US-Soldaten des Vietnamkriegs eine 30prozentige Rate erheblicher Verkalkungen des Gefäßsystems.

Die zunehmende Lebenserwartung der letzten hundert Jahre hat dazu geführt, daß Gefäßverkalkungen als eine neue Art von Zivilisationskrankheit angesehen werden. Dem aber ist nicht so.

Bluthochdruck bei Jugendlichen

Wenn man nicht gerade spezielle Untersuchungen an jungen Menschen anstellt, so wird man nur schwer die ersten Zeichen der Arteriosklerose feststellen. Oft werden in diesen Jahren die Symptome auch vom Arzt nicht ernstgenommen. So ist hoher Blutdruck bei Jugendlichen eine häufige Krankheit, die nicht ausreichend therapiert wird. Oft wird eine momentane Aufregung, zeitweiliger Streß oder eine Fehlsteuerung der vegetativen Nerven als Erklärung des Hochdrucks herangezogen. Eine konsequente Behandlung erfolgt nicht, weil man die Hoffnung hegt, daß sich alles wieder von alleine einreguliert. Eine Fehlannahme, die oft fatale Folgen hat.

Es ist nämlich in erster Linie der hohe Druck in den Adern, der ein Gefäß für Verkalkungen vorbereitet. Vielleicht ist es sogar die mechanische Wirkung auf die Wand, die Fette, Cholesterine, Kalk, Schwermetalle und andere Schadstoffe in das Aderngewebe preßt. Auffallend ist nämlich, daß bei Bluthochdruck die Wandstärke aller Gefäße zunimmt. Bei besonderen Ultraschalluntersuchungen finden sich oft doppelt so dicke Wände wie normal, was eine Einschränkung der Elastizität um die Hälfte zur Folge hat.

Sehr gefährlich ist der erhöhte untere diastolische Blutdruckwert ab Werten um die 100 mm Hg oder darüber. Das Blut prallt dann quasi wie auf eine Betonwand, und da es ein physikalisches Gesetz ist, daß sich Druck nach allen Seiten ausbreitet, führt dieser Rückstoß in Richtung der linken Herzkammer immer zu einer Schädigung des Herzens. Dieses vergrößert sich, der Muskel wird schlaff und kann das Blut nicht mehr ausreichend in den Körper pumpen. Herzinsuffizienz ist die Diagnose, und diese Herzschwäche führt schneller zum Tode als ein Krebsleiden. Das stellten kürzlich Mediziner in der Ärztezeitschrift „Medical Tribune" fest.

Durch die Überdehnung des Herzmuskels wird auch das Reizleitungssystem des Herzens gestört. Das führt anfänglich zu Rhythmusstörungen und Herzjagen, die nicht selten Panik und Angstgefühle erzeugen, nach gewisser Zeit aber wieder verschwinden. Bis dann der Herzschlag völlig aus den Fugen gerät und mit Medikamenten kaum noch zu beeinflussen ist.

Am Ende stehen dann das sogenannte Vorhofflimmern und die absolute Arrhythmie. Hämodynamisch ist diese Form des gestörten Herzschlages für den Blutfluß eine einzige Katastrophe. Es entstehen nämlich dann in den Herzkammern Bereiche, in denen das Blut praktisch nicht mehr fließt, mit den Folgen, daß sich Gerinnsel und Thromben bilden, die danach in das Gehirn gepumpt werden und Schlaganfälle verursachen. Diese Patienten müssen oft lebenslang gerinnungshemmende Medikamente einnehmen. Die Lebensqualität sinkt, dafür steigt die Blutungsbereitschaft von Nieren, Darm und Magen. Wir wundern uns immer wieder und hören es voller Bestürzung, wenn ein Sportler, scheinbar aus voller Gesundheit heraus, plötzlich stirbt. Doch diese Fälle sind typisch, wo extreme körperliche Belastungen den Blutdruck in schwindelerregende Höhen treiben, denen das Herz auf Dauer nicht gewachsen ist.

Zweifel sind erlaubt

Man muß also Abstand nehmen von der Vorstellung, daß Bluthochdruck und Herzschwäche Alterskrankheiten sind und daß Herzinfarkte, Schlaganfälle oder Beindurchblutungsstörungen nicht auch bei jungen Menschen auftreten können. Wenn zum Beispiel Ihre Eltern an Bluthochdruck leiden, der Onkel einen Herzinfarkt hatte, Bluthochdruck und Gicht bei anderen Verwandten vorkommen, dann können auch Sie ein „Kandiat" für diese Krankheiten sein.

Ob der Herzbypass der ultimative operative Endpunkt der coronaren

Chirurgie ist, muß man anzweifeln. Es hat schon immer Versuche gegeben, Herzschmerzen durch operative Eingriffe zu beseitigen. Bereits in den 20er Jahren durchtrennte man mit dem Skalpell in örtlicher Betäubung Brustnerven, wenn Angina pectoris das Leben unerträglich machte. Die Erfolge waren frappierend und die Patienten dankbar. Zwar war der Kranke wohl schmerzfrei, aber dennoch starben viele der auf diese Weise operierte Patienten an einem Herzinfarkt. Man muß sich fragen, ob nicht auch die Bypassoperation mit der Öffnung des Brustkorbes manchmal eine ähnliche Wirkung auf das Schmerzempfinden des Kranken ausübt. Die Zahlen zeigen, daß Herzoperationen bisher zu keiner merklichen Senkung der Infarktraten beigetragen haben oder daß sich die Todesfälle von Herzkranken verminderten. Mit Überzeugung verkünden die Kardiologen in letzter Zeit, daß sie durch den Ballonkatheter (PTCA) oder die Implantation eines filigranen Röhrchens in das Lumen der Koronararterie – den sogenannten Stent – mindestens 100.000 Bypassoperationen in Deutschland zukünftig einsparen werden. Inzwischen werden aber auch mehr und mehr Stimmen laut, die vor einem viel zu forschen und draufgängerischen Vorgehen der Angioplasie-Anhänger warnen. Die Verbesserungen des Blutstromes, sofern diese überhaupt erreicht werden, ergeben sich aus Aufbrüchen und Spalten in Verkalkungen der Adernwände, die durch den enormen Druck und die Reizung des Katheters verursacht werden. Intravasale – in das Herzkranzgefäß eingeführte Ultraschallsonden – zeigen häufig, wie schwer die Herzwand bei diesen Eingriffen geschädigt werden kann. Es kommt zu Blutungen und Verletzungen, die einen totalen Verschluß durch einen Thrombus erst richtig begünstigen.

„Panikmache" gilt nicht

Viele Patienten, die einen Ballonkatheter bekommen, werden über die Erfolgsaussichten dieses Eingriffes oft im unklaren gelassen. Zwar unterschreiben sie stets ein Dokument, das eine Vielzahl von Komplikationen auflistet, und sie erklären mit ihrer Unterschrift auch die Bereitschaft, alle diese Dinge in Kauf zu nehmen, aber keiner kann ihnen einigermaßen verbindlich zusagen, daß ihre Durchblutung nachhaltig verbessert wird.

Nun ist bei der Ballondilatation ein großes medizinisches Verständnis auch nicht notwendig. Alle diejenigen, die schon einmal Isolierungsmasse in einen Spalt gepreßt haben, ärgern sich darüber, daß oft nach

113

einer gewissen Zeit das verwendete Material wieder zum Vorschein kommt. Das passiert in ähnlicher Weise auch bei Ablagerungen in den Adern. Verkalkungen sind keine Platten, auch wenn uns der medizinische Begriff „Plaque" dies weismachen möchte, sondern ähnlich einem Minigebirge von Spalten, Tälern und Höhen durchzogen. So ist es unmöglich, eine ganze „Landschaft" in eine Ebene zu verwandeln.

Es ist kein Wunder, daß in meine Praxis eine große Anzahl Patienten kommen, die innerhalb kürzester Zeit vier oder fünf Dilatationen hinter sich haben – wobei das Ertragen „medizinischer Leistungen" bei diesen Menschen schon ein hohes Maß an Bewunderung wert ist.

Jedesmal ein Krankenhausaufenthalt, Isolierung von der Familie und den Angehörigen, mehrfache örtliche Betäubungen, Katheterisierung, jede Menge Röntgenstrahlungen und Kontrastmittel, Schmerzen, mehrfache Empfindungen wie bei einem Herzinfarkt und die Gefahr von Komplikationen bis hin zum Hirnschlag. Auch sofortiger Herztod wird in der Literatur erwähnt.

40 Prozent aller Bypässe überflüssig

In vielen Ländern gibt es Kontrollinstanzen, die versuchen, den Wert medizinischer Behandlungen zu überprüfen; ob diese allerdings gehört werden, scheint mir sehr zweifelhaft zu sein. Im Journal der American Heart Association wurden 1990 40 Prozent aller Bypassoperationen als nicht gerechtfertigt angesehen, und bei der Ballondilatation lag die Zahl sogar über 50 Prozent. Diese Zahlen sind um so bemerkenswerter, als diese Organisation eine sehr großzügige Bemessungsgrundlage hat, wo und wann diese Eingriffe durchzuführen sind.

Internes „Hauen und Stechen"

Fragen über Fragen, die berechtigte Zweifel an der Indikation solcher Eingriffe aufkommen lassen. Man ist geneigt zu vermuten, daß finanzielle Aspekte bei der Behandlung von Herzleiden eine überaus wichtige Rolle spielen. So gesehen kann man das Hauen und Stechen zwischen Herzchirurgen und Kardiologen durchaus verstehen, die sich gegenseitig ihre Patienten abjagen.

Die Bilderflut in der „modernen" Medizin ist eine Ikone und wird besonders bei Durchblutungsstörungen sowohl als Überzeugungsargument als auch mehr oder minder als sanftes Druckmittel eingesetzt. Röntgenaufnahmen, Computertomogramm und Kernspinuntersuchung dulden keinen Widerspruch. In die Berufung zu gehen ist kaum möglich. Es sei denn, man riskiert als Patient den offenen Kampf, der mangels entsprechender Fachkenntnisse nur zu verlieren ist.

Gesetzeskraft, so scheint es, hat besonders der Herzkatheter, der über das künftige Schicksal des Patienten entscheidet. Oft ist in den Herzkonferenzen der Kliniken zwischen Herzchirurgen und Kardiologen dann eine große Einigkeit vorhanden, wenn die Entscheidung gefällt wird, ob ein Patient operiert werden muß oder nicht.

Herzbeschwerden und andere Durchblutungsstörungen sind immer eine Krankheit, die den Patienten beunruhigen, und oft überweist der Hausarzt seinen Patienten viel zu schnell zum Kardiologen. Häufig unterläßt er deshalb auch die Untersuchungen, die für die Diagnosestellung von Durchblutungsstörungen erforderlich sind. Es könnten eine ganze Menge Untersuchungen vorgeschaltet werden, die eine gute Aussagefähigkeit haben und Patienten mit Durchblutungsstörungen den Gang zum Spezialisten durchaus ersparen.

Wichtige Untersuchungen

Da ist einmal das Labor, durch dessen spezielle Blutanalysen das Risiko von Durchblutungsstörungen und deren Folgen aufgedeckt werden kann. Dabei führen Routineuntersuchungen allein meistens nicht weiter. „Reguläre Blutuntersuchungen" ergeben, wenn man sie zu interpretieren versteht, gute Hinweise auf die Ursachen von Verkalkungen. Bluteindickung, Blutfettwerte inklusive Cholesterine (aber auch die „guten" und „schlechten" Blutfett-Werte müssen immer untersucht werden), Harnsäure, der Eiweißgehalt und Leberenzyme zeigen Hinweise über die Fließeigenschaften in den Blutbahnen auf, die besonders für die kleinen Adern wichtig sind. Außerdem ist zu erkennen, welche Stoffwechselprozesse für die Entstehung von Verkalkungen verantwortlich sind. Schuld daran, daß solch ein einheitliches Labor-„Grundprogramm" nicht besteht, hat aber auch das deutsche Kassenarztsystem. Dieses verbietet praktischen Ärzten und auch Internisten, außerhalb ihres Facharztbereiches Untersuchungen durchzuführen. Da können zum Beispiel schon ein banales EKG, besonders aber Ultraschalluntersuchungen der Adern und des Herzens zu Abrechnungsschwierigkeiten führen.

Der Herzkatheter ist eine wirksame Waffe in den Händen des Kardiologen. Auch wenn praktisch keine Beschwerden beim Patienten vorliegen, wenn das Belastungs-EKG normale Werte aufweist und auch das Herzszintigramm unauffällig ist, wird dem Patienten dieser Eingriff vielfach massiv aufgedrängt. Dabei ist der Katheter nicht der harmlose Eingriff, wie er so gerne hingestellt wird. Es sind nicht die Todesfälle, die dieses Verfahren zu einem Risiko werden lassen – obgleich unter bestimmten Voraussetzungen der Rechtsherzkatheter bei jeder achten Untersuchung zum Tode führt. Es sind vielmehr die Gefäßläsionen, die Verletzungen der Adernwand und die Reizungen des Herzmuskels, die bleibende Schäden hinterlassen.

Für den Betroffenen kann der Herzkatheter eine eindrucksvolle Untersuchung sein. Ein hochtechnisierter Operationssaal, Computer, Fernsehmonitoren, jede Menge Kabel und Schläuche, das piepende EKG, gedämpfte Anweisungen und anschließend das niederschmetternde Ergebnis, daß eine Reihe von Herzadern verengt oder sogar verschlossen sind.

Oft erklärt der Patient sich nach einer solchen „Inszenierung" à la Hitchcock bereit dafür, daß nicht nur eine Diagnostik erfolgen soll, sondern auch verengte Gefäße gedehnt werden können oder ein Stent einzulegen ist, wenn das nach Meinung der Untersucher notwendig erscheint. In diesen Fällen hat der Patient noch Glück gehabt, auch wenn diese Eingriffe gelegentlich weitere Schäden an den Adern verursachen.

Alarm

Für sehr viele Kranke erfolgt aber die oft niederschmetternde Mitteilung, daß ein Bypass der Herzkranzgefäße unverzichtbar sei. Das Angiogramm in der Hand, auf den Lippen die ernsten Hinweise, daß zu einem hohen Prozentsatz die Adern eingeengt sind, wird der Kranke durch eine Vielzahl von Zahlen erschlagen, die ihm seine Ärzte mitteilen und die er selbst nicht versteht.

Professor Miller von der American Heart Association ist der Meinung, daß der Herzkatheter und auch andere Untersuchungen der Adern immer weniger diagnostische Eingriffe sind, sondern mehr oder weniger Operationen. Über mehrere Stunden wird der Patient mit einer Menge von medizinischen Techniken traktiert, und letztlich werden bei diesem Eingriff Versuche unternommen, Verkalkungen zu beseitigen.

Die Nebenwirkungen einer Katheterdiagnostik sind brutal: stundenlanges Liegen auf dem Untersuchungstisch. Husten, Blutdruckab-fälle, allergische Reaktionen, Übelkeit, Erbrechen und auch Schlag-anfälle sowie Herzinfarkte. Gefäßverletzungen mit der Bildung von Thromben und Rhythmusstörungen veranlassen den Arzt oft, dem Kranken weitere Medikamente zu verordnen, die zusätzlich zu den bisherigen eingenommen werden müssen.

9. Kapitel

- Herzkrankheiten sind der Killer Nummer eins
- Medizinischer Völkermord
- Die Profite und Entscheidungsleitlinien auf dem Gebiet der Herzerkrankungen
- Bypass – oder wie ein Problem umgangen wird
- Sicherheit wird umgangen
- Alternative Therapien
- Purer Zynismus
- Bypass wächst von selbst
- Wer's glaubt, wird selig
- Was wirklich heilt, setzt sich auch durch
- Auch ein zartes Pflänzchen wächst immer weiter

Herzkrankheiten sind der Killer Nummer eins

Das amerikanische Herrenmagazin „Penthouse", das sich, zugegeben, in der Regel mehr mit den äußerlichen Formen der weiblichen Herzgegend befaßt, veröffentlichte bereits 1986 in seiner Januar- und Februarausgabe eine zehnseitige Artikelserie des Wissenschaftsautors Gerry Null über Profitdenken und Entscheidungsleitlinien der Schulmedizin auf dem Gebiet der Herzerkrankungen und Durchblutungsstörungen.

In seiner Artikelreihe „Medizinischer Völkermord" befaßte sich der Autor sehr eingehend damit, wie aus einem fast unfaßbaren sowie menschen- und lebensverachtenden Profitdenken heraus seitens Schulmedizin und Pharmaindustrie kostspielige Operationstechniken wie die Bypassoperation kaltblütig und gnadenlos einer so vielversprechenden Methode wie der Chelat-Therapie vorgezogen werden. Erschwerend kommt zu allem Überfluß noch hinzu, daß diese bevorzugten operativen Eingriffe einer ganz überwältigenden Anzahl der Patienten, die auf diese Weise behandelt werden, überhaupt nicht zu helfen vermag. Herzerkrankungen sind der Killer überhaupt aus gesamtstaatlicher Sicht nicht nur in den USA, sondern auch in Europa, und Gerry Null zeigt in seinem aufsehenerregenden Bericht – den wir Ihnen in den wichtigsten Auszügen auf gar keinen Fall vorenthalten möchten – eindeutig und klar auf, warum dies so ist. Bis heute, ganze dreizehn Jahre und viele, viele Millionen Herztote weltweit später, hat er leider recht behalten, und dies, liebe Leserinnen und Leser, wird auch weiterhin – so traurig es auch ist – so bleiben, falls es uns allen nicht gelingt, die Schulmedizin und ihre führenden Köpfe zu einer radikalen Veränderung ihrer Einstellung gegenüber Krankheit und Profitdenken zu bewegen. Hier also nun in Auszügen der Artikel von Gerry Null aus dem Jahr 1986.

Medizinischer Völkermord

„Die Bypasschirurgie ist eine der wohl höchstgepriesenen und kostspieligsten Prozeduren innerhalb der Medizin überhaupt. Warum versagt sie aber dann bei der überwältigenden Mehrzahl der auf diese Weise behandelten Patienten?"

Die Profite und Entscheidungsleitlinien auf dem Gebiet der Herzerkrankungen

„Das McDonagh-Medical-Center in Gladstone, Missouri, zieht Patienten aus dem ganzen Land magnetisch an. Die Klinik wirbt mit Anzeigen, wonach eine Therapie, die 'Chelat' heißt, die Heilung einer Anzahl von Krankheiten verspricht, Erkrankungen des Herzens inbegriffen. Bis jetzt haben sich über 250.000 Menschen in den USA dieser Chelat-Therapie unterzogen (Stand 1986, Anm. der Autoren)."

„Die Chelat-Therapie besteht aus einer Reihe von Infusionen. Infundiert wird unter anderem EDTA (Äthylen-Diamin-Tetraessigsäure). Ärzte behaupten, die Therapie erziele eine deutliche Besserung. Die Chelat-Therapie ist schmerzlos und kann ambulant in den Praxisräumen des Arztes durchgeführt werden. Patienten mit Herzleiden und Durchblutungsstörungen sehen die Chelat-Therapie als die Alternative zum Eingriff am offenen Herzen, hauptsächlich aber als Alternative zum Bypass, der trotz seiner Beliebtheit bei den Ärzten keine wesentliche Rolle bei der Besserung des Zustandes von Herzpatienten gespielt hat. Die Chelat-Therapie ist aber auch das Thema zahlreicher Debatten. Das hoch angesehene Blatt 'Science News' äußerte sich kürzlich sehr herablassend über die Chelat-Therapie und beschrieb diese 'als eine moderne Version der altbekannten Patentmedizinen, die für diejenigen attraktiv ist, die eine schnelle und leichte Lösung medizinischer Probleme suchen'." (Anm. der Autoren: Was ist daran falsch?)

„Die American Medical Association beispielsweise behauptet steif und fest, die Chelat-Therapie könne nicht bewiesen werden und sei darüber hinaus noch gefährlich. Krankenversicherungsgesellschaften sind deshalb auch nicht bereit, für diese Therapie aufzukommen, und sehr viele Medien bezeichnen sie schlicht als Quacksalberei. Die Food and Drug Administration (FDA) – US-Aufsichtsbehörde für Lebens- und Arzneimittel – führt übrigens Untersuchungsverfahren gegen Ärzte durch, die die Chelat-Therapie anwenden, und unterstützt Verfahren, in denen diese Ärzte wegen eines Kunstfehlers angeklagt werden. Die US-amerikanische Regierung ist absolut nicht bereit, Mittel für Untersuchungen über die Wirksamkeit der Chelat-Therapie bereitzustellen, und einige staatliche Stellen haben bereits eine Vielzahl von Ärzten massiv unter Druck gesetzt, um sie zum Aufgeben dieser Therapie zu zwingen."

„Schützen diese Stellen die Öffentlichkeit vor Quacksalberei, oder versuchen sie vorsätzlich, die Amerikaner daran zu hindern, eine hochwirksame, kostengünstige und fast völlig risikofreie Behandlung zu beanspruchen, die eine Alternative zum Bypass darstellt?

In dieser zweiteiligen Untersuchung der Verflechtung von Herzerkrankungen und Profit in Amerika werden wir diesen Fragen nachgehen."

Bypass – oder wie ein Problem umgangen wird

„Die Herz-Kreislauf-Erkrankungen sind gesamtstaatlich gesehen der Lebenskiller Nummer eins. Obwohl es die Bypassoperation, die Herztransplantation, Kunstherzen und hochwirksame Medikamente gibt, die die Arrhythmie beheben oder sogar einen anfangenden Herzanfall zum Stillstand bringen können, sind Herzerkrankungen die Ursache von 40 bis 51 Prozent aller Todesfälle in den USA, und dies Jahr für Jahr. Im Jahr 1985 gab es insgesamt 750.000 Herzerkrankungen mit Todesfolge. Nur die wachsende Beliebtheit gesünderer Lebensführung – Nahrungsmittel mit hohem Ballastgehalt, Jogging und der Körperertüchtigung im allgemeinen sowie besseren Arten der Erholung und eines immer größer werdenden Streßmanagements hat ein ganz leichtes Absinken der durch Herzerkrankungen verursachten Todesfälle herbeigeführt. Diese 'Änderung des Lebensstils' wurde ursprünglich in den 60er Jahren popularisiert, wird jedoch erst seit etwa 1982 von der Ärzteschaft akzeptiert. Trotzdem: Noch immer besteht deren Therapie überwiegend in Rettungsaktionen, die in letzter Minute unternommen werden, wobei die letzten technologischen Errungenschaften eingesetzt werden, von denen die Medizin in dieser Lage abhängig ist.

Jedes Jahr geben die Amerikaner einen Betrag von etwa zehn Dollar pro Nase für die Erhaltung ihrer Gesundheit aus, wobei das Geld, das dazu aufgewendet wird, um speziell Herzerkrankungen behandeln zu lassen, einen immens hohen Betrag der Gesundheitskosten darstellt. Letztes Jahr gaben die Amerikaner allein für etwa 200.000 Bypassoperationen zwei bis drei Milliarden Dollar aus, wobei der Eingriff durchschnittlich 12.000 bis 25.000 Dollar kostet (Anmerkung der Autoren: wie gesagt 1985)."

„Nun, was erhalten wir für dieses Geld? Während ein Biochemiker, der von der Science News interviewt wurde, die Meinung äußerte, die Chelat-Therapie könne Patienten lediglich davon abhalten, sich konventionellen Therapien zu unterziehen, die ihm tatsächlich helfen könnten, gibt es wenig Beweismaterial dafür, daß die konventionelle Therapie der Arteriosklerose durch die Bypassoperation tatsächlich etwas Gutes bewirkt.

Der Kardiologe Thomas A. Preston von der University of Washington in Seattle erhob in der Ausgabe des 'Atlantic Monthly' von 1984 die Anklage, daß die reale Wirkung der Bypasschirurgie auf die Volksgesundheit 'negativ' sei. Die Operation heile die Patienten zwar nicht, wird aber trotzdem auf skandalöse Weise übertrieben häufig angewendet, und ihre hohen Kosten ziehen viele Geldmittel von anderen Bereichen ab, die dringend Hilfe bräuchten. Dr. Prestons Beweismaterial: Eine Serie von kontrollierten Studien, angefangen von Veterans Administration im Jahr 1977 bis zu der im Jahr 1983 veröffentlichten Untersuchung des National Institute of Health Data, aus denen hervorgeht, daß der Bypass keinesfalls besser geeignet ist, das menschliche Leben zu verlängern, als die Behandlung mit den üblichen Medikamenten. (...)"

„Keine der existierenden kontrollierten Studien hat die Bypasschirurgie je mit einer Therapie verglichen, die die neuesten und wirkungsvollsten Medikamente einsetzt, nämlich die Calcium-Blocker; auch sind die Ergebnisse der Bypasschirurgie nie mit denen der Chelat-Therapie verglichen worden. Es ist also sehr zweifelhaft, anzunehmen, daß die Überlegenheit der Bypasschirurgie – selbst für eine Minderheit von Patienten mit Spezialproblemen – aufrechterhalten wird, wenn solche Vergleiche wirklich einmal durchgeführt werden. Es ist übrigens auch eindeutig nachgewiesen worden, daß es dem Bypass bei 75 Prozent der Herzpatienten, die sich dem Eingriff unterzogen haben, mißlungen ist, die Mortalitätsrate tatsächlich wirksam herabzusetzen.

Wie ist es möglich, daß eine der von der Medizin am stärksten propagierten Prozeduren in Wirklichkeit außerstande ist, der Mehrheit der Patienten zu helfen, die auf diese Weise behandelt werden?

Die Coronar-Bypass-Chirurgie wurde im Jahr 1967 eingeführt. Bereits im Jahr 1969 wurde der Eingriff recht häufig verschrieben. Ab 1975 wurden jährlich 60.000 Eingriffe an Patienten mit Angina pectoris und anderen Symptomen von Erkrankungen der Coronararterien durchgeführt. Aber die Bypasschirurgie wurde ohne den Segen irgendwelcher gültiger, zuverlässiger, kontrollierter Studien hinsichtlich ihrer Wirksamkeit oder Sicherheit eingeführt (Anmerkung der Autoren: Der

Hauptgrund übrigens, warum man die Chelat-Therapie weltweit ablehnt, lautet: Es gibt keine Studien darüber). Das US-Office of Technology Accessment bemerkte dazu: 'Die Coronar-Bypass-Chirurgie hat sich so schnell und rapide ausgebreitet, noch bevor sie sorgfältig hatte ausgewertet werden können. (...)'

Aber sogar nach der Veröffentlichung kontrollierter wissenschaftlicher Untersuchungen – herausgegeben von hochangesehenen Publikationen des 'Establishments' – aus denen eindeutig hervorgeht, daß der Bypass von geringem oder gar keinem Wert ist für die Patienten, die an Angina pectoris oder einer anderen Herzerkrankung leiden, wächst die Zahl der durchgeführten Bypassoperationen weltweit ständig weiter. Dr. Preston ist der Meinung, daß die Gründe ökonomischer Natur sind. Er hebt hervor, daß 'der Kardiologe, der die diagnostische Arbeit leistet, und der Chirurg starken finanziellen Anreizen ausgesetzt sind, die Bypass-Methode zu unterstützen.' Auch Krankenhäuser haben zu gewinnen: 'Ihre Rechnungen', bemerkt Dr. Preston, 'können die Gesamtkosten einer Operation bis zu einer Summe von 100.000 Dollar anschwellen lassen.' (Anmerkung der Autoren: 1985)

'Inzwischen greifen Kardiologen und die von der AMA beeinflußten Versicherungsgesellschaften die Chelat-Therapie als eine unbewiesene Behandlungsmethode an, da ihre Ergebnisse nicht in Doppel-Blindversuchen erhärtet worden seien (EDTA, erfunden 1937, bis jetzt das Thema öffentlicher Diskussionen). Bei Aufwendung von einer Million Dollar könnte man jederzeit Doppel-Blindversuche durchführen; aber kein Pharmahersteller ist daran interessiert, weil die Chelat-Therapie keinen Profit einbringt. Deshalb ist diese Untersuchung in den USA nie durchgeführt worden. In anderen Ländern wird jedoch daran gearbeitet.' Wenn die Chelat-Therapie also wirklich so effizient ist, wie ihre Anhänger behaupten, so kann nur von einer bewußten und zynischen Verdrängung einer im Wettbewerb stehenden Therapie gesprochen werden."

Sicherheit wird umgangen

„Der Bypass-Eingriff ist übrigens weitaus gefährlicher als eine Chelat-Therapie. Der Chelat-Therapie werden insgesamt zwei bis drei Todesfälle (in den Anfangsjahren um 1960, als man mit der genauen Dosierung noch nicht zurechtkam) zugeschrieben. Sie ereigneten sich also vor fast 40 Jahren, lange bevor die heute üblichen Sicherheitsmaßnahmen etabliert wurden. Zum Vergleich: Bei oder nach einer Bypassoperation sterben im Schnitt zwischen 3 und 6,6 Prozent der Patienten, wobei die Zahl natürlich vom Alter und Geschlecht des einzelnen Patienten abhängig ist (bei den Patienten über 70 Jahre beträgt die Sterberate 15 Prozent bei Frauen und sieben Prozent bei Männern). Fünf bis zehn Prozent der Bypass-Patienten erleiden eine Herzattacke unmittelbar nach dem Eingriff laut der New York Heart Association; zwei Prozent erleiden einen Schlaganfall und zwei Prozent einen Blutsturz."

„Die Bypass-Chirurgie kuriert aber bestenfalls die Symptome und nicht die Ursachen der degenerativen Veränderung der Coronararterien. Sie mildert meist nur vorübergehend den Schmerz und ist lediglich bei etwa 20 Prozent der Patienten in der Lage, eine größere Lebenszeitspanne zu erzielen als die vor einigen Jahren gebräuchlichen Medikamente. Schlimmstenfalls kann der Eingriff den Zustand des Patienten negativ beeinflussen oder ihn sogar töten. Der Bypass ist eine typische Behandlungsmethode für ein medizinisches Establishment, das die souveräne Ansicht vertritt, daß es für die Arteriosklerose generell keine Heilung gebe. Sie ist aber auch in erster Linie eine Quelle riesiger Einnahmen für in diese Richtung spezialisierte Chirurgen, ihre Teams und Anstalten, von denen sie umgeben sind, da die ungebrochen epidemisch auftretenden Erkrankungen von Coronararterien einen stetigen Zustrom von Bypass-Patienten garantieren."

„Das ständige Anwachsen und die weitgehende Akzeptanz der Bypass-Chirurgie – sogar nachdem nachgewiesen war, daß sie bei drei Viertel der Patienten, die sich ihr unterzogen haben, völlig wirkungslos geblieben war und nie mit nicht-chirurgischen Therapien verglichen worden war – ist ein klassisches Beispiel für Entscheidungen eines medizinischen Systems, das ausschließlich auf Profit ausgerichtet ist."

„Sein hochtechnologischer Trick mit dem profitbringenden Bypass funktioniert einfach nicht. Zusätzlich werden noch Millionen Dollar für Arbeiten zugunsten eines Kunstherzens aufgewendet, das dann von noch mehr Komplikationen heimgesucht wird als die Bypass-Chirurgie.
Dr. Prestons vieldiskutierter Artikel im 'Atlantic' kommt zu dem Schluß: 'Wir geben jetzt mehr Geld für die Bypass-Chirurgie aus als für die medizinische Forschung plus Vorbeugemaßnahmen gegen Herzerkrankungen. Wenn wir nur die Hälfte der Mittel, die für die Bypass-Chirurgie ausgegeben werden, für Hilfsprogramme zur Verfügung stellen könnten (weniger Cholesterin in der Nahrung, Herabsetzung des

Bluthochdrucks, mehr körperliche Aktivität), wären die Ergebnisse ungleich besser, als wenn wir die Mittel für eine Behandlung nach erfolgter Erkrankung verdoppelten.'"

Alternative Therapien

„'Obwohl die Bypass-Chirurgie weit verbreitet ist, werden von der orthodoxen Schulmedizin auch andere Behandlungsmethoden bei Herzerkrankungen eingesetzt. Aber diese anderen Methoden benutzen ebenfalls invasive Techniken, die bestrebt sind, die Symptome zu beseitigen und nicht die Ursachen. Alle von der orthodoxen Medizin unterstützten Techniken sind das Produkt eines rein auf Wettbewerb ausgerichteten, profitorientierten medizinischen Systems.'" (Ende des Zitats).

Purer Zynismus

Ist es nicht hochinteressant, daß gerade die Bypass-Chirurgie ständig nach Studien über die Chelat-Therapie schreit, die ihre Wirksamkeit beweisen? Ist es nicht gerade dann besonders zynisch, wenn man weiß, daß sie sich A) selbst wie eine Art „Krebsgeschwür" weltweit ausbreitete, ohne sich selbst eingehender wissenschaftlicher Studien unterworfen zu haben? Und ist es B) nicht geradezu grotesk, daß selbst die Regierungen dieser Welt, deren Finanzierungslücken gerade im Gesundheitswesen durch immer höhere Teuerungsraten bei der medizinischen Versorgung der Menschen immer größer werden, nicht bereit sind, die Kosten für beispielsweise eine Doppel-Blindstudie zur Verfügung zu stellen? Man könnte ja bei der Schulmedizin und bei den Pharmakonzernen nicht nur anecken damit, sondern hätte auch Steuermindereinnahmen in Milliardenhöhe zu befürchten, wenn plötzlich die Bypass-Operationen wegfallen würden. Und last but not least, was glauben Sie wohl, wo die großen Parteispenden herkommen, die man dringend für Wahlkämpfe und zur Unterhaltung des Parteiapparates benötigt? Erst kommt eben die Macht und das Geld, und erst dann kommt irgendwann einmal der Mensch.

Um aber nochmals zum Thema Studien zur Chelat-Therapie zurückzukommen: Studien gibt es inzwischen viele; die wohl bekannteste ist die von Professor Dr. Zechmeister von der Universität Brünn in der

Tschechischen Republik, die in diesem Buch schon einmal angesprochen wurde. Diese Studie, die von April 1985 bis September 1989 lief und die von mehr als zehn tschechischen Professoren und Doktoren durchgeführt wurde, berichtet nicht nur, daß eine seit Jahren von der Schulmedizin immer wieder geforderte (und gleichzeitig immer wieder von derselben verhinderte) Doppel-Blindstudie mit 150 Patienten und einem Kostenbeitrag von 1,5 Millionen Dollar bereits vorliegt, aber lediglich von niemandem zur Kenntnis genommen wird, weil nun mal nicht sein kann, was nicht sein darf. Die Verfasser dieser Studie um Professor Zechmeister kommen am Ende ihres 16seitigen Berichts zu folgendem Fazit: Aus den klinischen Studien und den vorliegenden Ergebnissen geht eindeutig hervor, daß die Gefahr einer pathologischen Hypokalzämie (wie von den Kritikern der Chelat-Therapie behauptet wird) nach der Applikation von Na_2EDTA tatsächlich nicht existiert.

Damit wäre also auch der letzte seidene Faden gerissen, an dem sich die Kritiker bislang noch festhalten. Im übrigen belegt die Studie klar und deutlich und völlig unmißverständlich das Wirkprinzip sowie die überdurchschnittlich hohe Effizienz und Unbedenklichkeit der Chelat-Therapie!

Dr. Helmut Brammer, der 1. Vorsitzende der Deutschen Gesellschaft für Chelat-Therapie, kam aufgrund einer eigens erstellten Studie mit neun Patienten in einem Zeitraum von neun Wochen zu folgendem Fazit. Wir zitieren: „Nachdem die Krankheitsbilder durch eingehende Vor- und Nachuntersuchungen einschließlich ausgedehnter Labortests gesichert wurden, konnte festgestellt werden, daß sowohl die coronare Herzerkrankung als auch die arterielle Verschlußerkrankung deutlich positiv zu beeinflussen waren, sodaß der Gesundheitszustand von insgesamt 80 Prozent der behandelten Versuchspersonen gebessert werden konnte. Zu ebenfalls 80 Prozent wurden die Hypertonie sowie zu hohe Blutfettwerte normalisiert. Alle Patienten gaben durchweg an, daß sie sich nach Abschluß der Therapie deutlich wohler und leistungsfähiger fühlten und den Verbrauch von Nitraten und Analgetika weitgehend einstellen konnten. Teilweise konnten die Antihypertonika sowie durchblutungsfördernde Substanzen abgesetzt werden."

„Die EDTA-Chelat-Therapie erwies sich als ein ausgezeichnetes Verfahren zur Behandlung arterieller Durchblutungsstörungen, wobei die Nebenwirkungsrate sehr gering war."

128

Bypass wächst von selbst

Soviel also in gebotener Kürze zum Thema Blindstudien und zu Studien allgemein, die alle viel Geld und Zeit kosten. Aber was nutzt es, Studien zu veröffentlichen, wenn sie sowieso keinen Fortschritt bringen, weil sich die Schulmedizin ihnen gegenüber so blind wie ein Maulwurf verhält?

Interessant ist in diesem Zusammenhang auch ein Bericht der BILD-Zeitung vom 01.04.1998 mit der Überschrift „Hoffnung für Herzkranke: Bypass wächst von selbst!" Dort heißt es unter anderem: „Bald gibt es Bypässe, die von selbst wachsen. Gute Nachrichten für alle Herzpatienten. US-Wissenschaftler haben erstmals erfolgreich ein genmanipuliertes Hormon an Menschen getestet, das natürliche Bypässe wachsen läßt. Die Methode soll schon bald eine Alternative für schwere Operationen sein, vor allem bei Patienten, deren Herz für einen Eingriff zu schwach ist. So funktioniert es: Die Mediziner stellen im Labor das sogenannte Vascular Endothelial-Wachstums-Hormon (VEGF) her. Ein Protein, das jeder Mensch von Natur aus in winzigen Mengen produziert. Sie spritzen es direkt in die verstopften Herzarterien. Schon nach wenigen Tagen gaben dreizehn von fünfzehn Patienten an, daß sie keine Brustschmerzen hätten und sich deutlich leistungsfähiger fühlten. 'Wir sind von dem Erfolg begeistert', sagt Dr. Timothy Henry (Universität von Minnesota), 'dies ist ein völlig neuer Weg, verstopfte Herz-Kranz-Gefäße zu öffnen.'"

Wer's glaubt, wird selig

Ja, glauben Sie denn wirklich allen Ernstes, daß die Krankenhäuser und die Chirurgen ein siebzig-Milliarden-Geschäft (1997 = 70.000 Bypass-Operationen, das sind doppelt soviel wie 1996) nicht weiter fördern wollen und sich einen großen Teil des lukrativen Kuchens, wenn auch nur prozentual, wegnehmen lassen möchten? Dazu kommen jährlich (ebenfalls 1997) 260.000 Herzinfarkte, die früher oder später zu einem sehr hohen Prozentsatz auch auf dem „Operationstisch" landen werden, wenn man die lästige Chelat-Therapie endlich erfolgreich vom Markt gefegt hat.

Nur ganz so einfach dürfte das nicht werden, denn inzwischen trauen sich auch einige Journalisten der Yellow Press an dieses Thema, wie der Bericht in der Zeitschrift „Frau mit Herz" vom 16.07.1998 erfreulicherweise belegt. Dort heißt es unter anderem unter der Überschrift

„'Chelat-Therapie – eine Hoffnung bei der Arteriosklerose': 'Der Mensch ist so alt wie seine Gefäße.' So heißt ein altes Sprichwort. Immer mehr Menschen leiden unter Arteriosklerose oder Arterienverkalkung – einer gefährlichen Veränderung der Struktur der Arterienwände. Die Veränderung geschieht hauptsächlich durch Ablagerungen von Calcium- und Cholesterinkristallen in der Gefäßwand. Durch die Gefäßverengung kommt es mit der Zeit zu immer schlimmeren Herz-Kreislauf-Störungen. Diese können auch lebensgefährliche Folgen wie Herzinfarkt oder Schlaganfall nach sich ziehen, wenn man sie nicht zur richtigen Zeit mit der richtigen Methode in den Griff bekommt. Manchmal genügt es auch nicht, bestimmte Risikofaktoren wie Bluthochdruck, Stoffwechselstörungen der Blutfette, Zuckerkrankheit, Genußgifte wie Nikotin oder Alkohol, übermäßigen Streß, Schlafmangel oder Bewegungsarmut auszugleichen. Manchmal ist Hilfe von außen nötig.

So gibt es schon seit längerem eine Therapie, die – fast nebenwirkungsfrei – vielen Patienten eine schwierige Operation ersparen und die Blutgefäße auf einfache Weise „freifegen" kann. Genannt: Chelat-Therapie. Dieses Heilverfahren besteht in der Regel aus 20 bis 30 Infusionen (Dauer jeweils etwa vier Stunden), einer entsprechenden Diät, Bewegungstraining und sorgfältiger Beratung über gesunde Lebensweise. Die Chelat-Therapie wird ambulant durchgeführt. Dabei wird dem Körper unter anderem eine Lösung zugeführt, die verschiedene Mineralstoffe und Vitamine enthält, vor allem aber den Wirkstoff EDTA. Er besitzt die Eigenschaft, Schwermetalle wie zum Beispiel Blei und Cadmium sowie das Leichtmetall Calcium im Körper zu binden und auszuscheiden. Deshalb ist es sowohl zur Behandlung von Metallvergiftungen wie auch zur Therapie von Arterienverkalkung hervorragend geeignet. Entscheidend beim Wirkstoff EDTA ist, daß es die Produktion der Freien Radikale verhindert, indem die metallischen Katalysatoren gebunden und ausgeschieden werden. Die Folgen: Die Arteriosklerose wird aufgehalten, die Zellfunktion wiederhergestellt und die Calcium-Überladung wird abgebaut. Nach jeder Behandlung kann der Patient sofort wieder nach Hause gehen, und viele Patienten sind davon begeistert, denn die Heilungschancen liegen immerhin bei 90 Prozent! Josef Wershofen, 64 Jahre, aus Mönchengladbach erzählt: „Ende 1995 ist mir von meinem Gefäßchirurgen mitgeteilt worden, daß meine Halsschlagadern nur noch zu 23 Prozent offen sind. Auf meine Frage, was man machen kann, gab mir der Arzt die Antwort: 'Beten, daß bei einem Schlag im Kopf keine Schäden auftreten.' Feine Gefäße im Kopf seien nämlich bereits zu. Durch Bekannte, die meine Not kannten, kam ich in die Praxis von Dr. Thomas

B. Fischer in Düsseldorf. Hier erfuhr ich von der Möglichkeit der Chelat-Therapie. Nach einigen Überlegungen habe ich mich für diese Therapie entschieden. Mein Gefäß-Chirurg sagte damals nur: 'Blödsinn, schade ums Geld.' Doch ich hatte recht. Nach 30 Behandlungen konnte ich wieder Arbeiten verrichten, die vorher schon lange nicht mehr möglich waren. Auch der starke Druck am Hals und im Kopf war weg. Meine Fingergelenke wurden frei von Gichtschmerzen. Ich kann mit meiner alten Brille wieder tadellos sehen. Seit Mai 1997 bekomme ich nur noch eine Infusion pro Monat und fühle mich allgemein sehr gut und viel freier. Sorgen über die Gefäßverschlüsse in meinem Kopf drücken mich nicht mehr."

Was wirklich heilt, setzt sich auch durch

„Die Chelat-Therapie wird inzwischen überall auf der Welt praktiziert. In den USA haben sich bereits über 1.000 Ärzte darauf spezialisiert. Etwa 300.000 Patienten erhielten rund vier Millionen Infusionen und sind begeistert. Auch in Deutschland kann man die Chelat-Therapie zwischenzeitlich bei einigen Ärzten durchführen lassen. Die Infusionslösung enthält nur Wirkstoffe, die vom Bundesgesundheitsamt zugelassen sind. Nebenwirkungen sind sehr selten."

Es ist ein Gebot des gesunden Menschenverstandes, zu verlangen, daß die Ärzteschaft die Chelat-Therapie als Alternativbehandlung arterieller Verschlußkrankheiten und anderer degenerativer Erkrankungen erforsche. Bis zum heutigen Tag haben sich Massen von klinischen Befunden angesammelt, die eine solche Erforschung als geboten erscheinen lassen. Die meisten Ergebnisse sind jedoch den Ärzten durch Lektüre der bedeutendsten medizinischen Journale nicht zugänglich. Einige der Ergebnisse sind erschienen in dem amerikanischen Journal of Holistik Medicin. Leider ist dieses Journal nicht in der Kartei der National Library of Medicin. Obwohl also Artikel geschrieben und Studien, die Chelat-Therapie betreffend, veröffentlicht worden sind, existiert praktisch so gut wie kein Weg, die Ärzte weltweit mit dieser Erkenntnis bekanntzumachen, und die medizinischen Zeitschriften mit hoher Auflage lehnen es (auf Druck der Pharmakonzerne) auch weiterhin ab, Forschungsergebnisse hinsichtlich der Chelat-Therapie zu veröffentlichen.

Auch ein zartes Pflänzchen wächst
immer weiter

Aber die Anhänger der Chelat-Therapie unter den Ärzten sind von Hoffnung erfüllt. Die Ärzteschaft war schon immer konservativ, und Änderungen konnten nur langsam bewerkstelligt werden. Einige Ärzte, die die Chelat-Therapie anwenden, berichten, daß die Anzahl von Patienten, die auf Empfehlung ihrer Kardiologen zu ihnen käme, eindeutig steigen würde. Andere berichteten, die Neugier ihrer Kollegen hinsichtlich der Chelat-Therapie nehme zu. Die Zeit ist also reif für eine objektive Bewertung der Chelat-Therapie durch die gesamte Ärzteschaft. Dr. Eckerly, eine in Minnesota ansässige Chelat-Ärztin, sagt, sie halte die Chelat-Therapie für ein „faszinierendes Phänomen." Sie ist noch immer über die Ergebnisse verblüfft, die sie bei ihren Patienten erzielt. Letzten Endes, so glaubt sie, wird der Wert der Chelat-Therapie darin liegen, was sie uns über die Funktionsweise unseres Körpers zu sagen haben wird. Was immer EDTA bewirkt, sagt sie, ist das Ergebnis eines Prinzips, das zu benennen wir noch nicht in der Lage sind. Sie ist davon überzeugt, daß die Fähigkeit der Chelat-Therapie, bei cardiovaskulären Symptomen zu helfen, der Schlüssel zu einer Tür ist, einer Tür, die zu einem größeren Verständnis des Alterns und der Gesundheit führt. „Die Sache muß weiter untersucht werden, hier halten wir etwas in der Hand, das eine positive Wirkung auf 80 Prozent der Menschen hat, die wir damit behandeln. Man kann nicht einfach nur 'nein' dazu sagen."

10. Kapitel

- Kraftzentrale Gehirn
- Der erfahrene Chelat-Arzt
- Wichtige Voruntersuchungen
- Nicht mit Untersuchungen geizen
- Jeder vierte Patient ist operiert
- Nicht zu übersehende Erfolge
- Die trickreichen Versuche, Chelat zu diskriminieren
- Die Vielseitigkeit des Wirkspektrums von Chelat ist frappierend
- Gefährlich: Freie Radikale
- Der Körper rostet
- Chelat – eine Methode, die sich ständig wandelt und wächst
- Verminderung der Krebssterblichkeit dank Chelat
- Wieder besser schlafen
- Was ist drin im Tropf

Kraftzentrale Gehirn

Sauerstoffmangel und Hochdruck auf der einen und Einschränkungen der Hirntätigkeit auf der anderen Seite: Durchblutungsstörungen führen zu einer Vielzahl von Erkrankungen. Wenn wir mehr als 80.000 Kilometer Adern in unserem Körper haben, dann entfallen hiervon einige tausend Kilometer allein auf das Gehirn. Diese Kraftzentrale unseres Organismus ist wie kein anderes Organ von einer intakten Durchblutung abhängig. Ist der Blutfluß in den Nervenzellen gut, werden keine Funktionsschwächen auftreten. Auf der anderen Seite schwächt der geringste Sauerstoffmangel die Leistungsfähigkeit des Gehirns. Es hat lange gedauert, bis man dahinterkam, daß Störungen der Hirntätigkeit wie Schlafstörungen, Konzentrationsschwäche oder Ohrgeräusche reine Stoffwechselleiden von Gehirn und Nerven sind. Ihre Zellen produzieren Stoffe, von denen die Leistungsfähigkeit dieser Organe abhängen. Diese Boten- oder Nervenüberträgerstoffe (Neurotransmitter), wie diese Substanzen bezeichnet werden, kann man heutzutage mit einer modernen Labortechnik im Blut des Menschen messen. Auch ist es gleichermaßen möglich, die Grundbausteine dieser Eiweißkörper – das sind die Aminosäuren – zu bestimmen. Weisen sie mangelhafte Konzentrationen auf, führt dieses in der Regel immer zu einer Erniedrigung der Botenstoffe. Mit der Hochdruckflüssigkeitschromatografie (HPLC) kann man auch anderen Krankheiten auf die Spur kommen. So lassen sich zum Beispiel die Ursachen der Osteoporose, von Bindegewebsschwächen und Allergien ermitteln. Vernünftigerweise wird eine Laboruntersuchung am Anfang einer Untersuchung stehen, die Durchblutungsstörungen aufdecken soll. Danach wird man schrittweise alle Adern des Körpers mit Ultraschall, Laser und Thermografie untersuchen. Ohne Schaden für den Organismus, weil ohne die geringsten Nebenwirkungen, kann man auch während der Behandlung Kontrolluntersuchungen durchführen, um den Fortgang einer Therapie zu dokumentieren.

Der erfahrene Chelat-Arzt

Ohne gründliche Untersuchungen ist eine Chelat-Therapie nicht denkbar, und ohne die speziellen diagnostischen Methoden sollte man diese Therapie auch nicht beginnen. Oft kommen Patienten in die Praxis eines Chelat-Arztes, die eine Menge von Untersuchungsergebnissen anderer Ärzte bereits mitbringen. In der Naturheilkunde und Ganzheitsmedizin sieht man aber Krankheiten unter anderen Gesichtspunkten, die auch andere diagnostische Verfahren notwendig machen. Wenn nun, obwohl gerade ausreichend „durchgecheckt", ein Patient noch einmal gründlich untersucht wird, so werden diese Untersuchungen unter ganz anderen Voraussetzungen durchgeführt. Der verantwortungsbewußte Chelat-Arzt wird mit Sicherheit keine Wiederholungsuntersuchungen veranlassen, sondern die diagnostischen Verfahren wählen, die für seine Therapie wichtig sind.

Wichtige Voruntersuchungen

Hier ein Überblick über die Untersuchungen, die einer Chelat-Behandlung vorausgehen sollen:

Blutuntersuchungen: Cholesterine, Triglyceride, HDL-Werte, Mineralien (Calcium, Natrium, Eisen, Magnesium, Kalium), Nierenwerte, Harnsäure, Blutzucker, Fibrinogen, C- und S-Proteine, Blutgasanalyse mit Sauerstoffmessung und pH-Wert (Säuregrad des Blutes).

Aminosäurenanalyse: Besonders dann, wenn Depressionen, Schlafstörungen oder ein Nachlassen der Leistungsfähigkeit von Gehirn und Nerven auftreten. Auch diese Untersuchung erfolgt aus dem Blut.

Haaranalyse: Das ist eine Pflichtuntersuchung, ohne die eine Chelat-Behandlung nicht durchgeführt werden sollte. 23 verschiedene Substanzen (Mineralien, Spurenelemente und Schwermetalle) werden untersucht.

Farbultraschall: Halsschlagadern, Beinarterien, Nierengefäße und die Hauptschlagader werden mit dem Farb-Duplex gemessen.

TCD: Mit dieser Farbultraschalluntersuchung werden die Hirngefäße, die Durchblutung des Innenohres und der Augen erfaßt. Das ist wichtig beim Tinnitus, bei Sehstörungen und Einschränkungen der Hirnleistungen.

Rheoscreen: Diese Laserdiagnostik registriert die venösen Rückflüsse in den Beinvenen und auch im Gehirn – zum Beispiel Migräne oder auch Lungenembolie; eine Vielzahl von Einschränkungen der Durchblutung finden in den venösen Systemen statt.

Digitale-Photopletysmografie (DPG): Zur Messung der Bindegewebsfunktion wird ebenfalls ein Laser benutzt. Diese Untersuchung ist wichtig bei Bluthochdruck.

Infrarotthermografie: Füße, Hände oder Augen – der Blutfluß in den kleinsten Adern wird mit der digital gesteuerten Infrarotkamera gemessen. Kalte Hände oder Füße, Flimmern vor den Augen und Veränderungen des muskulären Blutflusses (zum Beispiel am Rücken) werden mit dieser Methode registriert.

Nicht mit Untersuchungen geizen

An diesen Untersuchungen soll man nicht sparen, und auch das Taktieren, dieses oder jenes diagnostische Verfahren zu vermeiden und nicht durchführen zu lassen, zahlt sich meist nicht aus. So kommt es immer wieder vor, daß im Verlauf einer Behandlung Krankheitszeichen aufgedeckt oder gesundheitliche Schwächen gefunden werden, deren Ursachen man nachträglich untersuchen muß. Manchmal geht dadurch wertvolle Zeit verloren, weil man die Therapie umstellen oder ergänzen muß. Umstände also, die man durchaus vor der Behandlung hätte abklären können.

Die Erfolge der Chelat-Therapie sind viel zu komplex, so daß ein Einordnen in die üblichen statistischen Grundnormen relativ schwierig ist.

Senkung des Blutdrucks, Abbau von Adernverkalkungen, Einregulierung des Stoffwechsels und Beseitigung von Schwermetallbelastungen sind die nachgewiesenen Wirkungen von Chelat-Infusionen. Daß durch diese Behandlung auch Störungen der vegetativen Nervenfunktionen beseitigt werden, die Bluthochdruck und Gefäßkrämpfe verursachen, wurde schon erwähnt.

Verkalkungen der Arterien, der gestörte Stoffwechsel (Zuckerkrankheit, Harnsäureerhöhungen und niedrige HDL-Cholesterine), die mangelhafte Sauerstoffversorgung und eine Verkrampfungsbereitschaft der Adern: Das sind die häufigsten Ursachen von Durchblutungsstörungen. Und hier zeigt sich besonders die Wirkung dieser naturheilkundlichen Therapie in ihren überzeugenden Behandlungserfolgen. Weltweit sind 800 Ärzte Mitglieder der ACAM, einer Vereinigung von Ärzten, die sich vorwiegend mit Chelat-Behandlungen beschäftigen. Und es ist nicht verwunderlich, daß mehr als 50 von ihnen ehemalige Kardiologen und Herzchirurgen sind, die ihren Beruf aufgegeben haben und inzwischen überzeugte Anhänger der Chelat-Therapie sind. Ich selbst habe über viele Jahre die üblichen schulmedizinischen Untersuchungen und Behandlungen durchgeführt, ehe mich die Wirkungen naturheilkundlicher Behandlungen überzeugten.

Von den ersten erfolgreichen Einsätzen einer Behandlung mit Chelat-Bildnern bei Bleivergiftungen in den USA, zum Entfernen radioaktiver Isotope in Rußland, nach Kernkraftunfällen in China vor über 40 Jahren ist die jetzige Chelat-Therapie meilenweit entfernt. Von der einstmals akuten Behandlung lebensbedrohlicher Krankheiten ist diese naturheilkundliche Therapie zu einer effizienten Vorbeugungsmaßnahme gegen Infarkte, Bluthochdruck und Schlaganfall geworden.

Jeder vierte Patient ist operiert

Etwa 50 Prozent der Menschen, die einen Chelat-Arzt aufsuchen, sind durch typische Folgen bei Durchblutungsstörungen gezeichnet. Langjährige Verkalkungen haben Organe geschädigt, Herzinfarkt und Apoplex Narben hinterlassen, Medikamente wenig Wirkung, dafür um so mehr Nebenwirkungen gezeigt, und die Ergebnisse operativer Eingriffe sind nach kurzer Zeit hinfällig geworden.

Ja, es sind besonders die chirurgischen Eingriffe an den Gefäßen, die das mechanische Vorgehen bei Verkalkungen in Frage stellen. So ist inzwischen jeder vierte Patient in meiner Praxis an den Gefäßen operiert worden, hat manchmal mehrere Dilatationen hinter sich oder einen Stent implantiert bekommen. Kurz gesagt: bei diesen Patienten mit entsprechender Vorgeschichte, mit einer Vorbehandlung über längere Zeit – operativ und medikamentös –, in der manch negative Veränderungen in den Gefäßen stattgefunden haben, ist eine zurückhaltende Erwartung angebracht. Um so überraschender ist es, wenn trotzdem gute Ergebnisse vorzuweisen sind.

Nicht zu übersehende Erfolge

Die medizinischen Erfolge mit der Chelat-Therapie sind einfach nicht zu übersehen. Allein in meiner Praxis zeigen die 100.000 Behandlungen eine Besserung und Heilung der Krankheiten von über 90 Prozent. Auch in den USA, England, Holland oder Dänemark werden ähnliche Zahlen genannt. Allein das müßte eigentlich genügen, dieser Therapie ihren besonderen Stellenwert zuzumessen. Klinische Studien in den USA haben die positiven Ergebnisse von Chelat-Infusionen dokumentieren können. 1985 demonstrierte eine von der FDA (das ist die oberste Gesundheitsbehörde in den USA) initiierte Untersuchung äußerst gute Resultate bei mit Chelat-Infusionen behandelten Patienten. Der Leiter der Studie, Dr. Guardino, erläuterte die vorläufigen

Ergebnisse. Mit hohem finanziellen Aufwand (auch ich, Dr. Collatz, habe damals eine Menge Dollar über den Atlantik geschickt) wurde diese Studie begonnen. Doch dann stockte plötzlich der Fortgang der Untersuchung. Zugesagte Gelder und Spenden wurden nicht ausgezahlt, Patienten verschwanden wie von Geisterhand aus den Untersuchungsprogrammen, und nach acht Jahren wurden die Untersuchungen (1993) dann endgültig eingestellt. Inzwischen erhärtet sich der Verdacht, daß einer der Gründe, diese Untersuchungen nicht weiter zu verfolgen, darin zu suchen ist, daß aufgrund der bis dahin gesammelten Erkenntnisse in absehbarer Zeit ein fundierter wissenschaftlicher Wirksamkeitsnachweis für die Chelat-Behandlung zu erwarten war.

In den USA muß man anscheinend noch einigermaßen vorurteilslos vorgegangen sein, wenn man damals der Chelat-Therapie eine Chance gab. In Deutschland war das ganz anders. 1983 wurden in Heidelberg etwa 20 Patienten, die an Durchblutungsstörungen der Beine litten, mit reinen EDTA-Tröpfen behandelt. In einem halben Liter Kochsalz befanden sich drei Gramm EDTA und sonst nichts. Eine gleich große Klientel wurde mit einem bekannten intravenösen Durchblutungsmittel behandelt.

Die trickreichen Versuche, Chelat zu diskriminieren

Zwar attestierte man den Patienten nach der Chelat-Infusion eine deutlich längere Gehstrecke, doch das wurde als unbedeutend angesehen, weil in der Chelat-Gruppe eine gefährliche Konzentrationssenkung lebenswichtiger Mineralien (besonders Eisen) vorzuweisen war. Man brach deshalb auch diese Studie (aus ethischen Gründen) ab. Über Umwege konnte ich Einblick in die damaligen Versuchsanordnungen bekommen, und ich war dann auch nicht besonders überrascht, daß hinter der Untersuchung ein pharmazeutisches Unternehmen stand, das durchblutungsfördernde Medikamente herstellt. Bedeutsamer war jedoch, daß in den angeblichen Chelat-Tröpfen nicht die Spur von Mineralien, Spurenelementen, Vitaminen, Aminosäuren oder Enzymen war. Alles war mehr oder weniger darauf ausgelegt, dem Ruf der Chelat-Behandlung zu schaden und diese Therapie zu diskriminieren. Sehr zur Freude derjenigen, die die Chelat-Therapie ohnehin als Quacksalberei bezeichnen.

Sie alle haben nichts dazugelernt, fragt man sie aber nach konkreten Beispielen nachgewiesener negativer Nebenwirkungen, schweren

Komplikationen oder sogar Todesfällen, dann müssen eben auch sie passen. Denn die gibt es einfach nicht!

Die Vielseitigkeit des Wirkspektrums von Chelat ist frappierend

Der direkte Abbau der Ablagerungen in den Adern ist gleichzusetzen mit einer Verbesserung in der Sauerstoffversorgung, Einregulierung des Stoffwechsels oder Ausschwemmung von Schadstoffen .

Die Chelat-Therapie ist jedoch kein „Rohrfrei". Wenn man die Wirkung von Chelat-Bestandteilen auf die Gewebe oder Adern erklären möchte, so muß man dabei auch die Ursachen von Verkalkungen betrachten. Bevor diese nämlich zu meßbaren Ablagerungen in den Gefäßen führen, spielen sich schon lange Zeit vorher erhebliche Veränderungen in und an den Zellen ab. Man kann es nicht oft genug betonen: hinter jeder Störung des Blutflusses steckt immer ein ganz bestimmtes Grundübel. Erhöhte Fette, niedrige HDL-Cholesterine, hohe Anteile von Schadstoffen, Sauerstoffmangel oder Schwermetallbelastungen. Vor gut zehn Jahren fanden Wissenschaftler im Blut bestimmte Stoffe, meist kleine Eiweißkörper, die Sauerstoff vernichten und starke Übersäuerungen verursachen. Diese Substanzen fanden sich häufig bei Menschen mit chronischen Entzündungen, bei Diabetikern, übergewichtigen Personen, Rauchern und Menschen mit Durchblutungsstörungen. Man bezeichnete sie als Freie Radikale. Die Reaktionsfähigkeit dieser Moleküle ist recht groß. Einerseits schädigen sie den Körper, andererseits ist die Sauerstoffaufnahme in die Zellen behindert, und dadurch wird die Funktionsweise von Nieren und Leber empfindlich gestört.

Gefährlich: Freie Radikale

Wie Freie Radikale auf den Organismus einwirken, ist recht kompliziert. Immer ist es aber die kleinste Einheit unseres Körpers, die Zelle, die bei einem Überschuß dieser Substanzen anfänglich attackiert wird. Dabei werden die Zellmembranen zerstört, was den Tod der Zelle bedeutet. Nun werden noch mehr Freie Radikale in den Körper geschwemmt. Eine Kaskade von nachfolgenden Reaktionen kann dann ein Chaos im Organismus auslösen. Schwermetalle wie Nickel, Blei oder Quecksilber unterstützen und beschleunigen die Zell- und Gewebevernichtung. Aber auch ein Überschuß an Eisen, Calcium und Kupfer in den Geweben wirkt wie ein Katalysator. Der tödliche Herzinfarkt, das Herzmuskelversagen, schwerste Schlaganfälle oder die Sepsis (eine nicht mehr beherrschbare Infektion): Für alle diese dramatischen Krankheitsverläufe sind Freie Radikale verantwortlich. Lebt man gesund, vermeidet man allzuviel Röntgen, wählt bei den Medikamenten diejenigen aus, die keine Metalle oder Schwermetalle (zum Beispiel Aluminium) enthalten, ernährt sich sowenig wie möglich von vorgefertigten Nahrungsmitteln, denaturiert diese nicht durch eine falsche Zubereitung und achtet auch auf den Elektrostreß, dann gefährdet und schädigt man auch nicht das körpereigene Sicherheitssystem, das uns vor einem Zuviel bedrohlicher Radikale schützt. Enzyme, auch das sind höchst wirkungsvolle Biokatalysatoren, neutralisieren diese Schadstoffe. Durch Vitamine C, E, und Beta-Carotin, die Einnahme von Selen und die Aminosäuren Cystein und Methionin werden die Vorgänge des Sicherheitssystems äußerst wirksam unterstützt.

Der Körper rostet

Wir können inzwischen davon ausgehen, daß fast alle degenerativen Erkrankungen sowie das frühzeitige Altern durch ein zerstörerisches Wirken dieser Stoffe verursacht werden. 1994 wies Dr. Elisabeth Birkenhager-Gillesse von der Universität Leiden in Holland nach, daß die Alzheimer-Krankheit, die Schüttellähmung, Diabetes, Lungenemphysem und noch weitere 34 Krankheiten neben allen Folgen und Formen von Durchblutungsstörungen durch einen krankhaften Überschuß Freier Radikale verursacht werden.

Doch das „Rosten" des Körpers geschieht auf langsame Weise und über viele Jahre. Vergleichen kann man dies mit der Rostbildung eines Fahrrades oder mit dem Ranzigwerden von Butter. Bei beiden Vorgängen ist eine längere Zeit erforderlich, bevor das Ausgangsmaterial soweit verändert ist, daß es sich entweder aufgelöst hat oder ein ganz anderes Produkt entstanden ist.

Fettablagerungen in den Adern oxydieren unter der Einwirkung Freier Radikale und werden dadurch gehärtet. Später lagern sich eine Vielzahl von Substanzen in diese Fettsklerose (Atherosklerose) ein. Das sind zum Beispiel Schwermetalle, Triglyceride, Cholesterine, Bakterien, rote und weiße Blutkörper, Eiweißreste und noch eine Vielzahl weiterer Stoffe. Professor Hunnighake aus Miami hat sich 1990 einmal die Mühe gemacht, in seinem biochemischen Institut arterio-sklerotische Plaques zu analysieren und dabei bis zu 50 verschiedene Substanzen gefunden.

In den USA haben schon frühzeitig Ärzte die EDTA-Wirkung auf die Bildung Freier Radikale erforscht und damit eine der wichtigsten Wirkmechanismen dieser Behandlung erkannt. Später dann kam es zu einer wahren Flut von Veröffentlichungen, die immer weitere Details der Chelat-Therapie zutage förderten:

- Steigerung der Fließgeschwindigkeit des Blutes mit einer geringeren Verklumpungsgefahr der Blutplättchen
- Anhebung der Blutsauerstoffsättigung
- Steigerung der Abwehr gegen Pilze, Bakterien, Viren und Krebs
- Einregulierung von Funktionsstörungen der Hirn- und Nervenfunktion
- Steigerung der Lungenfunktion mit Anhebung des Blutsauerstoffgehalts
- Beseitigung der Gewebeübersäuerungen und Verbesserung aller Organfunktionen

Wir wissen inzwischen, daß die Erfolge der Chelat-Therapie bei der Beseitigung von Ablagerungen in Arterien über intensive biochemi-sche Reaktionen ablaufen: Calciummoleküle, Schwermetalle und an-dere Schadstoffe, Substanzen also, die nicht wasserlöslich sind, wer-den durch ihre Wirkstoffe mobilisiert und aus dem Körper entfernt.

Die Chelat-Therapie hilft also dort, wo diese Substanzen sich be-sonders gerne anreichern und die Organfunktionen schwächen: das sind in erster Linie die Adern, die Lunge, das Gehirn sowie Gelenke und Wirbelsäule, aber natürlich auch jedes andere Organ, da Schad-stoffe in jedem Gewebe gravierende Schäden verursachen können, wenn sie eine bestimmte Konzentration überschreiten.

Chelat – eine Methode, die sich ständig wandelt und wächst

Innerhalb der letzten 25 Jahre ist die Wirkung der Chelat-Therapie intensiv erforscht und dokumentiert worden. Das hat dazu geführt, daß sich sowohl die Zusammensetzung der Infusionslösung den wis-senschaftlichen Ergebnissen anpaßte und sich deshalb in ihrer Zusam-mensetzung änderte als auch andererseits neue Wirkungsweisen die-ser Behandlung auf den Organismus aufgedeckt wurden. Eine davon ist zum Beispiel eine starke Hemmung der Gerinnselbildung in den Adern. Was nämlich außerhalb der Blutbahn wünschenswert ist, damit sich Wunden verschließen, führt in den Gefäße zu Thromben und Embolien. Hierdurch entstehen Schlaganfälle, Herzinfarkte, Verschlüsse der Beinarterien, aber auch Venenthrombosen und offene Beine.

Verminderung der Krebssterblichkeit dank Chelat

Die Verminderung der Krebssterblichkeit ist eine der letzten Forschungsresultate. Auch hierbei lassen sich die Ursachen leicht aufzeigen: Verbesserung der Sauerstoffversorgung, Reduzierung der Gewebeübersäuerung, Entfernung von Schadstoffen und Anhebung der Konzentration von Killerzellen, den Abwehrkörpern also, die bösartige Zellen vernichten können. Allgemein, so muß man heute feststellen, führt der verbesserte Blutfluß durch eine Chelat-Therapie zu einer Verminderung gesundheitlicher Risiken: Senkung der Blutfettwerte mit Anhebung der guten und Senkung der schlechten Cholesterine wurden bei 30 Prozent der Patienten registriert, ohne daß weitere Medikamente gegeben wurden, und auch die Knochendichte verbesserte sich bei jedem fünften Kranken, der Chelat-Infusionen bekam.

Wieder besser schlafen

Wie keine andere Behandlung sonst ist die Chelat-Therapie ein einprägsames Beispiel, was ganzheitsmedizinische Verfahren leisten können. Nicht nur allein die punktuelle Aufzählung der Wirkungsmechanismen ist dabei entscheidend, sondern überhaupt die Tatsache, wie der Kranke sich nach einer Behandlung fühlt. Wenn mehr als 50 Prozent der Patienten besser (und auch ohne Medikamente) schlafen können, wenn sie von Depressionen befreit sind, wandern oder Tennis spielen können (kurz ihre Lebensqualität sich erheblich verbessert hat), dann ist das ein besonderer Erfolg dieser Behandlung, der sich in wissenschaftlichen Ergebnissen nur schwer messen läßt.

Daß die Chelat-Therapie gelegentlich immer noch auf erbitterten Widerstand trifft, liegt unter anderem auch daran, daß dieses naturheilkundliche Verfahren nur schwer in die üblichen standardisierten Gesetzmäßigkeiten gepreßt werden kann, an denen zum Beispiel allopathische Medikamente gemessen werden. Zu stark weicht diese Therapie von der so unheilvollen „Schubladenmedizin" ab, die unsere Therapielandschaft heute beherrscht. Typisch für diese Denkweise sind dann die Vorwürfe, daß Chelat-Infusionen den Organismus des Patienten demineralisieren, wie bereits beschrieben.

Was ist drin im Tropf

Alles Unsinn natürlich, denn wie keine andere Behandlung sonst sind die Chelat-Infusionen so individuell ausgerichtet, daß von 100 Tröpfen keiner dem anderen gleicht. Die Ergebnisse sorgfältiger Untersuchungen, die Beschwerden beziehungsweise Krankengeschichte des Patienten werden bei einer Chelat-Therapie gebührend berücksichtigt.

Eine 0,9prozentige Kochsalzlösung ist die Basis der Chelat-Therapie. Natürlich könnte man auch andere Substanzen verwenden, zum Beispiel Glukose (Zucker) oder einen Tropf mit Aminosäuren. Doch die physiologische Salzlösung, die eine gleiche Konzentration wie das Blut hat, ist nicht nur besonders gut verträglich, sondern eignet sich auch in idealer Weise für die Zusätze, die für die Behandlung unverzichtbar sind. Ähnlich einem hochwertigen Wein, der zu etwa 80 Prozent aus Wasser besteht, seine Qualität jedoch durch die Rebe und den Boden, auf dem sie wächst, erlangt, wird auch eine Chelat-Infusion, die in ähnlicher Konzentration Wasser enthält, durch ihre Zusätze homöopathischer Arzneimittel, aber auch den individuellen Bestandteilen, die man bei Bedarf selbst herstellen muß, besonders wirksam.

Ob der Inhalt des Tropfes 500, 300 oder 200 Milliliter enthält, in allen Fällen wird die Chelat-Infusion immer auf das Krankheitsbild des Patienten abgestimmt. Ist der Herzmuskel besonders schwach, so muß die Gesamtmenge der Flüssigkeit reduziert werden, damit der Körper nicht zu viel Wasser einlagert. Andererseits muß der Tropf genügend Volumen enthalten, damit auch alle die Wirkstoffe zugeführt werden können, die für einen Erfolg der Therapie notwendig sind. So ist es oft erforderlich, während der Behandlung die entsprechenden Wirkstoffe zuzugeben. Selen oder andere Mineralkomplexe, Aminosäuren oder Vitamine sind die Substanzen, die während der Therapie bei Bedarf zugefügt werden, wenn das erforderlich ist. Chelat A, B oder C: jeweils nach der Menge der Flüssigkeit, der Zusammensetzung von Wirkstoffen oder der Ergänzung mit orthomolekularen Zusätzen. Diese Einteilung hat sich bei uns im FÜRSTENHOF seit Jahren bewährt.

11. Kapitel

- 500.000 Tote pro Jahr
- Wenn das Gehirn nicht funktioniert
- Wenn die Beine streiken
- Fallstudie Karl-Günter P.
- Seelischer Terror obligatorisch
- Es begann im Mai 1995
- Die Haaranalyse brachte die Lösung
- Gutes Gefühl bestätigt

500.000 Tote pro Jahr

Gerade das Herzversagen ist bei Durchblutungsstörungen ein besonderes Problem. „Sie haben Pech, wenn Sie darunter leiden! Denn man stirbt eher an dieser Krankheit als an Krebs." So betitelte die Medical Tribune einen Beitrag, der sich mit der Herzmuskelschwäche beschäftigte. Und in der Tat ist unter den über 500.000 Menschen, die Jahr für Jahr an den Folgen einer Arteriosklerose sterben, eine größere Anzahl mit Herzversagen oder Herzmuskelschwäche. Daß dies nicht übertrieben ist, kann auf erschreckend eindrucksvolle Weise gesehen werden, wenn innerhalb von wenigen Tagen, ja manchmal in Stunden, der Herzmuskel seine normale Tätigkeit einstellt und die Organe, insbesondere die Lunge in ihrem eigenen „Saft" ersticken. Die Chelat-Infusion wird in diesen Fällen sehr wenig Flüssigkeit enthalten. Dabei genügen zum Beispiel 150 Milliliter, um das Herz nicht zu stark mit Wasser zu belasten. Auf der anderen Seite wird man den Tropf um die Substanzen ergänzen, die für eine Herzmuskelstärkung notwendig sind.

Früher mußte die Entwicklung der Dinge schicksalhaft abgewartet werden, weil nur begrenzt Hilfe möglich war. Heute kann man die sogenannte kardiopulmonale Insuffizienz durch gezielte Zufuhr von Nährstoffen beeinflussen. Besonders erfolgreich sind Aminosäuren – die Bausteine körpereigener Eiweiße – die zum Beispiel die Pumpleistung des Herzens nachhaltig fördern. Arginin und Glutamin sind zwei dieser insgesamt etwa 30 Substanzen, die für unsere Gesundheit lebenswichtige Bedeutung haben. Manche dieser Stoffe können nicht selbst produziert werden. Diese essentiellen Aminosäuren müssen über die Ernährung aufgenommen werden. Letzteres – Glutamin – ist eines dieser lebensnotwendigen Substrate, das nicht nur das Herz – in geringem Maße – beeinflußt, sondern auch für eine ausreichende Darmtätigkeit verantwortlich ist. Verengungen der Darmarterien durch fehlgeleitete Nervenimpulse senken drastisch die Funktion besonders des Dickdarms, wenn Glutamin fehlt. Darmbakterien und Giftstoffe durchdringen die Darmwand und gelangen in andere Organe und schädigen diese. Auf der anderen Seite werden Mineralien, Vitamine und andere lebensnotwendige Substanzen nicht genügend aufgenommen. So wird auch das Herz geschädigt. Diese finnische Studie (Professor Takala von der Universität Kuopio) von 1997 zeigt den Zusammenhang und die Beeinflussung der unterschiedlichen Organe wie Darm und Herz auf. Normalerweise denkt man nicht daran, einen Zusammenhang zwischen diesen beiden Organen herzustellen, insbesondere dann nicht, wenn Krankheiten in schulmedizinischer Denkweise betrachtet werden. Für die Chelat-Behandlung bei Herzinsuffizienz bedeutet es, daß Aminosäurenzusätze notwendig sind und daß als ergänzende Therapie sogar eine Sauerstoff-Darm-Sanierung (Hydrocolontherapie) erforderlich sein kann.

Wenn das Gehirn nicht funktioniert

Werden Durchblutungsstörungen diagnostiziert, ist neben dem Herzen oder den Beinen auch häufig das Gehirn betroffen. Die Einschränkung der geistigen Leistungsfähigkeit steht dann im Vordergrund. Besonders bedrückend ist aber die Angst der Betroffenen vor einem Schlaganfall. Obgleich der Herzinfarkt viel häufiger tödlich endet als der Apoplex, ist die Furcht einer dauerhaften Behinderung oder sogar zu einem Pflegefall zu werden, viel bedrohender als der plötzliche Tod. Natürlich ist diese Angst auch begründet: erleiden doch fast 400.000 Menschen jährlich in Deutschland einen Schlaganfall von unterschiedlicher Intensität. Die Palette der Symptome reicht vom Hörsturz, Sehstörungen und der transitorischen Ischämieattacke (wo kurzfristige Bewußtseinstrübungen oder Gesichtslähmungen auftreten). Besonders diese TIA ist erfahrungsgemäß häufig als Vorstufe einer drohenden Verstopfung von Hirnadern anzusehen. Daß ein Schlaganfall aus heiterem Himmel kommt, ist genauso unwahrscheinlich wie der plötzliche Herztod. Nicht selten findet man deshalb bei den Untersuchungen die Folgen kleiner Hirnnarben. Wenn diese im CT oder Kernspin sichtbar werden, sind auch diskrete neurologische Ausfälle zu registrieren.

Jeder zehnte Patient, der zu einer Chelat-Therapie kommt, weist solche Veränderungen auf. Bei den Kranken, die diese Behandlung wegen Störungen der Hirndurchblutung durchführen, sind es bereits 30 Prozent, die TIAs oder größere Apoplexe hinter sich haben. Für die Chelat-Therapie bieten sich interessante Aspekte und Herausforderungen, denen sie sich ohne Probleme stellen kann. Einmal muß man versuchen, die Ausfälle der Gehirn- und Nervenleistung anzugehen. Das ist oft schwierig, denn je länger diese bestehen, um so schwerer wird es sein, diese rückgängig zu machen. Außerdem gibt es keine Untersuchungstechniken, Zusammenhänge zwischen sichtbaren anatomisch-pathologischen Veränderungen (zum Beispiel im CT oder Kernspin) und den daraus resultierenden geistigen Leistungsminderungen.

Doch die Möglichkeiten, die Hirn- und Nervenfunktion mit Chelat-Infusionen zu verbessern, sind nicht schlecht. Zahlreiche Untersuchungen zeigen den Erfolg dieser Behandlung: So berichtete Dr. Miller aus New York von eindrucksvollen Steigerungen der Sehfähigkeit nach dieser Behandlung. Über die Beseitigung von Verwirrtheitszuständen berichtet Dr. Fox aus Texas, und ich selbst habe jahrzehntelange Schlafstörungen und Depressionen mit dieser Behandlung erfolgreich angehen können.

Auch wenn man nicht immer den gewünschten Erfolg einer Hirnregeneration verzeichnen kann, so liegt ein wichtiger Grund, diese Behandlung durchzuführen, in der Vermeidung von Rezidiven beziehungsweise Wiederholungen von „kleinen Schlaganfällen" (TIA) und Anfällen regulären Ausmaßes. Denn auch der Apoplex ist kein Zufall, der aus einem völlig gesunden Leben heraus und schicksalhaft den Menschen trifft. Eine der Hauptursachen nämlich, die zu fast 90 Prozent für diese Krankheit verantwortlich ist, sind Verkalkungen in den äußeren Halsschlagadern (der carotis interna). Hier setzen sich Gerinnsel fest, die, einmal durch den Blutstrom losgerissen, Hirnarterien verstopfen. Diese aufzulösen, ihre Größe zu vermindern oder die Oberfläche zu glätten, ist Aufgabe der Chelat-Therapie.

Wenn die Beine streiken

Jahr für Jahr werden in Deutschland mehr als 30.000 Beine amputiert, weil Verkalkungen der Arterien den Blutstrom soweit einschränken, daß die Gewebe in den Extremitäten absterben. Die Betroffenen haben meistens über viele Jahre Medikamente geschluckt, die Adern erweitern und das Blut flüssiger machen sollen. Nicht selten sind auch Gefäßoperationen und Ballonerweiterungen durchgeführt worden. Häufig ohne durchschlagenden Erfolg, wie die Statistik zeigt. Wenn durch eine Chelat-Behandlung nur vier oder fünf Beine gerettet werden, ist das ein großer Erfolg für diese Therapie. Denn eine Amputation ist nicht mehr rückgängig zu machen. Es sind vor allem auch diese Erlebnisse, die dem Chelat-Arzt bestätigen, daß er auf dem richtigen Weg ist.

Fallstudie Karl-Günter P.

Hier ist der Fall des 56jährigen Karl-Günter P. zu nennen, der über viele Jahre wegen Durchblutungsstörungen der Beine behandelt wurde. Trental, Pentoxyphyllin, Ginko, ASS und eine größere Anzahl von Prostavasininfusionen wurden verordnet und gegeben. Trotz aller dieser Maßnahmen wurde die Gehstrecke immer geringer und betrug zum Schluß nur noch 50 Meter. Zusätzlich verfärbten sich die Zehen des rechten Beines zunehmend dunkler und an der Ferse bildeten sich Geschwüre, die von Woche zu Woche an Tiefe zunahmen. Als der Patient schließlich und besonders durch sein eigenes Drängen zum Gefäßchirurgen überwiesen wurde, konnte dieser leider nur feststellen, daß von seinem Fachgebiet keine Hilfe mehr zu erwarten sei. Er empfahl die Weiterbehandlung im Kreiskrankenhaus. Dort machte man allerdings kurzen Prozeß, indem man dem Patienten mitteilte, daß das Bein nicht mehr zu retten sei und bereitete deshalb auch gleich die Amputation vor.

Was anschließend geschah ist so typisch, daß man den weiteren Verlauf des Geschehens praktisch ungekürzt mitteilen muß, weil eine Vielzahl von Patienten ähnliche Erfahrungen vorweisen können.

Für den 16. Mai war die Aufnahme von Herrn P. im St.-Margareten-Hospital in U. geplant. Nur noch drei Wochen Zeit, wie der Patient sorgenvoll konstatierte. Vierzehn Tage vor dem Eingriff waren alle notwendigen Unterlagen zusammengestellt worden, und am nächsten Tag war der letzte Termin in der hausärztlichen Praxis vorgesehen. Hier sollte die Übergabe der Dokumente und die Krankenhauseinweisung erfolgen. Vielleicht war es Schicksal, denn als Karl-Günter P. im Wartezimmer seines Hausarztes saß, fragte ihn ein anderer Patient, den er flüchtig kannte, nach seinen Beschwerden und dem Grund seiner ärztlichen Konsultation. Nach kurzer Schilderung seiner Krankengeschichte erfuhr Herr P. von dem besagten Patienten, daß es durchaus eine Alternative gebe: die Chelat-Therapie. Diese hatte er selbst vier Jahre zuvor durchgeführt. Damals plagten ihn, wie er berichtete, Angina-pectoris-Beschwerden und Bluthochdruck. Fünf verschiedene Medikamente mußten deshalb von ihm eingenommen werden (zehn Pillen täglich), die aber alle nicht halfen. Sein Hausarzt schickte ihn nach Weißenburg, wo ein Herzkatheter durchgeführt wurde. Zwei verengte Stellen sind damals mit dem Ballon erweitert worden. Doch eine große Hilfe war dieses nicht, denn drei Wochen danach traten die gleichen Beschwerden wieder auf. Wieder eine Fahrt in die Herzklinik von Weißenburg. Auf Wunsch des Patienten wurde aber kein Katheter mehr gelegt, sondern ein Herzszintigramm angefertigt. Das Ergebnis dieser Untersuchung war recht niederschmetternd. Der Arzt erklärte nämlich sehr eindringlich, daß, wenn die Herzbeschwerden dauerhaft verschwinden sollten, nur eine Bypassoperation in Frage käme. Sie wäre außerdem lebensrettend.

Seelischer Terror obligatorisch

Auf seine Frage hin, ob es denn eine Alternative gebe, bekam er sofort eine abschlägige Antwort. Bezüglich der Risikoeinschätzung hieß es nur lapidar, daß schließlich jeder einmal sterben muß!?

Dieser Patient hatte allerdings schon von der Chelat-Therapie gehört und spielte seit längerem mit dem Gedanken, diese in Anspruch zu nehmen, und seine bisherige Unschlüssigkeit wich nach diesem Gespräch schlagartig, es war sozusagen der letzte entscheidende Anstoß, diese Behandlung nun erst recht durchzuführen. Nach insgesamt 28 Chelat-Infusionen erfolgte dann noch eine Erhaltungstherapie von je einer Chelat-Behandlung pro Monat. Seit dieser Zeit sind keine Herzbeschwerden mehr aufgetreten und auch der Blutdruck bewegt sich in normalen Werten.

Karl-Günter P. war ganz schön verwirrt, wie er mir später versicherte. „Damals", so sagte er, „habe ich den Fehler gemacht, meinen Hausarzt zu fragen, was er von der Chelat-Therapie hielte." „Gar nichts, überhaupt nichts, viel zu gefährlich und sogar tödlich." So die Kommentare über den Nutzen dieser naturheilkundlichen Behandlung, die Herrn P. immerhin das Bein erhalten hat.

Es begann im Mai 1995

Im Mai 1995 ist P. in meine Praxis gekommen, damals noch zaghaft und voller Zweifel. Zuerst einmal die Untersuchung, wünschte er, danach wolle man weitersehen. Wie nicht anders zu erwarten, ergab die Überprüfung der Gefäße nicht nur erhebliche Verkalkungen in den Beinarterien, sondern auch eine ausgeprägte Arteriosklerose in beiden Halsschlagadern. Der zweite diastolische Blutdruckwert lag bei 95 mm Hg, was durch eine eingeschränkte Elastizität der Gefäßwände verursacht wurde. Normalerweise liegt das Dehnungsvermögen der Hauptschlagader (Aorta) bei drei Millimetern. Bei Karl-Günter P. war dieses Elastizitätsverhalten auf einen Millimeter beschränkt. Einengungen der Adern und die verminderte Elastizität der Gefäßwände waren auch Gründe dafür, daß alle eingenommenen Medikamente keine Wirkung gezeigt hatten. Das ganze Ausmaß der Erkrankung wurde anhand weiterer Untersuchungen deutlich.

Die Laborbestimmungen wiesen hohe Werte für Risikofaktoren aus, die für die Entstehung dieser Krankheit verantwortlich zu machen sind.

Ein hoher Harnsäurewert (im Blut) lag vor, ohne daß der Patient wußte, daß die Ernährung hierbei eine wichtige Rolle spielt. Aufgrund des hohen Blutdrucks war ihm eine drastische Reduzierung alkoholischer Getränke empfohlen worden. P. trank deshalb alkoholfreies Bier. Ein Fehler, wie man inzwischen weiß, weil dieses Produkt den Harnsäurespiegel ansteigen läßt. Ein zweiter Punkt waren die Blutfette. Vor Jahren waren Cholesterinkonzentrationen von über 400 mg/dl gemessen worden. Man verordnete ihm deshalb Fettsenker, die eine übermäßige Bildung der Cholesterine in der Leber verhindern sollen. Zwar reduzierten sich die Gesamtcholesterine danach auf 180 mg/dl, dafür sackten aber auch die guten HDL-Werte auf 20 mg pro 100 Milliliter Blut ab. Dieser Wert wurde bei uns erstmals gemessen, weil in der hausärztlichen Praxis das niedrige Gesamtcholesterin ein willkommener Anlaß war, den Erfolg der Therapie zu loben und auf eine Messung der HDL-Werte zu verzichten.

Die Haaranalyse brachte die Lösung

Die weiteren Laboranalysen bestätigten den schlechten Zustand des Patienten. Der Blutsauerstoffgehalt war stark erniedrigt und lag um mehr als 50 Prozent unter der Norm eines 56jährigen Patienten. Dadurch war die Kohlensäurekonzentration in den Geweben erhöht und der pH-Wert des Blutes in bedenkliche Bereiche abgesackt. Die Folgen zeigten sich in der Störfeldanalyse, wonach alle Organe, auch diejenigen, die nicht unmittelbar von der schlechten Durchblutung betroffen waren, in ihrer Funktion stark eingeschränkt wurden. Fündig wurde man, was die Ursachen der schlechten Beindurchblutung betraf, durch die Ergebnisse der Haaranalyse. Hohe Calciumwerte und eine starke Konzentration von Cadmium (Karl-Günter P. hatte über viele Jahre geraucht) waren eine der Hauptursachen für die Arteriosklerose.

„Was ist nun mit der Behandlung", fragte ich den Patienten, „sollen wir die Chelat-Therapie durchführen?" Natürlich sprach alles dafür, und es gab keine bessere Indikation für die diversen Verkalkungen und Ablagerungen in den Adern als diese Behandlung.

Herr P. willigte ein, aber der nachfolgende Satz klang ein wenig makaber: „Wenn es nicht hinhaut, dann kann man das Bein ja immer noch abschneiden!" Doch es haute hin! Bereits nach zehn Chelat-Infusionen konnte Herr P. 500 Meter ohne Schmerzen laufen, die Geschwüre an der rechten Ferse flachten ab, und in der Tiefe bildete sich zaghaft neues Gewebe. Was besonders wohltuend empfunden wurde, war der Rückgang der starken Schmerzen. Nach 15 Behandlungen senkte sich der zweite Blutdruckwert auf 80 mm Hg und blieb dort auch später. Bereits zu diesem Zeitpunkt nahm P. keine chemischen Medikamente mehr ein. Statt der allopathischen Mittel haben wir ihm SuperEPA (Fischölkapseln) in hoher Konzentration von 1,5 Gramm täglich gegeben. Dadurch wurde das Blut flüssiger und man konnte auf das Aspirin verzichten. Daneben stiegen auch die guten HDL-Blutwerte an. Die Umstellung der Ernährung und der immer wiederkehrende Hinweis „Gehen, Gehen und nochmals Gehen" taten ein übriges.

Gutes Gefühl bestätigt

Nach 28 Chelat-Behandlungen wurde die Therapie erst einmal beendet, um die Nachuntersuchung abzuwarten. Das gute Gefühl, das sich bereits gegen Ende der Behandlung eingestellt hatte, wurde bei dieser Kontrolle voll bestätigt. So hatte sich der Blutfluß im rechten Bein verdreifacht. Die schmerzfreie Gehstrecke betrug nun auf geraden Wegen fast anderthalb Kilometer, und auch leichte Steigungen konnten bei langsamer Gangart gut bewältigt werden. Voller Befriedigung zeigte P. sein Bein vor, und man konnte sich selbst davon überzeugen, daß die Geschwüre an der Ferse bis auf kleine Stellen abgeheilt waren. Die schwärzlich-blaue Hautfarbe war in ein dunkles Rot übergegangen, und man konnte auf dem Rist erstmals einen zaghaften Pulsschlag fühlen. Der Blutdruck war normal, die Harnsäure im Blut nicht erhöht und die guten Cholesterinwerte hatten sich nahezu verdoppelt. Zwar war die Elastizität der Adernwände noch immer eingeschränkt, aber die Thermografieaufnahmen der Beine und Arme wiesen auf eine deutlich verbesserte Durchblutung in diesen Organen hin. „Wie fühlen Sie sich denn überhaupt nach dieser Behandlung", fragte ich Herrn P., „gab es irgendwelche Nebenwirkungen, über die Sie berichten möchten?" „Na ja, anfänglich war ich etwas skeptisch. An dem Tag der Infusion fühlte ich mich müde und kaputt. Mir tat der ganze Körper weh, mir war teilweise recht übel, ich hatte Sodbrennen und Durchfälle. Doch nach dem vierten Tropf klangen die Beschwerden ab, und ich fühlte mich immer wohler."

12. Kapitel

- Eine wichtige Untersuchung: Die Haar-Mineralanalyse
- Phänomenale Aussagekraft
- Amalgam
- Der Risikofaktor Rauchen
- Hauptschadstoff: Aluminium
- Auf erbliche Veranlagungen achten
- Alles was glänzt
- Margarine
- Das Schicksal nicht herausfordern
- Hohe Bleibelastungen im Körper

Eine wichtige Untersuchung:
Die Haar-Mineralanalyse

Atomabsorptionsspektrometrie (AAS) und Massenspektrometrie (ICP) sind die genauesten Analysemethoden, um falsch plazierte Gewebe-Calciummengen zu erfassen. Boden- und Wasserproben sowie die Luftqualität werden schon seit geraumer Zeit mit diesen Verfahren, die allesamt aus den USA stammen, bestimmt. Seit etwa 1980 werden auch dort aus den Haaren die Gewebekonzentrationen von Mineralien, Spurenelementen und Schwermetallen gemessen. Die Haare, die ihre Bestandteile aus den Körpergeweben beziehen, ähnlich wie bei einem Weinstock, dessen Traubenqualität und Geschmack vom Boden abhängt, auf dem er wächst, sind ein Spiegel der Gewebekonzentrationen der einzelnen Organe. Bereits 1983 habe ich die ersten Haarproben in die USA geschickt, nachdem ich bei einer ACAM-Tagung hiervon hörte. Die Ergebnisse haben mich recht schnell überzeugt. Ich konnte selbst feststellen, daß diese Analysemethode wichtige Erkenntnisse über die Ursachen von Krankheiten erbringt.

Neue Labortechniken in Kombination mit computergesteuerten Methoden haben zwischenzeitlich dazu geführt, daß die AAS bei der Haaranalyse dem Massenspektrometer überlegen und etwa hundertmal genauer ist. So habe ich mich 1993 entschlossen, ein eigenes AAS-Labor einzurichten, weil in den mir bekannten amerikanischen Labors ausschließlich mit dem ICP gearbeitet wird. Anfänglich habe ich diesen Entschluß bereut. Ich bekam Schwierigkeiten über Schwierigkeiten damit, denn kein Techniker war in der Lage, bei der Einrichtung dieses Meßplatzes Hilfe zu leisten – zu unbekannt war die Haarmineralanalyse in unserem Land. Inzwischen sind diese Schwierigkeiten überwunden und sind über 5.000 Haaranalysen in unserem Labor durchgeführt worden. Zwischenzeitlich wird die Haaranalyse übrigens auch als offizielles Beweismittel bei Gericht, beispielsweise für einen Nachweis von Drogenmißbrauch, herangezogen.

Phänomenale Aussagckraft

In unserem AAS-Labor werden 23 verschiedene Substanzen gemessen, die für die Ursachen von Krankheiten Bedeutung haben. Es ist schon ein Phänomen, welche Erkenntnisse man allein durch diese Proben gewinnen kann, ohne weitere Untersuchungen heranziehen zu müssen. Es sind nämlich nicht nur die Calciumkonzentrationen, die dabei gemessen werden, sondern auch der Gehalt an Schwermetallen, der durch gesundheitliches Fehlverhalten, eine schlechte Ernährung oder durch Medikamentennebenwirkungen verursacht wird.

Die Ergebnisse einer Haaranalyse sind gleichzeitig auch ein Blick in die Vergangenheit des Kranken. Dabei werden Dinge aufgedeckt, die viele Jahre zuvor entstanden und die Ursachen späterer schwerer Leiden sind, oder – prognostisch gesehen – als mögliche Auslöser weiterer gesundheitlicher Störungen eingestuft werden müssen. Das Verfahren ist ziemlich aufwendig, daher erhält man die Resultate dieser Untersuchung frühestens nach zwei Wochen, und da die Auswertungen recht komplex sind, werden sie in der üblichen kurativen Medizin praktisch überhaupt nicht verwertet.

Die diagnostische Aussage dieser Ergebnisse ist nicht zu unterschätzen, denn die üblicherweise im Blut gemessenen Calciumwerte, der Eisengehalt oder das Magnesium sind nur Bruchstücke der wahren Organkonzentrationen. Schwer verständlich ist auch die Erkenntnis, daß hohe Eisen- und Kupferkonzentrationen weit mehr gesundheitliche Schäden anrichten als niedrige Werte dieser Mineralien. Diese beiden Schwermetalle wirken nämlich wie Freie Radikale, die Sauerstoff vernichten, Übersäuerungen der Gewebe provozieren und somit eine hohe Mitverantwortung bei der Entstehung von Durchblutungsstörungen haben.

Beide Schwermetalle gelangen oft über das Wasser und über die Hausleitungen in den Körper. Für den menschlichen Organismus sind erhöhte Konzentrationen dieser Schwermetalle aber wie Gift. Eisen und Kupfer lagern sich nämlich in der Leber ab und schädigen dieses Organ.

Während Calcium, Kupfer oder Eisen noch als lebensnotwendige Mineralien angesehen werden – was sie auch in entsprechenden normalen und physiologischen Konzentrationen sind – weiß man von anderen Elementen schon seit geraumer Zeit, daß sie die Gesundheit schädigen. So sind z. B. Blei und Quecksilber Schwermetalle, denen die Medizin besondere Aufmerksamkeit widmet.

Amalgan

Man muß fairerweise feststellen, daß die Bleibelastungen in den letzten fünf Jahren in Deutschland um 30 Prozent gesunken sind, denn das bleifreie Benzin hat hier seine Wirkung nicht verfehlt. Auch unsere Untersuchungen stimmen mit dieser Feststellung überein. Anders sieht es mit dem Amalgan aus, wo immer noch die antiquierten Speichelproben als Beweis einer Quecksilbervergiftung herangezogen werden. Dieses Schwermetall lagert sich aber sehr intensiv in den Geweben ab. Auch nach einer vor längerer Zeit durchgeführten Sanierung findet man immer noch nach Jahren hohe Quecksilberkonzentrationen in den Haaren.

Der Risikofaktor Rauchen

140.000 Menschen sterben allein in Deutschland jährlich an den Folgen des Rauchens. Krebs in Lunge, Bronchien, Kehlkopf, Niere und Blase sind die typischen bösartigen Erkrankungen, die durch den Tabakkonsum verursacht werden. Inzwischen vermutet man auch, daß bösartige Prostatatumore und sogar das Mammacarcinom durch diese Sucht verursacht werden. Auf 500 Milliarden Dollar jährlich schätzt man die gesundheitlichen Folgen des Rauchens in der westlichen Welt. So gesehen sind die 20 Milliarden Mark, die durch die Tabaksteuer in Deutschland eingenommen werden, ein sehr geringer Betrag, der die Ausgaben für gesundheitliche Folgen des Rauchens nicht annähernd aufwiegt.

Cadmium in den Haaren und Geweben findet man bei Rauchern sehr häufig. Dieses Mineral wird freigesetzt, wenn organisches Material verbrennt. Tabak ist organische Materie, und seine Abbauprodukte werden direkt von Rauchern inhaliert. Wie kein anderer Schadstoff schädigt dieses Schwermetall die körperliche Abwehrkraft gegen Krebsleiden. Die Folgen sind, daß Nikotinabhängige weniger Killerzellen, B-Lymphozyten und zytotoxische Zellen haben. Dieses sind „Untereinheiten" der Lymphozyten, die die Abwehrsituation des Körpers widerspiegeln. Des weiteren hemmt dieses Schwermetall die Aufnahme von Sauerstoff in die Zellen. So wird der Stoffwechsel geschädigt. Mineralien, Spurenelemente, Vitamine und Enzyme verlieren zunehmend ihre Wirkung auf einen intakten Stoffwechsel, und Freie Radikale gewinnen die Überhand. Die Folgen sind Verkalkungen, Bluthochdruck und Thrombosen.

1970 rauchten weltweit etwa 45 Prozent aller Menschen. 1989 betrug dieser Anteil noch 30 Prozent. Seit dieser Zeit stagnierte die Zahl der Nichtraucher, doch seit 1996 sind die Raucher wieder auf dem Vormarsch. Allein in Deutschland wurden in diesem Jahr eine Milliarde Zigaretten mehr verkauft als 1995.

Hauptschadstoff: Aluminium

Würde man ein Metall als Schadstoff des Jahres wählen, dann würde das Aluminium vermutlich in den nächsten Jahren regelmäßig auf einem der ersten Plätze landen. Wie keine andere Substanz belastet dieser Stoff nämlich die Organe und Gewebe des menschlichen Körpers. Nerven und Hirnzellen üben dabei eine ausgesprochene Anziehungskraft auf diesen Stoff aus, und auch in den Adern lagert sich Aluminium ab und verursacht Verkalkungen.

Inzwischen scheint bewiesen zu sein, daß die Alzheimersche Krankheit in vielen Fällen durch eine Aluminiumvergiftung der Gewebe mit verursacht wird. Diese schwerste Form des Hirnschwundes führt anfänglich zu einem völligen Verlust der geistigen Leistungsfähigkeit und später auch zu gravierenden motorischen Störungen. Am Endpunkt eines jahrelangen Siechtums kann der Patient nicht mehr laufen. Er ißt nicht mehr und verhungert, wenn nicht entsprechende Gegenmaßnahmen eingeleitet werden.

Was sind diese Gegenmaßnahmen? Heilen oder zum Stillstand bringen kann man die Krankheit nicht. Ist sie einmal ausgebrochen, gibt es keine Therapiemöglichkeit, die grundsätzlich Hilfe bringen kann.

Auf erbliche Veranlagungen achten

Nun gibt es eine Reihe von Familien, bei denen der Alzheimer Hirnschwund und auch andere Formen der geistigen Demenz erblich vorkommen. Da sich Aluminiumbelastungen langsam über Jahre entwikkeln, muß besonders bei einer erblichen Veranlagung eine Haaranalyse durchgeführt werden, denn nur im Vorfeld, wenn bei dieser Untersuchung erhöhte Werte des Metalls zu finden sind, kann mit der Chelat-Therapie wirksame Hilfe erbracht werden. Ist die Krankheit erst einmal ausgebrochen, ist es zu spät.

Nun muß es nicht unbedingt diese schwerste Art der Gehirn- und Nervenstörung sein, die durch diesen Schadstoff entsteht, denn auch „harmlosere" Leiden wie Depressionen, Neuropathien (das sind Mißempfindungsstörungen wie Kribbeln, Kältegefühl der Beine oder sogar Lähmungen von Extremitäten und Schlafstörungen) können auftreten und einem das Leben schwer machen. Aluminium ist eine der aggressivsten Substanzen, die den Körper belasten können. Professor Trouville von der Universität Clermont Ferrand in Frankreich fand bei der Analyse von Gefäßablagerungen jede Menge dieses Stoffs in den

160

Adern. Ein Beweis dafür, daß Aluminium auch für Bluthochdruck und alle Formen der Arteriosklerose verantwortlich ist.

Wie gelangt nun aber dieser Nerven-, Gehirnzellen- und Gewebe-killer in den menschlichen Organismus? Dazu muß man sich verge-genwärtigen, daß Aluminium ein Stoff ist, der in allen menschlichen Lebensbereichen reichlich vorkommt.

Alle Dinge aufzuzählen, die Aluminium enthalten, würden mehre-re Seiten dieses Buches in Anspruch nehmen und somit den Rahmen sprengen. Aber dennoch sei eine knappe Auswahl einiger Produkte genannt, die häufig verwendet beziehungsweise eingenommen wer-den oder mit denen man in Berührung kommt und die dieses Metall enthalten: Suppenwürfel, Sahnebecher, Joghurt, Kochtöpfe, Salben und Cremes, Zahnpasta, Deostifte, Magenpräparate gegen Sodbrennen und Geschwüre, Füllstoffe in vielen anderen Medikamenten und leider auch in einer Reihe von naturheilkundlichen Mitteln.

Alles was glänzt

Ein kritischer Blick auf die Verpackungen, Tüten, Tuben oder Dosen lohnt sich immer. Alles, was dabei glänzt, sollte man immer sorgfältig betrachten, denn es könnte Aluminiumverbindungen enthalten. Not-falls kann eine Anfrage beim Hersteller für Klarheit sorgen.

Chelat-Infusionen sind die beste Methode, dieses Metall aus dem Körper zu entfernen. Der Chelatbildner EDTA bindet die achtfache Menge von Aluminium aus den Geweben. Es ist in der Tat sehr beein-druckend, wenn man mit der AAS aus dem Urin des Kranken vor und nach einer Infusion die Schadstoffmengen erfaßt. Hier sieht man dann auch sehr deutlich, welch großes Entgiftungspotential die Chelat-The-rapie hat.

Margarine

Nicht überall, wo „Gesundheit" aufgedruckt ist, ist auch Gesundheit drin. Wir sind inzwischen sehr kritisch den Aussagen gegenüber, die Heilversprechen prophezeien; meist hat sich dieses als Mogelpackung erwiesen. Ein typisches Beispiel dafür ist die Margarine. Sie wird lei-der immer noch als optimale Lösung von Cholesterinproblemen ange-sehen. In fast allen Krankenhäusern liegt sie auf dem Tablett, und mit erhobenem Finger wird die Butter als Risiko für den Herzinfarkt aus dem Kühlschrank verbannt.

Margarine, so erscheint es auf den ersten Blick, ist ein Produkt der Natur. Aus Sonnenblumenöl hergestellt, ohne Cholesterin, mit vielen Vitaminen angereichert, goldgelb in der Farbe und immer streichfähig, geradezu ein Muß für den Patienten nach Herzinfarkt und Schlaganfall. Wirklich? Das ist leider eine Illusion. Denn von natürlicher Art findet man in der Margarine (abgesehen von den Pflanzenölen) beinahe nichts. Dafür aber bei der Herstellung jede Menge chemischer Reaktionen: Zum Beispiel die Anwendungen von Natronlauge, Phosphorsäure, Aktivkohle und Bleicherde oder das Verfahren der Dampfhydrierung mit 250 Grad Hitze und besonders Nickelverbindungen, die im Produkt haftenbleiben. Und so finden wir bei Menschen, die über längere Zeit Margarine gegessen haben, dieses Schwermetall in den Haaren. Nickel, das ist inzwischen bekannt, führt zu Schwächen in der Krebsabwehr und ist ein Bestandteil arteriosklerotischer Plaques in den Gefäßen. Ein weiteres Nahrungsmittel, auch dieses bei Herzkrankheiten und Bluthochdruck empfohlen, steht ebenfalls im Verdacht, Nickel zu enthalten. Es ist der koffeinfreie Kaffee, bei dessen Herstellung auch Nickelkatalysatoren Anwendung finden. Kein Wunder also, daß man bei Menschen, die über viele Jahre koffeinfreien Kaffee trinken, dieses Schwermetall in den Haaren findet.

Nun kann auch schwarzer Tee Nickel enthalten. Doch dieses Mineral gelangt nicht durch industrielle Verunreinigungen in das Lebensmittel, sondern ist vermutlich ein natürlicher Bestandteil, der die Pflanzen vor Parasiten und Pilzen schützt. So sind die Nickelverbindungen in den Teeblättern auch organisch gebunden und nicht anorganischer Natur wie in der Margarine und dem Kaffee.

Das Schicksal nicht herausfordern

Leider liegen über organische Nickelverbindungen bisher keine Erkenntnisse vor, inwieweit durch sie die Gesundheit gefährdet wird, aber dennoch sollte man bei hohen Nickelwerten in den Haaren auf den Konsum von schwarzem Tee unbedingt verzichten, um das Schicksal nicht herauszufordern.

Welche exakten Ergebnisse die Haaranalyse über beruflich bedingte Schadstoff-Belastungen liefert, darüber kann allerdings nur gestaunt werden. So erinnere ich mich noch sehr genau an das Ehepaar K., das seit 30 Jahren ein Optikergeschäft betreibt. Der Mann hatte mit erheblichen Durchblutungsstörungen – Schwindel, Ohrgeräusche und Sehstörungen – im Gehirn zu tun. Seine Frau litt unter Bluthochdruck und zunehmenden Angina-Pectoris-Beschwerden. Des Rätsels Lösung zeigte sich in der Haaranalyse. Hohe Antimonkonzentrationen fanden sich bei beiden Patienten, die, wie sich herausstellte, durch das Schleifen von Brillengläsern verursacht werden. Dieser Schadstoff ist ein Bestandteil von Glas und wird durch die Bearbeitung dieses Materials freigesetzt. Antimon lagert sich in die Adernwände ein und macht diese unelastisch und spröde. Die Dehnbarkeit der Gefäße nimmt ab, und das führt zu einer Verminderung des Blutflusses in den Arterien. Die Folgen sind bekannt: Herzinfarkt und Schlaganfall drohen. Das Ehepaar K. wurde deshalb mit Chelat behandelt. 30 Infusionen waren erforderlich, um die Beschwerden zu vermindern, die durch die üblichen Medikamente nicht beseitigt werden konnten.

Krankheiten entstehen nicht von heute auf morgen, und gerade bei Durchblutungsstörungen gehen häufig viele Jahre ins Land, bis diese zu Beschwerden führen.

Die Gefahren von Amalganfüllungen sind seit Jahrzehnten bekannt. So haben sich viele Menschen schon vor längerer Zeit ihre Plomben aus den Zähnen entfernen lassen, in der Hoffnung, daß nun die vom Quecksilber ausgehenden Gesundheitsschäden ein für allemal beseitigt sind. Die Enttäuschung ist jedesmal groß, wenn in der Mineralanalyse der Haare immer noch große Mengen dieses giftigen Schwermetalls gefunden werden.

Hohe Bleibelastungen im Körper

Genau die gleichen Probleme finden sich häufig bei der Bleibelastung. Auch hier holt der sorglose Umgang mit Schadstoffen, wie in der Vergangenheit üblich, den Betroffenen nach vielen Jahren ein. Dieses Schwermetall ist heutzutage in der Ära der bleifreien Kraftstoffe fast bedeutungslos, denn bei unseren Kindern wurden 1996 Konzentrationen gemessen, die 50 Prozent geringer waren als 1970. So sind es also nur die „Alten" (und wir schätzen, daß es hiervon noch mehr als 30 Millionen in Deutschland gibt) die hohe Bleibelastungen in den Geweben haben. Auch dieses Schwermetall lagert sich mit besonderer Vorliebe in den Adern ab, vergiftet aber auch die Hirnzellen und ist unter anderem für die Entstehung von M. Parkinson und Alzheimer-Krankheit verantwortlich. Nervenschmerzen in den Beinen, Armen oder im Gesicht sind oft erste Anzeichen einer Bleivergiftung. Aber auch in andere Gewebe dringt dieses Schwermetall ein und stört den Stoffwechsel. Leberkrankheiten, Störungen der Bauchspeicheldrüse und Schwächen der Nierentätigkeit sind typische Leiden, die durch eine Bleivergiftung entstehen können.

Erst kam Paul L. in meine Praxis und dann sein Bruder Karl. Beide besaßen vor über 30 Jahren eine Tankstelle. Paul betankte die Fahrzeuge und machte den Ölwechsel, während sein Bruder in der Werkstatt verschmutze Motorteile mit Benzin reinigte. Später wurden sie VW-Händler, den Werkstattbetrieb überließen sie anderen, und auch die Tankstelle wurde aufgegeben. Die Untersuchungen deckten erhebliche Verkalkungen in den Beinen bei Paul L. auf. Außerdem fand sich eine chronische Bauchspeicheldrüsen-Entzündung. Das sind typische Zeichen einer Schwermetallbelastung. Bei Karl L. wurde wenige Wochen später eine verkalkte Bauchschlagader gefunden, die Nieren waren schlecht durchblutet, und es bestand ein chronischer Leberschaden.

Bei beiden konnte über die Haarmineralanalyse die etwa dreifache Menge der noch tolerablen Bleikonzentrationen festgestellt werden. Dafür war der Selengehalt niedrig und es bestand ein Mangel an Chrom – ein wichtiger Stoff für den geregelten Zuckerstoffwechsel.

13. Kapitel

- Frühzeitige Untersuchungen tun not
- Nobelpreis für Brown und Goldstein
- Die Experten streiten sich
- Das Geheimnis von Heeren
- Wendehälse
- „Rostschutz"
- Der Weg zur Naturheilkunde
- Es gibt keine öffentliche Aufklärung
- Die Anhänger konservativer Medizin

Frühzeitige Untersuchungen tun not

1992 hat eine Arbeitsgruppe britischer und französischer Forscher im Blut von Infarktpatienten ein Enzym gefunden, das im Gegensatz zu gesunden Menschen erheblich erniedrigt ist. Angiotensin Konvertierendes Enzym (ACE) verhindert die Verkrampfung der Adern. Die Konzentration dieses körpereigenen Wirkstoffs ist an ein bestimmtes Gen gebunden, das man inzwischen aufgespürt hat. Auffallend ist, daß in diesen „gendefekten" Familien Herzinfarkte, Schlaganfälle und Bluthochdruck gehäuft vorkommen.

Was ist zu tun, wenn eine solche Veranlagung vorliegt? Es wäre falsch, die Hände in den Schoß zu legen und den schicksalhaften Verlauf einer Erkrankung hinzunehmen. Weiß man von diesem Erbe, dann sollte man sich schon frühzeitig auf Gefäßverkalkungen und Durchblutungsstörungen untersuchen lassen und bei Vorliegen einer Krankheit Gegenmaßnahmen einleiten.

Allein durch eine gezielte Auswahl von Nahrungsergänzungsmitteln und ihre regelmäßige Einnahme kann nämlich schon einiges erreicht werden. Diese Mittel sind aus natürlichen Produkten hergestellt und enthalten in hoher, aber ausgewogener Konzentration lebenswichtige Stoffwechselkomponenten.

Durch Nahrungsaufnahme ist auch – vorausgesetzt, es bestehen Kenntnisse über die Zusammensetzung unserer Nahrungsmittel – zum großen Teil die Beeinflussung des Stoffwechsels möglich. Jedoch ist dieses allein nicht ausreichend.

Nobelpreis für Brown und Goldstein

Als die amerikanischen Molekulargenetiker Brown und Goldstein 1985 den Nobelpreis für die Entdeckung der guten und schlechten Cholesterine erhielten, mußte man endgültig Abschied nehmen von der Mär, daß immer nur die Ernährung für die Entstehung von Verkalkungen verantwortlich ist. HDL – das sind die guten – und LDL – das sind die schlechten Cholesterine: Sie werden unabhängig von der täglichen Ernährung gebildet. Dennoch gibt es einige Nährstoffe, die diesen Prozeß beeinflussen. Einer der wichtigsten ist der Zucker, und deshalb sollte man dieses Nahrungsmittel möglichst meiden, wenn die HDL-Cholesterine niedrig sind.

Ein großer Irrtum ist die Meinung, daß nur hohe Cholesterine gefährlich sind. Sehr häufig finden wir bei niedrigen Gesamtcholesterinen auch niedrige HDL-Werte. Diese werden jedoch bei den meisten Patienten, die normale Gesamt-Fettwerte aufweisen, nicht gemessen, weil es für nicht notwendig erachtet wird – mit fatalen Folgen für diejenigen, die an Bluthochdruck und Gefäßverkalkungen leiden.

Die guten HDL-Cholesterine verhindern Ablagerungen in den Adern und halten die Gefäßwände geschmeidig. Sie neutralisieren einmal das schlechte Fett, indem dieses zum Beispiel in die Leber transportiert und somit im Blut reduziert wird. Gleichzeitig sind die HDLs wirksame Gegenspieler zu all den Stoffen, die Sauerstoff vernichten oder als Freie Radikale die Innenwände der Adern aufrauhen und zu Gefäßkrämpfen führen.

Vor einigen Jahren kam aus den USA eine neue Generation von fettsenkenden Medikamenten, die besonders eine überschießende Cholesterinbildung in der Leber durch eine Art Enzymblockaden in den Leberzellen verhindern. Man jubelte über den Behandlungserfolg mit diesen Mitteln, der in der Tat die Wirkung der bisher verordneten Substanzen weit in den Schatten stellte; doch auch diesmal bewahrheitete sich einmal mehr die Regel: Je stärker ein Medikament wirkt, desto mehr muß auch mit Nebenwirkungen gerechnet werden.

Die Experten streiten sich

Eine Reihe von Patienten klagte nach der Einnahme über Herzbeschwerden, bei vielen gingen die Leberwerte hoch, und bei den Blutanalysen gab es lange Gesichter, als man feststellte, daß die Konzentrationen der guten HDL-Cholesterine sich senkten.

Ich bin damals den Dingen auf den Grund gegangen und konnte recht bald feststellen, daß diese negativen Medikamentenwirkungen durch eine Schädigung des Leberstoffwechsels entstehen. So wird zum Beispiel das Herzenzym Ubiquinone nicht mehr ausreichend gebildet, das für die Energieversorgung des Herzmuskels wichtig ist. Durch die allgemeine Blockade des Leberstoffwechsels durch die fettsenkenden Wirkstoffe kommt es dann auch wohl zu einer Schädigung der Leber mit Anstieg der Gamma-GT (Enzym).

Es gibt inzwischen Tausende von wissenschaftlichen Beiträgen, die das Thema Cholesterin beinhalten. Quer durch das Expertenlager zieht sich ein Riß über den Wert und die Bedeutung dieser Stoffe. Da gibt es die restriktive Gruppe von Wissenschaftlern, die möglichst geringe Blutkonzentrationen, zum Beispiel unter 180 mg pro Deziliter als wünschenswert ansehen. Der Gegenpol dieser Meinung, der in Heidelberg residiert, behauptet dagegen, daß Blutfette für die Entstehung der Arteriosklerose überhaupt keine große Bedeutung haben.

Wie fast immer liegt die Wahrheit aber auch hier in der Mitte, und vermutlich haben beide Lager ein bißchen recht. Das liegt auch daran, daß mit Cholesterinen zwei verschiedene Arten dieser Substanz gemeint sind. Wir haben in Werne bei vielen Tausenden von Patienten, die an Durchblutungsstörungen litten, die Blutfette analysiert. So kann man grundsätzlich feststellen, daß die Höhe der Gesamtcholesterine – abgesehen von extrem hohen Werten – bei Durchblutungsstörungen dann keine große Rolle spielt, wenn der HDL-Gehalt hoch ist. So ist ein Verhältnis von 300 mg pro Deziliter Gesamtcholesterin zu 100 mg HDL allemal besser als eine Relation von 180 zu 20.

Zurückhaltung bei der Einnahme der oben beschriebenen Fettsenker ist deshalb angebracht, weil sie den Cholesterinstoffwechsel negativ beeinflussen können. Allgemein sollte man, ehe der Griff in die chemische Kiste erfolgt, zuerst einmal die Naturmittel durchforsten; hier gibt es nämlich eine Menge von Substanzen, die auch bei recht hartnäckigen Fettstoffwechselstörungen gute Erfolge bringen.

Das Geheimnis von Heeren

1983 wurde in der holländischen Küstenstadt Heeren eine eigenartige Beobachtung gemacht. Während in den umliegenden Orten eine Reihe von Menschen an Durchblutungsstörungen des Herzens erkrankten, Schlaganfälle auftraten und die Arterioskleroserate dem Landesdurchschnitt entsprach, waren in diesem Ort deutlich weniger Erkrankungsfälle festzustellen. Nachdem landesweit auf dieses Phänomen hingewiesen wurde, schickte man ein Team Wissenschaftler nach Heeren, um dem Geheimnis auf die Spur zu kommen. Man stocherte in der Vergangenheit der Menschen, ihre Lebensläufe und Krankengeschichten wurden durchforstet, EKGs geschrieben und der Blutfluß gemessen. Erst als man das Blut analysierte, wurde man fündig: Auffallend waren nämlich in den Proben die hohen HDL-Cholesterine, die deutlich höher lagen als bei den Menschen in den anderen Gemeinden, während die Gesamtcholesterine und Neutralfette keine Unterschiede aufwiesen.

Ein Rätsel, wie es schien. Als man dann die Eßgewohnheiten in der Stadt unter die Lupe nahm, ergaben sich Anhaltspunkte. Damals verfügte Heeren über eine große Fischereiflotte. Den Fisch, der angelandet wurde, aß man hier reichlich. Reichlicher als in den anderen Orten, wo mehr Fleisch gegessen wurde. Nun, da ein Zusammenhang vermutet wurde, untersuchte man weiter und fand im Blut der „Fisch-esser" vermehrt einen Stoff, der auch in den Geweben von Seefischen gefunden wurde.

Es waren die Omega-3-Fettsäuren, die zu einer hohen Konzentration der HDL führen. Die wichtigsten Vertreter dieser Gruppe sind die Eicosapentaensäure (EPA) und Docosahexaensäure (DHA). Hering, Makrele, Kabeljau weisen hohe Konzentrationen auf, während der Lachs nur geringe Mengen vorweisen kann. Schwein, Rind, Lamm, Geflügel und andere Warmblüter haben keine nennenswerten Mengen an Ome-ga-3-Fettsäuren. Das gleiche gilt auch für pflanzliche Produkte.

Die bereits erwähnten USA-Wissenschaftler Brown und Goldstein wiesen als erste auf die Bedeutung der HDL-Cholesterine bei Durch-blutungsstörungen hin. 1985 brachte die englische Firma Seven Seas ein Präparat heraus, das pro Kapsel 300 mg EPA und DHA enthält. Damals haben wir MaxEPA zur Nahrungsergänzung wohl erstmals in Deutschland eingesetzt. Heutzutage enthält das Nachfolgepräparat 500 mg in jeder Gelantinekapsel. SuperEPA, ein- bis zweimal am Tag ein-genommen, bringt nachweisbar die HDL-Konzentrationen auf einen ausreichenden Level.

Wendehälse

Noch 1990 hat das „Deutsche Ärzteblatt" die Omega-3-Präparate ins Lächerliche gezogen („Eskimodiät"). Heute lobt das gleiche Blatt den Wirkstoff als wirksamen Cholesterinsenker. Und in der Tat habe ich durch konsequente Einnahme von zwei Kapseln SuperEPA täglich über lange Jahre mein HDL-Cholesterin auf 60 mg pro Deziliter erhöhen können – nachdem dieses vorher nie über 35 mg angestiegen war. Auffallend ist auch, daß mein jahrelanger Lippenherpes, diese unan-genehmen schmerzhaften Schleimhautbläschen, nur noch ganz selten mein Wohlbefinden stört. Inzwischen weiß man, daß EPA und DHA auch eine ausgesprochene antientzündliche Wirkung haben und das Abwehrsystem stärken.

Nimmt man SuperEPA ein, dann bluten kleine Hautverletzungen, zum Beispiel beim Rasieren oder durch leichte Schnittwunden verur-sachte, etwas länger. Ursache für diese Verlängerung der Blutungszeit um etwa 30 Sekunden ist die Tatsache, daß sich das Blutgerinnsel, das eine Wunde verschließt, später bildet. Nun braucht man keine Angst zu haben, daß man hierdurch verbluten kann. Ganz im Gegenteil. Denn die Bestandteile der Omega-Fettsäuren verhindern ein Zusammenballen der Blutplättchen, und so werden Thromben, die ganz plötzlich Gefäße verschließen können und die zu Schlaganfall und Herzinfarkt führen, weniger gebildet. Außerdem stellen wir bei unseren Ultraschalluntersuchungen immer wieder fest, daß Patienten, die SuperEPA einnehmen, eine bessere Fließgeschwindigkeit des Blutes in den Adern aufweisen. Besonders die kleinen Adern – im Gehirn, Innenohr, Augen, an den Füßen und Händen – profitieren hiervon.

Wer Fleisch meidet und sich überwiegend vegetarisch ernährt oder auch regelmäßig Seefisch ißt, lebt länger. Immer häufiger gelangen Untersuchungen zu diesem Resultat. Die gigantische „Nurses Health Study", bei der die Ernährungsgewohnheiten von über 87.000 Krankenschwestern analysiert wurden, stützt diese These.

„Rostschutz"

Fisch, Eier, Milch, Karotten, Spinat, Kresse, Broccoli, Tomaten, Paprika, Zucchinis, Auberginen, Aprikosen und Orangen sind die Nahrungsmittel, die hohe Anteile von Beta-Carotin und Vitamin E enthalten. Zusammen mit Vitamin C und dem Spurenelement Selen bezeichnet man diese Stoffe als Antioxydantien. Das sind eine Art von „Rostschutzmittel", die den Sauerstofftransport in die Zellen begünstigen und ein äußerst wirksamer Gegenpol zu den Freien Radikalen sind.

Besonders das Beta-Carotin, ein Abkömmling des Vitamins A, aber im Gegensatz zu diesem nicht fett-, sondern wasserlöslich, hat eine besonders gute Wirkung auf eine stabile Herzfunktion.

Der Weg zur Naturheilkunde

Als ich 1982 anfing, Patienten mit naturheilkundlichen Verfahren zu behandeln, schien eine der dringlichsten Aufgaben der Ärzte zu sein, alles, was nicht aus den Bereichen der Schulmedizin stammte, als Quacksalberei zu bezeichnen. Hinweise auf die Ernährung wurden ebenso abgetan wie die sichtbaren Erfolge der Ganzheitsmedizin bei Durchblutungsstörungen. Patienten, die abweichende alternative Behandlungen bei ihren Hausärzten nachfragten, wurden sehr oft mit Hinweisen abgeschreckt, dies könne ihren Tod bedeuten, weil dadurch eine „ordentliche" Behandlung sich verzögern würde. Mit Spott und Häme wurden diejenigen überschüttet, die es wagten, durch naturheilkundliche Vorträge an die Öffentlichkeit zu treten.

Heute sieht die Situation Gott sei Dank anders aus. Die Naturheilkunde hat in vielen Bereichen inzwischen große Anerkennung gefunden, und besonders die Ernährung spielt im Bewußtsein der Menschen nun eine ganz entscheidende Rolle. Bei dieser Entwicklung hat die konservative Medizin praktisch überhaupt keine Rolle gespielt, und auch die Ärzte selbst haben nur wenig Anteil daran, daß Naturheilkunde heute sehr gefragt ist. Es sind die Kranken, die Patienten und alle diejenigen, die sich mit der Gesunderhaltung im Sinne der Naturheilkunde beschäftigen, die diese Entwicklung letztendlich selbst eingeleitet haben. Die Schulmedizin hat sich hier schwer getan und tut es immer noch, wenn es darum geht, die Erfolge naturheilkundlicher Behandlungen zur Kenntnis zu nehmen.

Weltweit wurden in den letzten 30 Jahren etwa fünf Millionen Menschen, die an Durchblutungsstörungen litten, mit der Chelat-Therapie behandelt. Ich selbst habe bisher über 100.000 Behandlungen durchgeführt, und in den USA gibt es über 700 Ärzte, die diese Therapie regelmäßig durchführen. Unter ihnen ist eine nicht geringe Zahl von Medizinern, die früher als Kardiologen oder Herzchirurgen ihre Patienten mit Ballonkatheter oder Bypassoperationen traktierten. Und dennoch: Während Akupunktur, Neuraltherapie und teilweise auch bestimmte Formen der Sauerstoffbehandlung zumindestens akzeptiert werden, wird die Chelat-Therapie immer noch argwöhnisch beäugt, meistens jedoch abgelehnt und als gefährlich hingestellt.

Daß ganz vernünftige Nachrichten unter dem Druck einflußreicher Gruppen wie beispielsweise der Pharmakonzerne verändert werden, wurde bereits in den 40er Jahren festgestellt, und daß dies heute mehr denn je die Regel ist, zeigen viele Beispiele. Red Irvine z. B. hat Hunderte von Fällen gesammelt, wo der angeblich unabhängige Journalismus von solch einflußreichen Gruppen in die Knie gezwungen wurde, weil sonst die Anzeigenschaltungen gefährdet waren.

Durchblutungsstörungen und deren Behandlungen mit Medikamenten und Operationen ist einer dieser Märkte, wo noch echtes Geld zu verdienen ist. Es ist natürlich klar, daß ein Herzchirurg sich mit der Chelat-Therapie, die ja auf das gleiche Patientenklientel zielt, nicht anfreunden kann, muß er sich doch inzwischen bereits mit dem Kardiologen um sein Fachgebiet streiten. Diese behaupten, daß inzwischen 100.000 Patienten durch eine Ballonerweiterung oder den Stent vor einer Bypassoperation bewahrt werden konnten.

So gesehen kann man natürlich auch nicht erwarten, daß Ärzte, die einer Chelat-Therapie sowieso negativ gegenüberstehen, ihren Patienten hiervon erzählen. Noch größer ist aber das totale Unwissen über diese Methode, denn nur fünf Prozent aller Mediziner wissen überhaupt, daß es dieses Verfahren gibt.

Es gibt keine öffentliche Aufklärung

Da es praktisch so gut wie gar keine öffentliche Aufklärung gibt, ist es aber doch interessant, woher nun die Betroffenen, die an Durchblutungsstörungen erkrankten, ihre Information erhalten. Natürlich, und wie sollte es auch anders sein, sind es die zufriedenen und erfolgreich behandelten Patienten, die diese Therapie weiterempfehlen.

Bei uns im FÜRSTENHOF sind es beispielsweise 80 Prozent, die zu der Gruppe von Patienten gehören, die auf Empfehlung den Weg zu uns gefunden hat. Weitere 15 Prozent der Behandelten sind durch Informationsschriften, Vorträge oder Rundschreiben auf die Behandlungsmethode aufmerksam geworden, und nur 5 Prozent haben eine ärztliche Empfehlung zu dieser Behandlung bekommen. Nicht die Humanmedizin zeigt sich besonders aufgeschlossen, sondern – man staune – es sind gesundheits- und ernährungsbewußte Zahnärzte, die das tun.

Persönliche Empfehlungen, Mundpropaganda oder die Begegnung mit einem Menschen, den man Monate vorher noch als Schwerkranken kannte und der jetzt genesen ist, sind in der Regel die Quellen für das Kennenlernen der Chelat-Therapie.

Hat der Kranke dann den Mut, seinen angestammten Hausarzt in die Behandlung einzuweihen, so muß er nicht selten einiges an Beschimpfungen ertragen und Standfestigkeit beweisen. Erst einmal haben viele Mediziner nicht das geringste Verständnis dafür, daß ihre Patienten ohne ihre Einwilligung nach alternativen Wegen der Heilung suchen; auf der anderen Seite existieren im offiziellen Informationswesen der deutschen Ärzteschaft ausschließlich negative Berichte in bezug auf eine Chelatbehandlung, so daß der Kollege überhaupt nicht in der Lage ist, eine vernünftige und objektive Empfehlung zu geben.

Nierenversagen, Kreislaufzusammenbrüche, Demineralisierung mit extremen Verlusten lebenswichtiger Mineralien und Herzstillstand, ohne den geringsten meßbaren Erfolg für das Adernsystem: Das sind die Horrorvisionen der Chelat-Therapie, wie sie von der Stiftung Warentest in ihrem Buch „Die andere Medizin" verbreitet wird. Auch andere Berichte sind in ähnlicher Weise abgefaßt. Da gehört schon viel Mut dazu, sich dieser Behandlung zu unterziehen.

Die Anhänger konservativer Medizin

Doch man braucht keine Bedenken zu haben, denn die Autoren, die dieses Szenarium verbreiten, sind ausschließlich Mitglieder einer Interessengemeinschaft, die entweder Freunde der Pharmaindustrie oder Verfechter einer operationswütigen Ärztezunft sind. Diesen Eindruck gewinnt man besonders dann, wenn man sich die Autoren solcher Veröffentlichungen einmal näher betrachtet: Sind sie doch alle Anhänger der rein konservativen Medizin.

Bluthochdruck, Zustände nach Herzinfarkten und Schlaganfällen, Störungen der Gehirn- und Beindurchblutung und all die körperlichen Schwächen (Blutfette, Diabetes, Harnsäure, Bluteindickung, Sauerstoffmangel), die zu Verkalkungen führen, sind ein gewaltiger Markt für jede Menge von Medikamenten. Allein für durchblutungsfördernde Präparate werden in Deutschland jährlich fast eine Millarde Mark von den Krankenkassen aufgewendet, obgleich deren Nutzen auch innerhalb der Schulmedizin gelinde gesagt sehr umstritten ist.

So kann ein Präparat wie das niederdosierte Aspirin (z.B. ASS 100) zu Magenblutungen führen, schwere Allergien verursachen und für Hautschäden verantwortlich sein. Calciumantagonisten, zum Beispiel Nifidepin, führen zu Eiweißverlusten und verursachen dicke Beine. Sehr gefährlich sind wassertreibende Substanzen, die in blutdrucksenkenden Präparaten enthalten sind. Die hierdurch erzeugten Kaliumverluste können den Rhythmus des Herzens völlig durcheinanderbringen. Niedriger Puls, Blutdruckabfälle, Depressionen, verengte Bronchien, Husten und Verschleimungen sind die typischen Nebenwirkungen vieler verordneter Präparate.

10 oder 15 Tabletten täglich: Das ist bei Durchblutungsstörungen nicht selten. Abgesehen davon, daß bei einer solchen Dosierung eine fachgerechte Einnahme nur schwer möglich ist, weil der Patient die Dosierung vergißt oder einen verständlichen Widerwillen gegen diese Mittel entwickelt, kommt es bei jedem fünften Kranken auch zu unerwünschten Nebenwirkungen. Man schätzt, daß durch diese Komplikationen etwa 10.000 Kranke jährlich sterben.

So sind Erfolglosigkeit und Nebenwirkungen dieser Therapeutika ein weiterer wichtiger Grund, der Patienten zu einer Chelat-Therapie motiviert, denn diese führt neben der erwünschten Verbesserung der

174

Durchblutung meist auch zu einer drastischen Reduzierung verordneter Medikamente.

14. Kapitel

- Warum die Krankenkasse nicht zahlt
- Neue Theorien
- Auch die inneren Organe leiden
- Viel trinken
- Falsche Sicherheit – fatale Folgen
- Alles ging recht schnell
- Der Freund kannte „Chelat"
- Der Hauptgrund für einen Schlaganfall
- Lieber Gott, gib mir Geduld, aber bitte gleich!

Warum die Krankenkasse nicht zahlt

Patienten, die mit unserem Gesundheitssystem nur oberflächlich vertraut sind, werden meist dann besonders verunsichert, wenn sie erfahren, daß die Kosten einer Chelat-Behandlung in der Regel von den Krankenkassen nicht bezahlt werden. Es wird versucht, den Patienten glaubhaft zu machen, daß nur eine erstattungsfähige Medizin wirksam sei und daß alles das, was nicht vergütet wird, Quacksalberei bedeute und somit unwirksam sei. Schulmedizin = gleich wissenschaftlich begründete Therapie = gleich Kassenmedizin: Diese Formel gilt aber schon lange nicht mehr, wenn es darum geht, Behandlungsverfahren anzuwenden, die neue Erkenntnisse berücksichtigen. Denn als die Kassen noch voll waren, die Arbeitslosenquote bei zwei Prozent lag, war es auch nicht wesentlich anders: Auch damals hatten es neue Therapieverfahren schwer, Anerkennung zu finden. Über 20 Jahre hat es zum Beispiel gedauert, bis die manuelle Therapie Eingang in die Schulmedizin gefunden hat. Immer häufiger müssen deshalb, wo ziemlich gravierende Umwälzungen in der Medizin stattfinden, die Kranken eigene Wege beschreiten, um die geeigneten Therapieverfahren zu suchen.

„Die Gesundheit ist viel zu wertvoll, als daß man sie seinen Ärzten überlassen sollte." Dieser provozierende Satz von Karl-Günter P. hat aber speziell dort eine traurige Bedeutung, wo falsche Behandlungen durchgeführt oder Kranke ganz bewußt zu einer Therapiemethode gezwungen werden, die nur bestimmten Interessengruppen nutzt.

Die Zelle selbst und die Bausteine der Gewebe sind sozusagen die unterste Ebene der Organe, wo Chelat-Infusionen durch ihre Bestandteile wirken. Die Oxydation von Lipiden wird gebremst. Verkalkungen werden somit verhindert. Denn das „Ranzigwerden" von Fetten – um einen Vergleich aus dem Alltag heranzuziehen – ist die Grundlage der Arteriosklerose. Doch auch der Zellstoffwechsel wird durch Chelat-Tröpfe maßgeblich beeinflußt. Schadstoffe werden entfernt, der Sauerstoffgehalt wird verbessert, und Mineralien und Spurenelemente, die für die Gesundheit wichtig sind, werden zugeführt.

Neue Theorien

In letzter Zeit hat sich die Theorie verbreitet, daß Herzinfarkte oder Schlaganfälle sowie die Arteriosklerose überhaupt durch Entzündungen verursacht werden. Dr. Paul Ridker und seine Kollegen vom

Brigham and Women's Hospital in Boston haben 1996 nach ihren eigenen Angaben nachweisen können, daß bei Menschen, die diese Krankheiten erleiden, Chlamydien, Herpes-Viren, Heliobacterbakterien oder Cytomegalie-Viren in Verkalkungen und Geschwüren der Gefäßwände gefunden wurden. Die Beweisdecke für diese Theorie ist jedoch relativ dünn, da nur eine Erhöhung des C-reaktiven Proteins für die Infektionshypothese herhalten mußte. Dieser pathologische Laborwert ist jedoch auch bei sehr vielen anderen Entzündungen, bei Rheuma oder Hautleiden im Blut aufzufinden. Vielleicht sollte mit dieser Untersuchung auch nur die Wirksamkeit von Aspirin herausgehoben werden, denn die Acetylsalicilsäure hat ja eine ausgesprochen entzündungshemmende Wirkung.

In diesem Fall kann man den Überlegungen der deutschen internistischen Gesellschaft zustimmen, die die Arteriosklerose und die Entstehung von Herzinfarkten oder Schlaganfällen einer Vielzahl von Ursachen zuschreibt: Störungen des Fettstoffwechsels, Diabetes, Harnsäureerhöhungen, Verminderungen der Sauerstoffkonzentration im Blut oder eine Bluteindickung. Doch so ganz sollte man die Entzündungstheorie von Verkalkungen nicht von sich weisen. So ist es sicherlich kein Fehler, daß man bei einer Chelat-Infusion Enzyme hinzufügt, die entzündungshemmend wirken, und daß bestimmte Mineralien und Spurenelemente wie Selen, Mangan oder Chrom der Infusion beigefügt werden. Darüber hinaus wird diese Therapie häufig mit einer Sauerstoffbehandlung kombiniert, die sowohl dem Stoffwechsel nützt als auch die Abwehr stärkt, was sich bei vielen Behandlungen bewährt hat. In letzter Zeit ist auch die Bedeutung des Vitamin C bei Durchblutungsstörungen erkannt worden. So wurde in einer kürzlich erschienenen finnischen Studie belegt, daß Menschen, die wenig Obst und Gemüse essen, ein ein- bis dreifach höheres Infarktrisiko haben als diejenigen, die eine regelmäßige und ausreichende Zufuhr dieser Substanz über die Nahrung erhalten. Meine Patienten erhalten deshalb bei einer Chelat-Behandlung mindestens 5 Gramm Vitamin C in jeder Infusion, die zum Schluß einer Behandlung zugefügt wird, damit die Lösung nicht zu stark in den saureren Bereich rutscht.

Übersäuerungen des Blutes, der Organe und Gewebe: Das ist eines der Hauptübel einer schlechten Durchblutung. Wenn man zum Beispiel seinen Garten mit säurehaltigen Flüssigkeiten wässern würde, die Luft ständig mit hohen Kohlendioxydkonzentrationen oder schwefeligen Substanzen angereichert wäre und die Düngung überwiegend einen starken Kochsalzgehalt aufweisen würde, dann wäre dieses auf Dauer mit dem Leben von Pflanzen, Tieren oder auch von Menschen nicht vereinbar. Sie werden sich jetzt vielleicht wundern, daß man ähnliche Bedingungen bei Durchblutungsstörungen vorfindet, bei denen ein verminderter Sauerstoffgehalt, vermehrter Kohlensäureanteil und Schadstoffbelastungen mit Aluminium, Blei, Cadmium und Quecksilber ähnliche Voraussetzungen erzeugen. Es ist deshalb nicht verwunderlich, daß die Folgen von Verkalkungen weltweit zu den meisten Todesfällen führen.

Auch die inneren Organe leiden

Den Adern, dem Gehirn, dem Herzen oder den Beinen allein nur Aufmerksamkeit bei Durchblutungsstörungen und Verkalkungen entgegenzubringen, ist falsch. Denn auch die inneren Organe leiden ebenso unter dieser Krankheit. Besonders die Leber, der Darm, die Nieren werden von einer Einschränkung des Blutflusses in ihrer Funktion gestört. Ja sogar die Haut ist davon betroffen. Über diese Gewebe werden nämlich Stoffwechselschlacken, Schadstoffe, Schwermetalle, Abbauprodukte von Nahrungsbestandteilen, Medikamenten und Genußmitteln (Alkohol, Nikotin) ausgeschieden. Die physiologische Arbeit dieser Organe wird durch einen schlechten Blutfluß deshalb genauso eingeschränkt wie zum Beispiel im Herzmuskel. Menschen, die alt werden, leiden zunehmend unter Störungen dieser Funktionen. Besonders tragisch ist dabei, daß solche Veränderungen der körperlichen Leistungsfähigkeit ohne spektakuläre Symptome einhergehen, wie man sie bei Herzinfarkten oder Schlaganfällen zum Beispiel kennt. Sozusagen auf leisen Sohlen werden die Entschlackungs- und Entgiftungsprozesse immer mehr eingeschränkt und somit die Lebenserwartung erheblich verkürzt. Auf drei bis vier Jahre schätzt man inzwischen die Reduzierung der Lebenszeit, die hierdurch verursacht wird, ohne daß zusätzliche Krankheiten auftreten. Eine viel zu geringe Flüssigkeitszufuhr spielt dabei ebenfalls eine große Rolle. Drei Liter mindestens pro Tag sollten es im Normalfall sein, die man trinken sollte. Häufig ist ein „Hineinzwingen" erforderlich, denn im Alter nimmt oft das Durstgefühl ab. Kinder haben dabei keine Probleme. Ihnen ist der Instinkt des ausreichenden Trinkens noch nicht verlorengegangen.

Viel trinken

Was soll man nun trinken? Die Art und Qualität der Flüssigkeitszufuhr spielt natürlich eine Rolle. Im FÜRSTENHOF erhält jeder Patient bei einer Chelat-Therapie einen Liter schadstoffreies und vor allen Dingen sauerstoffangereichertes Wasser während der Infusion. Dieses Wasser (ohne Kohlensäure) mit einem sehr niedrigen Mineral- und Spurenelementanteil pro Liter führt bei der Therapie zu keiner Beeinflussung der Bestandteile, die im Chelat-Tropf enthalten sind. Das ist wünschenswert, solange der Patient behandelt wird. Danach kann man trinken, was man will, wenn nicht bestimmte Krankheiten gewisse Mineralwasser ausschließen.

Durchblutungsstörungen und Verkalkungen der Adern sind kein Zufall. Selten sind die Aussagen der Patienten oder Angehörigen bei einem Schlaganfall oder Herzinfarkt glaubwürdig, wenn behauptet wird, daß dieses Ereignis angeblich aus völliger Gesundheit heraus passierte. Verharmlosung der Symptome, das Nichterkennen von Warnsignalen und besonders das Ignorieren der ersten Anzeichen, der Vorstufen sozusagen, lassen dieses Ereignis als schicksalhaft erscheinen.

Falsche Sicherheit – fatale Folgen

Es ist ja nur eine kleine Ablagerung in der Halsschlagader. „Hämodynamisch nicht relevant", so der Bericht der DSA-Untersuchung (Röntgenkontrastdarstellung von Gefäßen). „Also keine Aufregung. Ein kleiner Plaque, sonst nichts." Der 45jährige Richard S. war eigentlich zufrieden und erleichtert, als ihm dieser Untersuchungsbefund von seinem Hausarzt mitgeteilt wurde. „Sie sind noch einmal mit einem blauen Auge davongekommen!" Das mit dem blauen Auge bedeutete, daß S. vor drei Wochen eine sogenannte Transitorische Ischämie-Attacke erlitten hatte. Plötzlich am Mittagstisch war sein Mund schief geworden, er konnte das rechte Auge nicht schließen und es fiel ihm schwer, Worte zu sprechen. Nach etwa einer halben Stunde war dieses Phänomen verschwunden und Richard S. war wieder ein ganz normaler Mensch. „Warum soll ich denn zum Arzt gehen?" fragte er seine besorgte Ehefrau. „Es ist doch alles schon vorbei! Sicherlich waren es nur die Nerven, die verrückt gespielt haben." Nach gutem Zureden und Drängen ging der Patient dann schließlich doch zu seinem Hausarzt. Dieser veranlaßte ein Computertomogramm, das Gott sei Dank keine krankhaften Veränderungen oder Narbenbildungen im Gehirn zeigte. Erneut wurde die – diesmal bei der Ultraschalluntersuchung – aufgefundene Verkalkung als harmlos eingestuft. Man verordnete Aspirin und ein Ginkopräparat, und der Patient wurde mit dem Hinweis verabschiedet, in einem Jahr eine Kontrolle der Durchblutungsmessung durchführen zu lassen. Zufrieden mit diesem Befund und gestärkt durch die Worte seines Hausarztes, vergaß S. recht schnell dieses Ereignis, fuhr erst einmal für 14 Tage in den Urlaub und stürzte sich anschließend in die Arbeit seines kleinen Unternehmens. Richtig wohl habe er sich gefühlt, leistungsstark und voller Energie. Bis, ja bis dann dieses fürchterliche Ereignis passierte.

Alles ging recht schnell

Sein Bericht: „Ich saß in meinem Büro, ein Kunde war gerade da, und ich hatte ein gutes Geschäft gemacht. Wir tranken noch einen Kaffee, da verspürte ich im rechten Arm ein Taubheitsgefühl. Nach ein bis zwei Minuten wurde auch das rechte Bein schwer und gefühllos. Mir wurde richtig schwummerig. 'Bloß raus und an die frische Luft', dachte ich mir. Doch es war zu spät, denn als ich aufstehen wollte, fiel ich auf den Boden. Die ganze Kraft war aus der rechten Körperhälfte verschwunden. Der Knall, als ich zu Boden fiel, war wohl so heftig und laut gewesen, daß meine Sekretärin aufgeschreckt in das Zimmer kam. Sie stürzte zum Telefon und rief den Notarzt." Dieser kam recht schnell, untersuchte konzentriert und stellte eine komplette rechte Halbseitenlähmung des Körpers fest. Ab ins Krankenhaus, lautete seine Entscheidung, und dort ging dann alles den normalen Weg. Blutabnahmen, Röntgenuntersuchungen, Ultraschall an einem Tag und am nächsten dann das CT und am übernächsten eine Laborkontrolle. Regelmäßig wurden Tröpfe mit gefäßerweiternden Mitteln gegeben und diverse Medikamente, die einmal gespritzt oder als Tabletten eingenommen wurden. Später versuchte man dann durch Bewegungsübungen und Krankengymnastik, die verlorengegangene Beweglichkeit mindestens ein wenig wieder herzustellen. Nach fünf Wochen wurde Richard S. mit einer Hand voll Tabletten aus dem Krankenhaus entlassen. Er war gerade zwei Wochen zu Hause, als er einen Platz in der Elblandklinik bekam, die spezielle Nachbehandlungen bei Schlaganfällen anbot. „Diese fünf Wochen", so Richard S., „waren eine ganz schöne Schinderei! Aber es hat sich gelohnt. Mit zwei Stöcken bin ich reingekommen, und mit einem bin ich am Ende der Kur wieder herausgegangen. Na ja, das Laufen ging schon ganz gut, und ich konnte auch wieder Auto fahren. Aber zufrieden war ich nicht. Die Müdigkeit und Abgeschlagenheit, oft schon morgens nach dem Aufstehen. Diese Dinge nervten mich besonders. Ich konnte mich nicht richtig konzentrieren, und von einer normalen geschäftlichen Tätigkeit konnte keine Rede sein.

Der Freund kannte „Chelat"

Richard S. suchte Hilfe, die ihm sein Hausarzt in der gewünschten Form nicht bieten konnte. Er hatte sich ein Buch über den Schlaganfall und seine Folgen besorgt. Hier las er, daß solch ein Ereignis seine medizinische Ursache hat und sich auch immer wiederholen kann. Besorgt über das Gelesene hörte er sich im Freundes- und Bekanntenkreis um. „Ja, da gibt es eine Methode, die bei diesen Krankheiten in den USA erfolgreich eingesetzt wird", teilte ihm ein Tennisfreund mit. Seine Schwester, die in Kalifornien verheiratet sei, habe kürzlich darüber berichtet. Er meinte die Chelat-Therapie, und S. forschte sofort weiter, wo er in Deutschland mit diesem Verfahren behandelt werden könne. Hausarzt, Krankenhaus und Kurklinik halfen nicht weiter, ganz im Gegenteil! „Oft hatte ich den Eindruck, daß sie mir gar nicht helfen wollten; sie waren tief beleidigt, daß ich eigene Nachforschungen aufgenommen hatte. Sie warnten mich sogar vor dieser Methode. Sie könne nichts taugen, da sie von den Kassen nicht bezahlt würde." Richard S. hat sich aber nicht entmutigen lassen. Ein Kurzurlaub brachte ihn dann auf die richtige Spur. Auf Teneriffa bekam er am dritten Tag von einem Gast im Hotel meinen Namen, die Telefonnummer und die Adresse vom FÜRSTENHOF. Am gleichen Tag noch hat er bei uns angerufen und einen Termin vereinbart!

Im Juni 1992 saß er dann in meinem Zimmer und berichtete über seine Krankheit und deren Vorgeschichte. „Das Gehen ist in Ordnung. Was mich am meisten stört, ist mein Kopf. Ich kann mich nicht konzentrieren, ich bin ständig müde und kann trotzdem nicht schlafen. Besonders schlimm sind aber die Depressionen, die seit drei Monaten immer stärker mein Leben beeinträchtigen. Bitte, untersuchen Sie mich so schnell wie möglich." S. war aus 500 Kilometern Entfernung nach Werne gereist. Wir besorgten ihm ein Hotel, und am nächsten Tag wurde die Untersuchung durchgeführt.

Der Hauptgrund für einen Schlaganfall

Diese Untersuchung werde ich nicht vergessen, denn sie hatte es in sich. Erst einmal fanden sich beim Farbultraschall der Halsschlagadern im rechten und linken Gefäß fünfzehn kleine Verkalkungsherde. Eindrucksvoll wurden die Verwirbelungen des Blutstromes dargestellt. Das ist eine der Hauptursachen für die Entstehung der Thromben auf den Kalkplatten, die durch die hohen Fließgeschwindigkeiten in diesen Gefäßen in das Gehirn ausgeschwemmt werden und 90 Prozent aller Schlaganfälle auslösen. Doch es fanden sich noch an anderen Stellen Verkalkungen. Der Durchmesser der rechten Beinarterie war um ein Drittel vermindert und in der Kniekehlenarterie des linken Beines fand sich eine 1 cm lange Kalkplatte.

Die besondere Schwere der Erkrankung zeigte sich aber in einem verminderten Blutfluß der Hirnarterien. Während man früher eine solche Untersuchung nur in einer aufwendigen Technik mit Katheter, Kontrastmittel und Röntgen durchführen konnte, liefert heutzutage eine spezielle Ultraschalldiagnostik die gleichen Resultate. Bei dieser TCD-Untersuchung (Trans-Cranieller-Doppler) war nicht nur die linke Hirnhälfte schlecht mit Blut versorgt (diese war ja für den Schlaganfall verantwortlich), sondern auch rechts fand sich eine verminderte Durchblutung. Alles zusammen war eine plausible Erklärung für die von S. vorgebrachten Beschwerden. Doch auch bei den Blutproben wurde man fündig: Niedrige C- und S-Proteine als Ausdruck für eine erhöhte Embolie- und Thrombosebereitschaft, deutlich verminderte Sauerstoffkonzentration (und das, obwohl S. ein ganz aktiver Tennisspieler gewesen war und auch niemals geraucht hatte) und natürlich die Ergebnisse der Haar-Mineral-Analyse. Hier fanden sich ein hoher Calciumwert, der die normalen Konzentrationen um das Vierfache übertraf, ein vermehrter Aluminiumgehalt und deutlich verminderte Spurenelementkonzentrationen in den Geweben. Ein Befund also, der in dieser Form bei vielen Arten von Durchblutungsstörungen vorkommt. Die Messung der Botenstoffe aus dem Blut (sie sind für die Gehirn- und Nervenfunktion wichtig) zeigte dann das ganze Ausmaß der durch den Schlaganfall verursachten Funktionsminderungen in diesen Organen. Einige dieser Eiweißsubstanzen waren auf der einen Seite stark erniedrigt, was zu Funktionsausfällen wie Müdigkeit oder Lähmungen führte, und als Reaktion auf diesen Mangelzustand wiesen einige der Nervenüberträgerstoffe starke Konzentrationserhöhungen auf (Zittern, Gleichgewichtsstörungen oder Depressionen werden hierdurch verursacht).

Richard S. war also, wenn es um die Ursachen und Folgen von

Durchblutungsstörungen geht, mehr oder weniger der „Prototyp" eines Patienten mit der Diagnose: Schlaganfall.

1. Nicht nur dort, wo die akuten Beschwerden sind, ist die Durchblutung schlecht.
2. Auch an anderen Stellen in den Gefäßen sind Verkalkungen.
3. Eine Grundkrankheit ist vorhanden, z.B. Störungen des Fettstoffwechsels, Diabetes, hohe Harnsäurewerte im Blut.
4. Die Gefahr, daß ein weiterer Schlaganfall auftritt, ist groß.

Die Chelat-Behandlung, die bei dem Patienten durchgeführt wurde, war sicherlich eine Herausforderung an die Naturheilkunde. Zwei Dinge waren dabei zu beachten: Verminderung oder Beseitigung der Ablagerungen in den Adern, damit sich ein weiterer Schlaganfall nicht mehr wiederholt, und die Therapie der Ursachen, der Grundkrankheiten.

Lieber Gott, gib mir Geduld, aber bitte gleich!

Herr S. hat anfänglich etwas merkwürdig reagiert und war ein wenig ungehalten, als ich ihm mitteilte, daß mindestens 25 Anwendungen notwendig seien. Solche Reaktionen findet man häufig, wenn die wöchentlichen Infusionszeiten addiert werden und man berücksichtigen muß, wieviel Stunden für die Fahrt und eventuelle Staus auf den Straßen hinzugerechnet werden müssen. Aber immerhin besser, so erklärte ich dem Patienten, wenn man seinen Zeitplan selbst bestimmen kann und nicht durch eine akute Krankheit gezwungen ist, sich einem Therapie-Diktat zu unterwerfen.

Wir begannen also mit der Behandlung, und der Patient kam viermal wöchentlich in meine Praxis, nachdem er sich in einer Pension unserer Stadt eingemietet hatte. Bei der achten Anwendung berichtete S. schon ein wenig freundlicher, daß er besser schlafen könne und auf die entsprechenden Medikamente seit einer Woche problemlos verzichte. Nach der zwölften Infusion berichtete Herr S. von einer deutlichen Reduzierung der Müdigkeit und daß auch das Laufen besser wäre.

Mit den gelegentlichen Pausen dauerte die Behandlung zweieinhalb Monate. Als Richard S. dann sechs Wochen später nach Abschluß der Therapie zur Nachuntersuchung kam, hatte man fast den Eindruck, daß ein anderer Mensch vor einem stand. Die durch den Schlaganfall verursachte Lähmung konnte man ihm kaum noch anmerken. Er konnte laufen, seine Hände und Füße bewegen und allenfalls bei der Begrüßung merkte man, daß der Händedruck noch nicht die richtige Kraft hatte. Seinem Gesichtsausdruck war anzumerken, daß er optimistische Gedanken hatte und von Depressionen keine Spur mehr vorhanden war. Inzwischen sind fast fünf Jahre vergangen, und die letzte Untersuchung vor wenigen Wochen hat nur noch zwei punktförmige Verkalkungen in der rechten und eine kleinste Ablagerung in der linken Halsschlagader gezeigt. Im Gegensatz zu der Voruntersuchung sind also nur noch knapp 20 Prozent der Verkalkungen in diesen Gefäßen vorhanden, wie sie einmal ursprünglich zu finden waren. Ähnlich positive Ergebnisse erbrachten die Durchblutungsmessungen der Hirnarterien. Hier war der Blutstrom in der linken Gehirnhälfte, dort, wo vermutlich der Schlaganfall stattgefunden hatte, nur noch etwa zehn Prozent reduziert, und auch die Blutmenge in den Beingefäßen hatte sich nahezu normalisiert.

Aspirin, Betablocker und diverse durchblutungsfördernde Medikamente mußte Herr S. über längere Zeit einnehmen. Es waren täglich zehn Präparate, die geschluckt werden mußten. Heute ist dieses „Muß" nur noch Erinnerung. Lediglich zwei naturheilkundliche Präparate nimmt der Patient heute noch ein, und diesmal hat sich Richard S. geschworen: regelmäßige Untersuchungen und Kontrollen der Durchblutung und das Fortführen der Chelat-Therapie.

15. Kapitel

- Nährstoffe, die unverzichtbar sind
- „Heilbrot"
- Keine Vitamine auf der Tagesordnung
- Der Chelat-Weg – ein sehr komplexer Weg
- Verminderte Lebensqualität
- Leider nur begrenzte Diagnosen
- Cerebrale Durchblutungsstörungen
- Zu viele rote Blutkörperchen
- Irgendetwas stimmt nicht ganz
- Besondere Untersuchungen sind notwendig
- Nach den eigentlichen Ursachen fragen die wenigsten
- Falsche Zurückhaltung
- Laboruntersuchungen
- Sauerstoffmangel hemmt Blutfluß
- Verstopfte Adern
- Ein Wort zum Calcium
- Feinste Hirnadern
- Häufige Ursachen von Schlaganfällen
- Die Störfelder im Gehirn
- Störungen im vegetativen Nervensystem

Nährstoffe, die unverzichtbar sind

Es ist sicherlich kein Zufall, daß die Vitalfunktionen unseres Körpers meist ohne Probleme ablaufen und nur dann Störungen auftreten, wenn ernste Krankheiten in diesen Organen vorliegen. Vitalfunktionen: Das sind Atmung, Herztätigkeit und Durchblutung, also lebenswichtige Bereiche unseres Körpers. Es sind einmal der Stoffwechsel und die Sauerstoffversorgung, die für das Leben wichtig sind. Nun gibt es eine Reihe naturheilkundlicher Mittel, die eine gute Wirkung auf diese Organe entfalten, die die Stoffwechselfunktionen einregulieren, den Sauerstoffgehalt der Gewebe verbessern und den Herzmuskel stärken. Sie sind fast immer Bestandteile einer Chelat-Behandlung, die entweder dem Tropf zugefügt werden oder die der Patient einnehmen muß. Über lange Zeit wurde die Einnahme von Vitaminen, Mineralien, Spurenelementen und Enzymen von den Schulmedizinern belächelt, denn die sogenannte „wissenschaftlich begründete" Medizin sah darin eine „Marotte" des Kranken, sein Leiden mit untauglichen Mitteln zu beeinflussen oder des Gesunden, seine Gesundheit mit zweifelhaften Methoden zu erhalten. Natürlich, so wurde argumentiert, sind Vitamine wichtig, doch diese werden, so hörte man weiter, ja in ausreichenden Mengen über die Nahrung zugeführt, und was dann zusätzlich gegeben wird, scheidet man sowieso wieder aus. 1968 veröffentlichte der Nobelpreisträger für Medizin Linus Pauling in der amerikanischen Fachzeitschrift „Science" einen Beitrag über die Wirkung von Mineralien und Vitaminen auf seelisch bedingte Krankheiten. Und bereits einige Jahre vorher (1961) erklärte er mit dem Forscher Zuckerkandl, daß jeder Mangel an Vitaminen oder Aminosäuren in den Geweben und Organen für sich schon eine Krankheit bedeute, weil diese Stoffe die molekularen Strukturen in der Zelle beeinflussen.

„Heilbrot"

Es grenzt schon fast an ein Wunder, daß diese Auffassung von der Krankheit in der Zelle bereits 1881 in der „Encyclopaedia Britannica" veröffentlicht wurde und erst später durch den Einfluß der Psychoanalyse erneut in das Reich der Mutmaßungen gebracht wurde. Obgleich es inzwischen viele Beispiele gibt, daß die alleinige Zufuhr banaler Vitamine Hirnleiden verbessern kann, sind diese Untersuchungen nur wenig in das Bewußtsein der Menschen eingedrungen. Vitamin B3 zum Beispiel heilte Tausende von Patienten von Psychosen, als in den

USA das Brot mit dieser Substanz angereichert wurde. Die Doktoren Abram Hoffer und Humphry Osmond setzten Nikotinsäureamid und Niacin mit guten Ergebnissen bei der Schizophrenie ein. Und auch das Vitamin B12 ist nicht nur für die Blutbildung wichtig; ein Mangel an demselben kann zu Geisteskrankheiten führen. Auch lassen sich hier Spurenelemente einreihen: Unwidersprochen ist die Wirkung von Selen auf den Herzmuskel, nachdem in China ein Landstrich gefunden wurde, wo der Boden einen extrem niedigen Gehalt dieses Minerals aufwies. Untersuchungen zeigten, daß hier die Rate von Herzmuskelentzündungen deutlich höher liegt und mehr als 25 Prozent der Bevölkerung von dieser Krankheit getötet werden. Selen, das steht inzwischen fest, ist auch ein wirksames Spurenelement, das die Anzahl der Killerzellen anhebt und somit bei der Behandlung eines Krebsleidens unverzichtbar ist. Manches ist schon verwunderlich, wenn man bedenkt, daß dieses Mineral lange Zeit (bis 1975) im Verdacht stand, nicht nur für den Körper völlig nutzlos zu sein, sondern sogar schwere Vergiftungen der Organe zu verursachen.

Keine Vitamine auf der Tagesordnung

Vor Jahren tagte wieder einmal ein Kardiologenkongreß in Mannheim; Vitamine oder andere Naturprodukte standen bisher nie auf der Tagesordnung solcher Zusammenkünfte. Doch welch ein Wunder: Fast einer Sensation gleich wurde diesmal festgestellt, daß eine ausreichende Zufuhr von Vitamin C zur Verhütung von Herzinfarkten unverzichtbar ist. Linus Pauling läßt grüßen, der dieses bereits vor 35 Jahren verkündete. Doch damals haben ihm die Schulmediziner anscheinend nicht zugehört. Da paßt es natürlich gut, daß die Arteriosklerose, wie bereits erwähnt, vielleicht doch überwiegend eine Infektionskrankheit ist, die man mit Antibiotika bekämpfen und gegen die man sich sogar impfen lassen kann. Leider noch Zukunftsmusik und viel zu schön, um wahr zu sein.

Nun ist ja Vitamin C in einer hohen Dosierung (mindestens fünf Gramm) ein wichtiger Bestandteil der Chelat-Infusion, und dieser wird ebenfalls Selen und Beta-Carotin zugefügt – Substanzen, die man als Antioxydantien bezeichnet. Diese verbessern nicht nur die Sauerstoffversorgung der Gewebe, beugen damit Übersäuerungen vor, sondern stärken auch die Abwehr und verhindern damit Infektionen. Vielleicht ist das einer der vielen Gründe, warum Chelat-Therapien bei Herzinfarkten so erfolgreich sind, wenn man die Infektionshypothese berück-

192

sichtigt. Vor vielen Jahren fiel mir außerdem auf, daß sich auch der Blut-rückfluß über die Venensysteme bei einer Chelat-Behandlung erheblich steigern und daß Stauungen in den Beinvenen sich manchmal um 50, 70 oder sogar 80 Prozent verbessern lassen. Als ich in der Literatur nach-forschte, fand ich eine Arbeit des kanadischen Arztes Dr. William McCormick aus Toronto, der bereits 1959 die Wirkung der L-Ascorbin-säure auf das Bindegewebe beschrieben hatte. Doch auch dieser Arzt konnte im Grunde auf die Beobachtungen der Seefahrer zurückgreifen, die die damalige Skorbutkrankheit eindrucksvoll beschrieben hatten, bei welcher der Vitamin-C-Mangel alle Bindegewebe schädigt und lang-sam zerstört und so zum Tod des Patienten führt.

Der Chelat-Weg – ein sehr komplexer Weg

Zwei, drei oder manchmal vier Stunden an einem Tropf zu hängen, ist nicht jedermanns Sache. Besonders diejenigen „maulen" häufig, bei denen Hektik ein wichtiger Bestandteil ihres Lebens ist. Die Bereit-schaft, eine kurze Zeit zu „vertrödeln", die nicht für geschäftliche Aktivitäten genutzt werden kann, ist meist nicht vorhanden, und der entstehende „Leerlauf" ist immer wieder mit größter Ungeduld ange-füllt. Oft ist die Aussicht, bei einer Chelat-Therapie 20 und mehr Infu-sionen über sich ergehen zu lassen, ein Berg, bei dem man sich wirk-lich überlegen muß, ob es sich lohnt, diesen zu besteigen. So sind es manchmal die Ehefrauen der Patienten, die überreden und sanften Druck ausüben. Doch welch ein Wunder: Wenn dann die ersten Erfol-ge auftreten, das Herz wieder besser arbeitet, der Blutdruck merklich sinkt und einige Medikamente abgesetzt werden können, ist die Moti-vation zu dieser Therapie plötzlich unübersehbar, und die weiteren Behandlungstermine können nicht schnell genug vereinbart werden.

Verminderte Lebensqualität

Durchblutungsstörungen können unser Leben verändern und bedro-hen, besonders wenn das Gehirn oder das Herz von dieser Krankheit betroffen werden. Einschränkungen der geistigen Leistungen bis hin zum Schlaganfall, Angina pectoris und Herzinfarkt – das sind Leiden, die die Lebensqualität vermindern und auch für den Rest des Lebens regelmäßige Behandlungen notwendig machen.

Das Gehirn als Kraftzentrale unseres Körpers reagiert besonders empfindlich auf Sauerstoffmangel. Sicherlich haben Sie schon einmal bemerkt, daß bei längerem Aufenthalt in schlecht belüfteten oder mit Menschen angefüllten Räumen eine immense Müdigkeit auftritt. Man fängt an zu gähnen, und die Konzentration läßt nach. Nach schweren Unfällen und in der Intensivmedizin hat man festgestellt, daß bei einem Kreislaufstillstand von drei bis fünf Minuten mit totaler Unterbrechung der Sauerstoffzufuhr bei sonst gesunden Menschen irreparable Schäden an den Hirnzellen auftreten können. Ist der Körper bereits durch andere Krankheiten vorgeschädigt, kann diese Zeit noch erheblich kürzer sein. Die Verkalkung der Hirnadern (man bezeichnet dieses Leiden als Cerebralsklerose) ist besonders tückisch, weil ihr die sonst begleitenden und vorausgehenden Symptome von Durchblutungsstörungen, wie diese in anderen Organen auftreten, fehlen. Schmerzen, Rötungen, Schwellungen oder Bewegungseinschränkungen gibt es bei der Cerebralsklerose nicht. Dafür aber Krankheitszeichen, die nicht leicht zuzuordnen sind: Tinnitus, Sehstörungen, schlechtes Schlafen, Depressionen und Konzentrationsschwäche. 1994 wurden 2.800 Männer und Frauen, die in New York wohnten, durch die US-Zeitschrift „Medical Letter" befragt, ob sie wüßten, daß Ohrgeräusche und Sehstörungen Hinweise auf einen Schlaganfall sein können und daß man in einem solchen Fall einen Arzt aufsuchen solle. Nur 20 Prozent aller Befragten stimmten dem zu, weitere 30 Prozent waren unsicher, ob eine Konsultation notwendig sei, aber jeder zweite erachtete einen Besuch als nicht notwendig. Man wird sicherlich nicht falsch liegen, wenn man feststellt, daß man diese Zahlen ohne Einschränkungen auf Deutschland übertragen kann. Verharmlosung der Krankheitszeichen, Herunterspielen der Symptome oder einfaches Ignorieren: Das sind auch die Gründe, warum in Deutschland der Schlaganfall mit zu den häufigsten und folgeschwersten Krankheiten zählt.

Die Hauptursache eines Schlaganfalls ist die Verkalkung der inneren Halsschlagader, wobei schon der kleinste arteriosklerotische „Spritzer" einen erheblichen Risikofaktor bedeutet. 85 bis 90 Prozent aller Hirnembolien haben hier ihren Ausgang. Sie lasen es bereits, daß diese hämodynamisch irrelevanten (also unbedeutenden) „Veränderungen" in der Regel die Untersucher zu keiner Handlung veranlassen. Operiert wird die Carotis interna nämlich nur, wenn diese fast verschlossen ist. Also beschränkt man sich auf Medikamente – Aspirin zur Blutverdünnung und vielleicht Präparate, die die Adern weiten sollen, was sicherlich bei verkalkten und unelastischen Gefäßwänden immer nur ein frommer Wunsch bleibt.

Leider nur begrenzte Diagnosen

Daß die Ursachen von cerebralen Durchblutungsstörungen gar nicht oder erst viel zu spät aufgedeckt werden, liegt auch daran, daß man bei den Untersuchungen eine Ganzkörperdiagnostik hinsichtlich der Durchblutung nur ganz selten und wenn, dann oft nur in der Naturheilkundepraxis, durchführt. Wie bereits erwähnt, erfolgt meistens ausschließlich eine organbegrenzte Diagnostik. Kommt beispielsweise der Patient mit Herzbeschwerden in die Praxis, wird routinemäßig nur dieses Organ untersucht.

Leider ist das zum Nachteil des Betroffenen. Eine umfassende, den ganzen Körper betreffende Diagnostik würde effektiver sein als eine begrenzte, nur auf das Schmerzsyndrom bezogene. Hier wird häufig hinsichtlich der Technik nicht „zimperlich" verfahren. Deutschland ist neben Japan (hier werden überwiegend zahnärztliche Untersuchungen mit Röntgen durchgeführt) das Land, in dem weltweit die meisten Untersuchungen mit Röntgen oder anderen ionisierenden Strahlungen durchgeführt werden. In Dänemark oder den USA sind es nur halb so viele Untersuchungen, und England kommt sogar mit einem Drittel dieser Methoden aus. Hat zum Beispiel ein Patient Kopfschmerzen, Schwindelattacken oder auch Sehbeschwerden, so wird fast immer eine CT- und neuerdings immer häufiger eine Kernspinuntersuchung durchgeführt. Nur selten kommt dabei ein verwertbares Ergebnis heraus, da sich Störungen des Blutflusses oder sogar Verkalkungen mit diesen Verfahren nicht erfassen lassen. Wenn ein Patient in die Praxis eines Chelat-Arztes kommt, wird deshalb immer eine der ersten Fragen sein: „Welche Untersuchungen sind bei Ihnen durchgeführt worden?" Nur selten werden dann hochwertige Ultraschalltechniken, zum Beispiel der farbcodierte Direktionaldoppler genannt, dafür aber Computertomogramm und Szintigrafie.

Cerebrale Durchblutungsstörungen

Wie bereits erwähnt, sind die Verkalkungen der inneren Halsschlagader eine der häufigsten Ursachen für die Ausbildung von Schlaganfällen. Aber auch die kleinen Hirnadern werden, wenn sie nicht richtig mit Blut versorgt sind, ihren nicht weniger großen Anteil an den cerebralen Durchblutungsstörungen haben. Es muß nicht die DSA (Digitale Subtraktions-Angiografie) sein oder sogar die noch aufwendigere und nebenwirkungsreiche Carotisangiografie mit Katheter, Kontrastmittel und Röntgen, die Auskunft über den Zustand der Hirnadern geben. Mit der neuen transcraniellen Duplexdoppler-Sonografie (TCD), die auch eine Farbdarstellung ermöglicht, läßt sich auf schonendste Weise der Blutfluß im Gehirn messen.

Sauerstoffmangel ist eines der Hauptsymptome bei Durchblutungs- störungen. Ein niedriger Gehalt im Blut und in den Geweben führt automatisch zu einer Erhöhung von CO_2 und anderen übersäuernden Stoffwechselprodukten. Besonders im Gehirn führt ein Absenken des pH-Wertes (das ist die Folge der Übersäuerungen von Organen) zu erheblichen Funktionseinbußen der Zellen. Sauerstoffmangel hat aber noch eine weitere nicht unerhebliche Wirkung auf den Blutfluß der kleinen Adern. Registrieren die im Körper verteilten Rezeptoren und Überwachungssysteme einen Abfall dieses lebenswichtigen Gases, dann vermehren sich automatisch die roten Blutkörperchen. Der Or- ganismus will damit erreichen, daß die nun erhöhte Erythrozytenzahl auch unter schlechten Bedingungen mehr Sauerstoff aufnehmen kann. Natürlich ist das eine falsche Reaktion der Organe, und diese führt automatisch zu einer Bluteindickung. Diese verstärkt dann noch zu- sätzlich die Durchblutungsstörungen im Gehirn.

Zu viele rote Blutkörperchen

Die Bluteindickung wird häufig als einer der wesentlichsten Gründe von Durchblutungsstörungen betrachtet, die, abgesehen von Gefäßab- lagerungen, zu dieser Krankheit führen. Daß dabei die roten Blutkör- perchen weniger Aufmerksamkeit erhalten, als ihnen zusteht, versteht sich von selbst. Es sollen angeblich mehr die Blutplättchen sein, die, wenn sie sich zusammenballen, den Blutfluß behindern, Gerinnsel und Thromben bilden und somit den Schlaganfall auslösen. Aspirin und andere Blutverdünner sollen dann Hilfe bringen. Doch durch diese Maßnahmen sind die Apoplexraten nicht gesenkt worden, und es ster- ben noch genauso viele Menschen an einem Herzinfarkt wie vorher. Nein, es sind meist die Erythrozyten, die roten Blutkörperchen also, die sich durch einen geringen Sauerstoffgehalt vermehren und das Blut eindicken. Liegt eine Bluteindickung vor, so fanden wir nur bei zehn Prozent aller Patienten erhöhte Thrombozytenzahlen, während bei den restlichen 90 Prozent die roten Blutkörperchen vermehrt waren. Fast auf den Prozentsatz genau wurden die gleichen Erkenntnisse 1994 durch das „Department of Medicine" an der National University von Singapore festgestellt.

Irgendetwas stimmt nicht ganz

Nun sterben aber genauso viele Menschen an einem Schlaganfall wie vorher, und es werden heutzutage nicht weniger Beine amputiert als vor fünf oder zehn Jahren. Woran liegt das? Nun, fündig wird man, wenn die neuen Erkenntnisse der wissenschaftlichen Forschung näher betrachtet werden, die eindrucksvoll beweisen, daß nicht nur die festen Bestandteile des Blutes für die Verstopfung von Adern eine Rolle spielen, sondern auch die flüssigen Substrate in diesem Medium. Da ich bereits einige Seiten zuvor über diese Eigenschaften berichtet habe, hier nur kurz zur Erinnerung: Das Blut besteht mit einem Anteil von meist mehr als 60 Prozent aus diesen liquiden Teilen, und das vermutlich seit der Entwicklung unserer Rasse. Man ist einfach überrascht, wenn besonders bei alten Menschen festgestellt wird, daß sie zu wenig Flüssigkeit in ihrer Blutbahn und auch im Gewebe haben. Der Grund hierfür ist sehr einfach: Sie trinken schlicht zuwenig. Daß hierdurch ihre Lebenserwartung um drei oder sogar vier Jahre sinkt, auch wenn keine weiteren Krankheiten auftreten, ist vielen nicht bewußt, aber allein diese Tatsache kann schon zur Entstehung von Schlaganfällen und Durchblutungsstörungen der Hirngefäße beitragen. Wenn eine große Ader um einen Millimeter einengt, so sind das Prozentanteile, die nur wenig am Blutfluß verändern. Ein kleines Gefäß (und solche sind in allen Hirnbereichen anzutreffen) jedoch reagiert auf diesen Millimeter bereits mit einer Verminderung des Blutstromes um 30 bis 50 Prozent!

Besondere Untersuchungen sind notwendig

Wenn also der Verdacht besteht, daß Durchblutungsstörungen im Gehirn für Krankheiten verantwortlich sind, müssen besondere Untersuchungen durchgeführt werden. Welchen Erfolg eine Chelat-Therapie bei diesen Leiden erbringt, können die aufwendigen Computer- und Kernspintomogramme aber niemals zeigen.

Nach den eigentlichen Ursachen fragen die wenigsten

In Deutschland werden die betroffenen Patienten in eine Klinik überwiesen, wo dann unter den unterschiedlichsten Aspekten die Untersuchungen erfolgen: Die Ärzte, die aber hauptsächlich eine Operation
im Hinterkopf haben, werden diese Indikation bei den Untersuchungsmethoden besonders herausstellen und zum Beispiel mit dem Katheter und Kontrastmitteln die Stellen in den Adern aufzeigen, die verengt sind und nach ihren Ansichten operiert werden müssen. Wobei
man natürlich immer bedenken muß, daß diese invasive Diagnostik
zur Hälfte falsche Resultate erbringt. Diejenigen aber, die eine konservative Behandlung bevorzugen, werden die krankhaften Veränderungen im Gefäßsystem mit entsprechenden Medikamenten angehen.
Egal, welche Entscheidung man auch trifft, in allen Fällen wird die
symptomatische Therapie im Vordergrund stehen, so daß für eine Behandlung der eigentlichen Ursache, der fehlerhaften Hirndurchblutung
(Sauerstoffmangel, Bluteindickung, Arteriosklerose, Bildung von Gerinnseln und Thromben durch Veränderungen im Eiweißstoffwechsel),
kein Raum mehr bleibt.

Bei der Diagnostik von Durchblutungsstörungen im Gehirn wird man
bei den apparativen Untersuchungen ohne die invasive Technik aus-
kommen. Katheterverfahren mit Kontrastmittel und Röntgen sind dabei genau so wenig erforderlich wie die Injektionen radioaktiver Isotopen, wie sie bei der Szintigrafie Verwendung finden. Und auch der
Kernspin kann allenfalls Narben erkennen, die durch einen Schlaganfall entstanden sind. Auch das EEG (die Messung der Hirnströme),
besonders beliebt in der Neurologie, ist für die Beurteilung der Hirndurchblutung völlig ungeeignet und gibt sowieso wenig Auskunft über
die Leistungsfähigkeit dieses Organs – es sei denn, der Hirntod ist
festzustellen.

Falsche Zurückhaltung

Durchblutungsstörungen und Arteriosklerose breiten sich im gesam-
ten Organismus aus. So wird die Untersuchung der Hirngefäße nur ein
Teilbereich der Diagnostik bei den Patienten sein, die zu einer Chelat-
Therapie kommen. Grundsätzlich werden auch hier alle anderen Adern

(und auch das Herz) gemessen. In der Diagnostik klafft in der normalen Praxis inzwischen eine breite Schere auseinander, von dem was bereits gemacht und untersucht wird und dem, was nach den neuesten Erkenntnissen machbar ist. Besonders auffallend ist das bei der Labordiagnostik, wo einerseits eine restriktive Gesundheitspolitik zu einer falschen Zurückhaltung bei Blutuntersuchungen geführt hat, die für eine Diagnostik wichtig wären. Auf der anderen Seite sind in den letzten Jahren eine Vielzahl laborchemischer Verfahren geschaffen worden – besonders durch die Gentechnologie und computergestützten Meßmethoden –, die wesentliche Erkenntnisse über die Ursachen einer Krankheit bringen. Diese Methoden aus rein formalen Gründen nicht anzuwenden, wäre ein großer Fehler.

Laboruntersuchungen

Es sind nicht die Routinemessungen bei den Blutwerten, die für eine Beurteilung von Durchblutungsstörungen der Hirnadern wichtig sind. Aber den Fettstoffwechsel muß man dennoch erfassen und dabei die HDL-Cholesterinwerte nicht vergessen, auch dann, wenn der Gesamtgehalt des Cholesterins nicht erhöht ist. Diesen Zustand finden wir häufig dann, wenn durch die Einnahme von chemischen Fettsenkern, die in den Stoffwechsel der Leber eingreifen, niedrige Gesamtcholesterin-Werte erzielt werden, gleichzeitig aber auch die HDL-Werte im Keller sind. Harnsäuremessungen im Blut sind ebenfalls wichtig, weil erhöhte Konzentrationen ein doppeltes Risiko für einen Schlaganfall bedeuten. Und natürlich der Blutzucker, weil bei einer Konzentrationserhöhung einmal die Augen (Netzhaut und Sehnerv), die Nerven mit den Gefahren der Mißempfindungsstörungen (Polyneuropathien) und auch das Innenohr (Schwindel,Tinnitus) Schaden erleiden.

Sauerstoffmangel hemmt Blutfluß

Die Hirnadern sind zarte, ja mikroskopisch kleine Gefäße, die besonders im Innenohr und der Netzhaut wichtige Funktionen erfüllen. Sauerstoffmangel und die dadurch verursachten Bluteindickungen hemmen den Blutfluß in diesen Kapillargefäßen mehr als in den größeren Adern. Diesen reduzierten Blutfluß kann man auch mit Aspirin oder

Marcumar nicht beseitigen. Eine Blutgasanalyse ist unverzichtbar, um den Sauerstoffgehalt in den Arterien zu messen, die CO_2 und Kohlensäurekonzentration zu erfassen und den pH-Wert zu registrieren. Warum aber ist diese Untersuchung so wichtig? Wie wir schon erfahren haben, verursacht Sauerstoffmangel eine Bluteindickung, die jedoch für eine Verminderung der Fließmengen allein nicht verantwortlich ist. Es sind nämlich nicht nur die roten Blutkörper oder Blutplättchen, die bei einer krankhaften Vermehrung den Blutstrom hemmen, auch Eiweißkörper, die wie ein Klebstoff Blutgerinnsel und Thromben bilden, tragen zur Entstehung von Schlaganfällen bei. Bei den cerebralen Durchblutungsstörungen wird man nicht umhin können, diese Eiweißbestandteile im Blut zu messen. Da ist einmal das Fibrinogen, das bei normalen Konzentrationen Wunden und blutende Verletzungen verschließt, was natürlich wünschenswert ist, damit man nicht verblutet. Finden sich erhöhte Konzentrationen dieser Substanz im Blut, dann kann es sehr leicht zu Gerinnselbildungen kommen, besonders dann, wenn Ablagerungen in den Adern vorhanden sind, die zu Embolien und Thrombosen führen und die sowohl Arterien und Venen, aber auch deren Klappen verschließen oder schädigen.

Daß hohe Aluminiumkonzentrationen und auch erhöhte Calciummengen, die bei der Haaranalyse gefunden werden, den Blutfluß in den Hirnarterien und den Stoffwechsel der Nervenzellen schädigen, ist inzwischen bekannt; aber auch Nickel, Blei und Cadmium sind Schadstoffe, die eine besondere Anziehungskraft zu den Hirngeweben haben und diese Organe erheblich schädigen.

Verstopfte Adern

Wie bei keinem anderen Organ unseres Körpers sonst finden die krankhaften Veränderungen bei Gehirn- und Nervenleiden auf „niedrigster" Ebene, nämlich in den Zellstrukturen der Gewebe, statt. Hohe molekulare (also nicht gelöste oder ionisierte) Calciummengen verstopfen nicht nur die Adern, sondern belasten auch den Zellstoffwechsel, indem sie sich an die Membranen des Zellkernes anlagern. Wie bei einer Art kriegerischer Besatzungsstrategie hemmen sie das öffentliche Leben in den Zellen. Die Hirn- und Nervenzellen bilden immer weniger Botenstoffe. Schlafstörungen, Depressionen, die Parkinsonsche Krankheit und eine verminderte geistige Leistungsfähigkeit sind die Folgen. Wobei das Aluminium auch mit für die schwerste Form einer Hirnfunktionsstörung verantwortlich ist: Für die Alzheimersche Krankheit.

Ein Wort zum Calcium

Dieses Mineral erfreut sich besonderer Beliebtheit, wenn es darum geht, den Mineralstoffwechsel durch entsprechende Präparate zu unterstützen. Wenn man diejenigen, die calciumhaltige Präparate einnehmen, als Grundlage dafür nimmt, daß ein Mangel an diesem Element vorliegt, dann müßte die Hälfte der Weltbevölkerung erhebliche Defizite aufweisen. Als Beweis für eine Calciumerniedrigung werden die Ergebnisse der Blutuntersuchung angeführt oder bestimmte Krankheiten, bei denen vermutet wird, daß dieses Element vermindert ist. Und in der Tat finden sich in den Blutproben gar nicht so selten nach unten gehende Abweichungen der Calciumkonzentrationen, die dann als Krankheitsursache herhalten müssen. Macht man jedoch Reihenuntersuchungen beim gleichen Patienten an verschiedenen Tagen oder sogar am gleichen Tag zu verschiedenen Zeiten, dann wird man, abhängig vom Essen und Trinken, vom Schwitzen und von körperlicher Bewegung und auch anderen äußeren Einflüssen (Medikamente) unterschiedliche Werte messen. Wie auch bei anderen Mineralien, zum Beispiel beim Eisen, ist die Blutkonzentrationsmessung vom Calcium völlig ungeeignet, Rückschlüsse auf den Gewebegehalt dieses Elementes zu schließen.

Feinste Hirnadern

Es sind besonders die hohen Calciumkonzentrationen, die Schäden in den Adern und an den Hirnzellen anrichten. Über die verheerende Wirkung dieses Minerals, das nach einem Schlaganfall ungehemmt in die noch gesunden Zellen einströmt und diese dann ebenfalls zerstört, wurde bereits berichtet. Und natürlich sind auch die feinsten Hirnadern, die einen Durchmesser von Bruchteilen eines Millimeters haben, schnell verengt, wenn sich Kalkkristalle an den Wänden absetzen. Nach allen bisherigen Erkenntnissen scheint es so zu sein, daß Calcium eine besondere Affinität und Anziehungskraft zu den Hirn- und Nervengeweben hat. Diese negative Wirkung muß man auch bei der Entstehung der Parkinsonschen Krankheit vermuten, wo die Botenstoffe der Nervenzentren nicht mehr genügend und ausgewogen gebildet werden. Die Folgen dieser Stoffwechselstörungen sind typisch für diese Krankheit: Fehlende Nervenüberträgerstoffe führen zu einer Art von Lähmung, andere Neurotransmitter (auch mit einer ganz normalen Konzentration) erfahren damit ein Übergewicht und es kommt zu unkontrollierten Muskelbewegungen (zum Beispiel Zittern). Hinzu kommen erhebliche Veränderungen der vegetativen Nerven mit den Folgen einer vermehrten Speichelbildung, Störungen der Drüsenfunktionen und auch depressive Zustände, die in einer Fehlbildung entsprechender Botenstoffe zu suchen sind. Aus dem Blut des Patienten kann man mit einem äußerst präzisen Verfahren – der Hochdruck-Flüssigkeits-Chromatographie (HPLC) – die Aminosäuren und Botenstoffe erfassen, die bei einer Durchblutungsstörung im Gehirn vermindert sein können. Man sieht, daß allein schon eine ausgewählte Labordiagnostik wertvolle Hinweise für Hirndurchblutungsstörungen liefert.

„Ich wollte keine Röntgenuntersuchung mehr, kein Kontrastmittel injiziert bekommen, und auch der Katheter in den Halsschlagadern war mir zuwider. Doch mein Hausarzt sagte mir, daß dieses die einzigen Methoden seien, um das Ausmaß von Durchblutungsstörungen im Gehirn zu messen." Diese Klagen werden sehr häufig vorgebracht, denn anscheinend wissen nur wenige Mediziner, daß man mit einer modernen Ultraschalltechnik, der Transcraniellen-Duplexdoppler-Sonografie (TCD), die Hirnadern genau und ohne Nebenwirkungen untersuchen kann. Ideal ist dieses Verfahren auch zur Erfolgskontrolle von Chelat-Behandlungen. Mit einer kleinen, bleistiftähnlichen Sonde, die auf die Schläfe, die Augenlider und den Hinterkopf aufsetzt, wird über einen Bildschirm in Farbe der Blutfluß in den Adern in allen drei Ebenen dargestellt und auch genau ausgemessen. Registriert wird das Ergebnis mit einem Drucker, so daß exakte und nachvollziehbare Verlaufskontrollen möglich sind.

Häufige Ursachen von Schlaganfällen

90 Prozent aller Schlaganfälle haben ihre Ursache in einer Verkalkung der Halsschlagader. Für die restlichen zehn Prozent sind Herzrhythmusstörungen, zum Beispiel Vorhofflimmern und absolute Arrhythmie und Ausbuchtungen von Hirnarterien (sogenannte Aneurysmen), die platzen und dann zu Blutungen führen, verantwortlich. Während man Unregelmäßigkeiten des Herzschlages mit Naturheilmethoden erfolgreich angehen kann, ist das Platzen einer Adernaussackung im Gehirn fast immer schicksalsbedingt und deshalb therapeutisch wenig beeinflußbar.

Sehr viel tun kann man jedoch bei Ablagerungen in der Carotis interna (der Halsschlagader), dem Hauptgrund für die Entstehung eines Apoplex. Löst man die Verkalkungen in diesem Gefäß auf oder glättet man zumindest bei einer ausgedehnten Arteriosklerose die Oberfläche dieser Plaques mit der Chelat-Therapie, dann vermindert man das Risiko eines Schlaganfalls. Diese Verkalkungen in den Halsschlagadern aufzufinden, ist ebenfalls mit einem hochwertigen Ultraschallgerät möglich. Es ist schon ein Phänomen, in solch ein Gefäß hineinzublicken und das Blut farbig – gerätetechnisch machbar – fließen zu sehen, ohne daß die Haut verletzt oder eine dicke Nadel in die Ader hineingestochen wird. Modernste Technik erlaubt es, den Durchmesser der Ader zu messen, die Geschwindigkeit des Blutflusses zu erfassen und aus diesen Größen die Fließmenge in der Arterie bis auf den Kubikzentimeter genau zu errechnen.

Durchblutungsstörungen allein führen zu keinen Erkrankungen, es sind die Organe selbst, die durch den verminderten Blutfluß, den Sauerstoffmangel, die Übersäuerung und den verminderten Stoffwechsel Störungen im Körper verursachen. Den Grad dieser Veränderungen muß man erfassen, um neben der Therapie von Durchblutungsstörungen auch mit ergänzenden Behandlungen diese Organschwächen anzugehen. Wie aber lassen sich nun diese Veränderungen in den Organfunktionen messen? Nun, die Naturheilkunde bietet hierfür eine Menge Möglichkeiten.

Die Störfelder im Gehirn

Eine wichtige Methode dabei ist die Störfeldanalyse des Gehirns. Dieses Verfahren wurde, man glaubt es kaum, von dem Zahnarzt Dr. Schimmel vor einer Reihe von Jahren entwickelt. Für den naturheilkundlich orientierten Arzt jedoch kein Wunder, da sich diese Berufsgruppe besonders leidenschaftlich und intensiv mit naturheilkundlichen Verfahren beschäftigt. Bei dieser Meßmethode wird eine Art von Gesichtsmaske über den Kopf des Patienten gestülpt. Elektroden, die auf dem Schädel und dem Gesicht des Patienten liegen, registrieren über Nervenpunkte der Haut die Funktionszustände wichtiger Hirnareale (Motorik, Gedächtnis und Psyche), die Leistungsfähigkeit der Augen und des Innenohres. Ein Computer wertet die Ergebnisse aus, zeigt sie auf dem Bildschirm an und bereitet sie für den Ausdruck vor.

Diese Untersuchung ist schon deshalb wichtig, weil Erkrankungen der Hirnfunktion nicht nur allein durch Durchblutungsstörungen verursacht werden, sondern auch durch einen gestörten Hirnstoffwechsel. Hierdurch entstehen eine Reihe von Krankheiten, ohne daß der Blutfluß zum und im Gehirn in irgendeiner Stelle gestört ist. Die beiden wichtigsten Leiden sind die Parkinson'sche Krankheit und Depressionen. Beide treffen auch junge Menschen; so war der jüngste Patient, der an einer Schüttellähmung litt und der von mir behandelt wurde, gerade mal 20 Jahre alt. Und unter den Depressiven findet man ebenfalls gar nicht so selten Kinder.

Störungen im vegetativen Nervensystem

Untersuchungen, die der Schulmediziner möglichst schnell in den Archiven verschwinden lassen möchte, zeigen in regelmäßigen Abständen auf, daß Störungen der vegetativen Nerven bei 70 Prozent aller Krankheiten, die in Praxen und Kliniken behandelt werden, teilweise oder sogar überwiegend für diese Leiden verantwortlich sind. Typische Krankheiten, die durch eine Entgleisung dieses vegetativen Nervensystems verursacht werden: Störungen des Herzrhythmus, Verkrampfungen der Adern im Gehirn beziehungsweise Minderdurchblutung der Hirnarterien, Bluthochdruck (auch eine Art von Gefäßspasmus), Magen- und Darmstörungen (Sodbrennen, Verstopfungen oder Durchfall) und Atembeschwerden (Bronchitis, Asthma). Diese Adern sind besonders klein und reagieren deshalb sehr empfindlich auf Verkrampfungen der Gefäßwände. Auch ohne gravierende Einschränkung der Durchblutung ist bei einer Reihe von Krankheiten der Stoffwechsel in den Hirnzentren gestört, insbesondere dann, wenn Metallbelastungen vorhanden sind. Diese Metalle darf man auf keinen Fall verharmlosen, denn Nickel und Aluminium sind Schadstoffe, die die Nerven und Gehirnzellen schädigen. Hinzu kommt dann noch das Calcium, das zusätzlich die Gefäße angreift, die Adernwände unelastisch macht und für Verkalkungen verantwortlich ist. Aluminium ist ja bereits als Verursacher der Alzheimerschen Krankheit entlarvt worden, doch nicht nur Hirnzellen werden durch dieses Metall geschädigt, sondern auch die vegetativen Zentren im Gehirn, die zum Beispiel den Blutdruck und die Herztätigkeit steuern. Ähnlich wie das Calcium lagert sich auch Aluminium in den Adern ab und verursacht Schlaganfälle und Bluthochdruck, und das Nickel trägt dazu bei, daß die Innenwände der Adern aufgerauht werden. Dadurch wird eine Bildung von Thromben begünstigt, die sich aus Blutplättchen, Erythrozyten, weißen Blutkörperchen, Kalk, Schwermetallen und noch einer Reihe weiterer Stoffe bilden. Dort finden sich in den gebildeten Nischen auch die Bakterien und Viren (Chlamydien, Herpes- und Hepatitisviren), die für die Entstehung von Herzinfarkten verantwortlich sein sollen und vielleicht sogar den Apoplex begünstigen.

16. Kapitel

- Bemerkenswerte Ergebnisse
- Es bleibt einem nur das Kopfschütteln
- Hexenjagd auf Chelat-Ärzte
- Das Gericht gab dem Chelat-Arzt recht
- Der Kampf geht unvermindert weiter
- Eine Frage des Gewissens
- Eigenverantwortung ist sehr wichtig
- Voneinander lernen
- Medizin kann sehr spannend sein
- Die Gesundheitsindustrie
- Der Körper erneuert sich ein Mal pro Jahr selbst
- Falsches Ziel

Bemerkenswerte Ergebnisse

In ihrem für jeden interessierten Leser sehr empfehlenswerten und von uns schon des öfteren erwähnten Buch „Gesund und fit ins hohe Alter dank Chelat-Therapie" (CSA-Verlag) führen die beiden amerikanischen Journalisten Arline und Harold Brecher unter anderem auch ganz bemerkenswerte wissenschaftliche Untersuchungsergebnisse auf, die Studien angesehenster Mediziner und Fachzeitschriften entnommen sind. Sie alle belegen unter anderem folgende Ergebnisse:

- Hemmung der Thrombozytenaggregation bei Menschen innerhalb von drei Minuten nach Verabreichung der EDTA-Infusion
- 2- bis 20prozentige Verbesserung der Lungenfunktionen (gemessen durch Vitalkapazität und forcierte Ausatmung) nach 30 Chelat-Behandlungen bei 90,5 Prozent von 38 Patienten mit unabhängig voneinander diagnostizierten chronischen Lungenbeschwerden
- 90prozentige Verminderung der Krebssterblichkeit nach einer Chelat-Therapie mit EDTA
- Deutliche Verbesserung bei 91 Prozent (und mittelgradige Verbesserung bei acht Prozent) bei Patienten mit peripheren Durchblutungsstörungen und Claudicatio intermittens nach einer Behandlungsdauer von 28 Monaten
- Deutliche Verbesserung bei 76,9 Prozent (und mittelgradige Verbesserung bei 17 Prozent) der 844 Patienten mit coronarer Herzkrankheit über eine Behandlungsdauer von 28 Monaten
- Bemerkenswerte und gute Verbesserung bei 89 Prozent der 2.870 Patienten mit unterschiedlichen Gesundheitsproblemen, die über einen Zeitraum von 28 Monaten behandelt worden waren
- 14prozentige Verringerung der Cholesterinwerte im Blut bei 142 Patienten nach einer zweimonaten Behandlung mit EDTA
- Zweiprozentige Erhöhung der Knochendichte bei 25 Patienten mit Osteroporose im Frühstadium nach einer 3monatigen Behandlung mit EDTA
- 35prozentige Verbesserung bei schwerer Verengung der Hauptschlagader und 62 Prozent Erhöhung des Blutflusses bei 16 Frauen und Männern nach einer 10monatigen Behandlung mit EDTA
- Statistisch auffällige Verbesserung des Blutflusses nach einer EDTA Chelat Therapie bei 17 von 18 Patienten
- Bei vier Patienten, denen von Chirurgen Brand im Endstadium in ihren unteren Extremitäten diagnostiziert wurde und die für eine Operation vorgesehen waren, zeigte der Langzeiterfolg der EDTA-Chelat-Therapie, daß eine Amputation überflüssig war

- Verbesserte EKG-Werte nach einer Chelat-Therapie bei 28 zufällig ausgewählten Freiwilligen
- Anhaltende Verbesserung der Gehirnaktivität nach Chelat-Behandlung von Alzheimer-Patienten, nachgewiesen anhand von modernen bildgebenden Verfahren (brain mapping)
- Die Chelat-Therapie öffnete vollständig eine komplett verschlossene rechte Coronararterie. Dies beweisen Angiogramme, die vor und nach der Behandlung eines Patienten erstellt wurden, den man für eine Bypass-Operation abgelehnt hatte (als zu krank eingestuft)
- 23- bis 50prozentige Verbesserung des emotionalen Zustandes einer Gruppe von 139 Chelat-Patienten (Durchschnittsalter 62,5 Jahre), gemessen mit dem Cornell Medical Index Health Questionnaire
- Besonders deutliche Verbesserung des Blutflusses zum Gehirn, bestätigt durch eine Untersuchung, die unabhängige Forscher mit unterschiedlichen Techniken zweimal durchführten.

Es bleibt einem nur das Kopfschütteln

Kann man es sich unter diesen Umständen noch mit dem gesunden Menschenverstand vorstellen, daß trotz dieser Ergebnisse in den USA und Europa seit über 30 Jahren versucht wird, mit aller Macht ein Verbot von EDTA durchzusetzen? In einer Übersetzung eines Zeitungsartikels aus den USA, den mir die Deutsche Gesellschaft für Chelat-Therapie in Hamburg zur Verfügung stellte, lesen wir unter anderem: „Um ein Verbot der Chelat-Therapie zu erreichen, legte 1976 eine Gruppe der Gegner der Chelat-Therapie der California Medical Association einen Beschlußantrag vor, der jedem Mitglied die Anwendung der Chelat-Therapie unter Androhung von Ausschluß untersagte. Bevor die Resolution angenommen werden konnte, wurde jedoch von den Ärzten, die die Chelat-Therapie anwenden, ein unparteiisches Hearing gefordert."

Eine Anzahl von Anhängern der Chelat-Therapie sagte über die Ergebnisse der Behandlungsweise aus, und es wurde reiches klinisches Material vorgelegt. Die Kommission jedoch sprach EDTA den Status einer „Prüfungsinstanz" zu und empfahl, vor jeder Behandung von Arteriosklerose die FDA um Genehmigung zu ersuchen. Diese Entscheidung führte dazu, daß jeder Arzt in Kalifornien von der Gesundheitsbehörde einen Brief erhielt, wonach Ärzte, die die Chelat-Therapie praktizierten, ihre Zulassung verlieren würden, falls sie keine Bewilligung der FDA vorweisen konnten.

Hexenjagd auf Chelat-Ärzte

In Vertretung unabhängiger Ärzte, die mit Recht diese Art von Kontrolle mit eiserner Faust fürchteten, wandte sich ein Komitee der American Academie of Medical Preventics an den Staatsanwalt von Kalifornien. Die Staatsanwaltschaft befand, daß der Federal Foot, Truck and Cosmetic Act einem Arzt nicht verbiete, EDTA einzusetzen, auch wenn das Anwendungsgebiet nicht vom Hersteller im Einvernehmen mit der FDA spezialisiert worden war. Das Mittel wurde jedoch als „Versuchspräparat" eingestuft. Der California Board of Medical Examiners reagierte mit einer Entschließung, die den vorhergehenden Beschluß aufhob. Nachdem der Staatsanwalt zitiert worden war, forderte der California Board alle Ärzte auf, die EDTA einzusetzen – „oder jedes andere Mittel, das in nicht genehmigter Weise verabreicht wurde, dazu eine volle Aufklärung über die Risiken und positiven Wirkungen der Therapie sowie Alternativen zu diesem Verfahren zu geben und dem Patienten deutlich zu erklären, daß der Hersteller nicht behaupte, das Mittel sei wirksam und sicher, wenn es auf nicht genehmigte Weise verabfolgt werde."

Die Ärzte in Kalifornien, die die Chelat-Therapie anwenden, waren auch in dieser ungesunden Atmosphäre fähig, ihre Tätigkeit fortzusetzen. Andere mögen jedoch nicht so glücklich gewesen sein. Es gibt mehr als einen Fall, in dem ein die Chelat-Therapie praktizierender Arzt belästigt und/oder verfolgt wurde, weil er seine Patienten mit EDTA behandelt hatte. Sehen wir uns den Fall von Dr. Ray Evers an. Dr. Evers ist praktischer Arzt in Alabama, wo er seit 1940 tätig ist. Er begann 1964, die Chelat-Therapie zu benutzen, wobei er selbst sein erster Patient war. Mit der Zeit registrierte er hervorragende Ergebnisse bei der Behandlung cardiovaskulärer Behandlungen und degenerativer Zustände mit EDTA. Dr. Evers leitet ein Krankenhaus und ein Pflegeheim in Andalusia, Alabama, als Jahre erfolgloser Störmanöver 1978 dann schließlich in einem massiven Eingriff seitens der FDA gipfelten. Der Gerichtsbeschluß: „Initiiert wurde der Fall von der FDA, und es wurde behauptet, 1. Dr. Evers habe EDTA propagiert und verabfolgt, und zwar zur Behandlung von Arteriosklerose; 2. daß die von FDA gebilligte Erklärung zur Anwendung des Mittels dieses zur Behandlung von Metallvergiftungen empfiehlt, nicht jedoch zur Behandlung von Arteriosklerose; 3. daß die Patienten von Dr. Evers dem nicht zu rechtfertigenden Risiko der Gesundheitsschädigung und des Todes infolge der Behandlung ausgesetzt worden seien; 4. daß die Anwendung von EDTA einer falschen Indikation des Mittels gleichkomme und somit einer Verletzung der geltenden zwischenstaatlichen Regelungen darstellte."

Das Gericht gab dem Chelat-Arzt recht

Dr. Evers entgegnete, daß er als approbierter Arzt berechtigt und verpflichtet sei, Medikamente anzuwenden und zu verschreiben, die den Interessen des Patienten am besten dienten. Dr. Evers machte ferner geltend, daß die FDA einem lizenzierten Arzt nicht verbieten dürfe, ein Mittel in einer Weise einzusetzen, die auf einem Beipackzettel nicht als contraindiziert aufgeführt ist.

Das Gericht entschied, daß die rechtliche Frage in diesem Fall die Frage sei, ob einem approbierten Arzt auferlegt werden könne, ein Mittel nicht zu verschreiben, wenn der Beipackzettel keine Informationen dahingehend enthält, ob dieses Mittel bei der zu behandelnden Krankheit indiziert oder contraindiziert sei. Die überwältigende Menge des Beweismaterials, das dem Gericht vorgelegt wurde, machte – gegen die Theorie der AMR – kurzen Prozeß mit der Behauptung, bei Arteriosklerose gebe es kein klinisches Material zugunsten der Behandlung durch die Chelat-Therapie. Das Gericht stellte fest, daß viele Ärzte – Experten auf diesem Gebiet – überzeugt sind, Arteriosklerose könne zufriedenstellend mit der Chelat-Therapie behandelt werden, daß das Risiko bei sachgemäßer Anwendung minimal sei und daß in vielen Fällen die annehmbaren guten Auswirkungen stärker seien als die wahrscheinlichen Risiken der Behandlung. Soweit die Ärzte in den USA und im Ausland. Das Gericht stellte fest, der Kongreß habe nicht die Absicht, die FDA zu veranlassen, Ärzte bei ihrer Behandlung von Patienten zu behindern. Es konstatierte: „Wenn Ärzte bei der Behandlung von den Anweisungen auf dem Beipackzettel abweichen, bedeutet dies nicht, daß sie sich unethisch oder gesetzwidrig verhalten. Der Kongreß hat die FDA nicht bevollmächtigt, die Ärzte bei der Ausführung ihres Berufes zu behindern, indem ihre Fähigkeiten beschränkt werden, nach bestem Wissen die Therapie festzulegen." Das Gericht entschied, daß Dr. Evers das Medikament nicht im obigen Sinne irreführend eingesetzt hatte, und die FDA verlor den Prozeß gegen ihn.

Der Kampf geht unvermindert weiter

Obwohl die FDA ihren Prozeß verloren hatte, setzte sie ihre Störmanöver gegen Ärzte, die die Chelat-Therapie benutzen, unvermindert fort. Der Druck, der ausgeübt wurde durch Angehörige der gleichen Schicht, Angriffe der Medien und eindeutig böswillige Konstruktionen, hat eine Reihe von Ärzten dazu gezwungen, entweder die Chelat-Therapie nicht mehr anzuwenden oder das Risiko des Lizenzverlustes auf sich zu nehmen.

Dr. Alain Grosman (Name geändert), ein in Salt Lake City seit 1958 praktizierender Chirurg, hatte nie irgendwelche Probleme mit der Ärzteschaft von Utah – bis zu dem Zeitpunkt, als er 1976 einige wenige Patienten mit der Chelat-Therapie zu behandeln begann. Daraufhin wurde er von den Bevollmächtigten der Salt Lake City Medical Board aufgesucht. Die Botschaft war klar: Grosman würde entweder aufhören, mit Chelat zu praktizieren oder den Verlust seiner Zulassung riskieren.

Eine Frage des Gewissens

Der als Chirurg ausgebildete Dr. Grosman kam zu dem Entschluß, daß er, der eine Frau und eine Familie zu versorgen hatte, es sich nicht leisten konnte, weiterhin die Chelat-Therapie einzusetzen, obwohl sich der Zustand seiner Patienten nach der Behandlung signifikant gebessert hatte. Er schrieb den ärztlichen Behörden einen Brief in diesem Sinne und hat seit dieser Zeit die Chelat-Therapie nicht mehr angewendet. Trotz seines Nachgebens empfindet er heute noch den Stachel des Ostrazismus. Dr. Grosman sagte: „Vergessen Sie nicht, die FDA fühlt sich bedroht, denn durch die Chelat-Therapien könnten sie sehr viel Geld einbüßen. Würde man die Kosten der Chelat-Therapie verzehnfachen, so würde sie das allerdings sehr schnell aufwecken!"

Diese Aussage von Dr. Grosman trifft den Nagel auf den Kopf. Würde man nämlich beispielsweise die Kosten für eine Chelat-Behandlung verzehnfachen und würden somit bei einer durchschnittlichen Behandlung von 30 EDTA-Infusionen Gesamtkosten von etwa 60.000 bis 65.000 D-Mark zusammenkommen, so würde die Sache schon ganz anders aussehen. Recht zügig würde sich dann – nach einer angemessenen „Schamfrist" selbstverständlich – die Meinung der FDA, der Schulmedizin und der Pharmaindustrie weltweit höchstwahrscheinlich von: „Das ist ja Blödsinn" über „Na ja, vielleicht ist doch etwas dran" bis zu „Das Wundermittel des 2. Jahrtausends ist da" verändern.

Eigenverantwortung ist sehr wichtig

Genau deshalb müssen wir in unserem ureigenen Interesse schleunigst damit aufhören, uns nur vom Schulwissen der Mediziner leiten, führen und bevormunden zu lassen. Ganz im Gegenteil, wir sollten wieder die Verantwortung für unser eigenes Leben übernehmen und ganz persönlich wieder zu kleinen „Forschern" werden, die sich selbst darum kümmern, was für sie gut ist und was nicht. Die Schulmedizin wird immer nur das vertreten, was gängig und bekannt ist, alles Neue dagegen wird abgelehnt. Wir müssen also lernen, uns selbst wieder besser zu schützen, indem wir uns informieren und nur das tun und lassen, was wir für uns als richtig erkennen, egal in welchem Bereich der Medizin auch immer. Der Patient muß heutzutage einfach viel, viel interaktiver werden, und es sollte zukünftig auch ein besserer Austausch zwischen den Patienten und den Ärzten stattfinden, indem beide Seiten zu gleichen Teilen ihre Erfahrungen einbringen.

Voneinander lernen

Der Patient lernt also wieder vom Arzt, der Arzt aber auch wieder vom Patienten, so müßte die Medizin der Zukunft aussehen. Die meisten Ärzte aber, die heute speziell in der Naturmedizin tätig sind, sind nur durch Erfahrungen und Erfahrungswerte sowie durch eigene Versuche weitergekommen; sie haben die Fesseln der Schulmedizin einfach hinter sich gelassen und wurden damit sofort zu „Aussätzigen", zu Terroristen und Nestbeschmutzern degradiert, denn im engen Panzer der Schulmedizin ist nun einmal kein Platz für Menschen, die selbständig denken und handeln wollen.

Medizin kann sehr spannend sein

In der Schulmedizin zählen keinerlei Vorbeugemaßnahmen, denn die Schulmediziner werden wie folgt ausgebildet: Die Krankheit ist da, nun muß sie bekämpft werden. Kein Mensch fragt: „Wo kommt diese Krankheit her?", „Wie kann man dieser Krankheit alternativ begegnen?" Es wird auch beispielsweise an Leichen geübt, in denen bekanntlich keine Seele, kein Leben mehr ist. Deutlicher kann man es wohl nicht spiegeln, wie grundfalsch dieser Ansatz ist. Es gibt nun mal eine Behandlungsart, und nach der wird stur verfahren, egal ob es inzwischen wissenschaftliche Studien über bessere Methoden gibt oder nicht. Bis neue Methoden aber von der Schulmedizin anerkannt werden, sind an dieser Krankheit weltweit leider bereits mehrere Millionen Menschen gestorben. Es geht bei der Schulmedizin also immer nur um die rein symptomatische Behandlung; da wird vor allem auch nicht nachgefragt, welche Ursachen diese Symptome vielleicht haben könnten.

Je weiter man sich aber von der Schulmedizin entfernt, eigene Forschungen unternimmt und sich anderen Forschungsergebnissen gegenüber öffnet, desto spannender wird die Medizin, denn ähnlich wie bei der Mondlandung entdeckt man jeden Tag etwas Neues und neue Zusammenhänge, die in ihrer Konsequenz zwangsläufig zu der Einsicht führen müssen, daß letztendlich Krankheiten derart verschiedene Ursachen haben können und müssen, daß man sich dem Leitsatz: „Wer heilt, hat recht" einfach nicht mehr verweigern kann.

Man hat beispielsweise festgestellt, daß Viren und Krebszellen nur dann einen Menschen befallen können, wenn das Immunsystem durch eine fehlende Vorbeugung und fehlende Vorsorge geschwächt wird. Erst dann – und wirklich nur dann – ist der Mensch in der Lage, sowohl Krebszellen als auch Viren aufzunehmen. Da in der Schulmedizin aber – wie gesagt – immer nur dann gehandelt wird, wenn die Krankheit da ist, die Krankheit an sich aber nicht beseitigt, sondern nur behandelt beziehungsweise verdrängt wird (Ursachen bleiben auf diese Art und Weise logischerweise nach wie vor bestehen, weil nur das körperliche Symptom beseitigt wird), sieht die Schulmedizin auch keinen Grund, sich in dieser Hinsicht zu bewegen.

Um ein Beispiel zu verwenden: Angenommen, die Ölkontrollampe in Ihrem Auto leuchtet auf. Was tun Sie? Fahren Sie an die nächste Tankstelle, um Öl nachzufüllen oder schrauben Sie das Birnchen der Ölkontrollampe heraus, um Ruhe zu haben? Im zweiten Fall (schulmedizinisches Verhalten) muß früher oder später zwangsläufig der Motor kaputtgehen.

Da Ursachenforschung aber nicht in den Bereich der Schulmedizin fällt, gibt es sie ganz einfach nicht. Ähnlich wie im Krieg, wo die Soldaten darauf trainiert werden, den Feind zu vernichten und auf dem Schlachtfeld zu bekämpfen, ist es auch in der Medizin. Die Soldaten lernen nicht, wie sie Frieden schaffen und eine friedliche Koexistenz der Menschen nebeneinander erhalten können; sie lernen nur das Zerstören des Feindes. Ähnlich ist es in der Medizin; durch Pathologie, pharmazeutische Kenntnisse und ähnliches lernt man die ausgebrochene Krankheit zu bekämpfen, aber der Arzt lernt nicht, den Menschen auf einem gewissen Niveau der Ausgeglichenheit im Gesundheits- und Immunsystem zu halten, damit überhaupt keine Viren, Bakterien oder andere Krankheitserreger in den Körper eindringen können. Insofern ist die heutige Schulmedizin keine gesundheitserhaltende Medizin, sondern eine Polizei und ein Rotes Kreuz, die immer nur dann eingreifen, wenn „das Kind bereits im Brunnen liegt".

Die Gesundheitsindustrie

Der Mediziner als solcher ist im gesamten schulmedizinischen System deshalb auch nichts anderes als eine Schachfigur im nationalen oder auch weltweit anerkannten System der Gesundheits- und Schulmedizin. Da diese Gesundheit gleichzeitig weltweit aber eine Trillionen-D-Mark- und Dollar-Industrie ist, müssen diese Gesellschaften automatisch immens daran interessiert sein, Krankheiten zu pflegen, was ja nichts anderes als das Gegenteil von Gesundheit ist; aber nur mit kranken Menschen läßt sich letztendlich viel Geld verdienen, und Geld verdienen ist in dieser unserer heutigen Welt leider immer noch das einzige, das zählt.

Die Leichen, über die man dabei gehen muß, betrachtet man als nichts anderes als ein notwendiges Übel, um zu einmal gesteckten und jährlich aufs neue erhöhten Profitzielen zu gelangen.

Ein jeder Mensch muß sich heute aber auch darüber im klaren sein, daß er keine einzige Mark in dieses System einzahlen und sich diesen Methoden blind unterwerfen muß. Dann nämlich, wenn er sich persönlich für gesund, fit und widerstandsfähig hält und sich von vornherein ausreichend informiert, was er dafür tun muß, damit dieser Zustand erhalten werden kann, muß er sich nicht diesem System des „schleichenden Todes" unterwerfen.

Der Körper erneuert sich ein Mal pro Jahr selbst

Wie wir heute wissen, erneuert sich der Körper eines Menschen alle elf Monate neu, Zelle für Zelle. Es gibt also keinerlei Grund, warum ein Mensch nach 40, 50 oder 60 Lebensjahren krank sein sollte. Wie man in den letzten Jahrzehnten feststellte, wurde der Anteil der psychosomatischen Krankheiten immer höher eingestuft, und wir können in aller Ruhe abwarten, bis die Zeit da ist, wo wir wissen, daß Krankheiten und Unfälle nahezu bei 100 Prozent auf der Skala der psychosomatischen Krankheiten angesiedelt werden können. Das heißt, eine Krankheit oder ein Unfall ist immer eine Botschaft, ein Hilferuf der Seele, die sich über den Körper bemerkbar macht (worüber denn sonst) und auf ein seelisches Problem hinweist. Solange wir dieses seelische Problem aber nicht aufzuspüren lernen und nicht darauf hören, was es uns sagen will, solange werden zwar Krankheiten kurzfristig besiegt, aber ihre eigentlichen Ursachen im Körper beileibe nicht beseitigt – im Gegenteil, sie treten kurz darauf in einem anderen Organ wieder auf, und genau dieses ist einer der vielen Gründe, warum ältere Menschen heute wegen verschiedenster Krankheiten von einem Arzt zum anderen gereicht werden. Ein weiterer Punkt in diesem Zusammenhang ist der – und dies sollte nicht vergessen werden –, daß gerade ältere Menschen untereinander fast keine anderen Themen mehr haben als Krankheiten und sich so gegenseitig ständig in immer größeren seelischen Verstrickungen verlieren. Hinzu kommt natürlich noch, daß die Nebenwirkungen der Medizin, der Tabletten, Pillen und anderen Medikamente im Laufe des Lebens so viele Spuren im Körper hinterlassen, daß dadurch ebenfalls neue Krankheiten zum Ausbruch gelangen und der Körper somit durch das Einnehmen der Medikamente gegen das eine Leiden bereits schon wieder das nächste vorbereitet.

Viele Ärzte der Schulmedizin, unter anderem auch der amerikanische Mediziner Bruce R. Dooly, sind längst zu der Erkenntnis gekommen, daß sie zu überhaupt nichts anderem geschult wurden als dazu, ein System zu unterstützen, das nichts anderes tut, als Krankheiten zu pflegen, Krankheiten zu schaffen und zu erhalten. Nur dadurch – ähnlich wie dies auch in der Waffenindustrie der Fall ist – können Kriege im Körper beziehungsweise in der Welt erhalten werden, und nur wenn man Krieg führt, kann man auch Geld verdienen, weil man auch nur dann immer mehr Geld in die Schlacht werfen kann.

Falsches Ziel

Deshalb ist es auch kein Wunder, daß unser gegenwärtiges Gesundheitssystem die Menschen und damit auch die Welt letztendlich in den Bankrott führen muß, denn das Ziel ist niemals Gesundheit, sondern ausschließlich Profitstreben.

Wie können wir nur so dumm und so blind sein, uns auf Krankheiten zu konzentrieren, denn nach den geistigen Gesetzmäßigkeiten von Ursache und Wirkung hat dieses Verhalten immer zur Folge, daß die Krankheiten überhaupt erst entstehen können. Viele geisteswissenschaftlichen Untersuchungen der letzten Jahrzehnte belegen genau dies: Der Mensch ist, was er denkt, beziehungsweise er ist, was er „ißt", und zwar im körperlichen wie im geistigen Sinne. Wenn jemand in seinem Leben ständig mit Krankheiten zu tun hat, dann wird er letztendlich diese Krankheiten auch unausweichlich zu sich ziehen – auch ein Grund übrigens, warum Leute immer kränker werden, weil sie nur von einer Arztpraxis zur anderen hetzen und sich geistig tagtäglich nur noch mit Krankheiten beschäftigen. Ein positives Beispiel dagegen ist das Folgende: Im Alten China wurden die Ärzte früher ausschließlich daran gemessen, wie gesund sie den Menschen erhielten, wie sehr sie in der Lage waren zu verhindern, daß Krankheiten überhaupt ausbrechen können, und nicht daran, wie viele Krankheiten sie stoppen, vereiteln oder „heilen" konnten. So gesehen wäre die Schulmedizin von heute schon seit Jahrhunderten bankrott.

17. Kapitel

- Ein Fall von vielen
- Es paßt so schön ins Konzept
- Die individuelle Betreuung
- Die Bedeutung von Nährstoffen
- Die differenzierte Chelat-Therapie und die großen Adern
- Erhebliche Verbesserungen
- Erfolge, die man sehen kann
- Hilfe für das Herz
- Ein wichtiges Nervengeflecht
- Ergänzende Zusatzhilfe
- Ein großer Irrtum
- Die kleinen Adern
- Ungesunde Lebensweise
- Ein unheilvoller Trend

Ein Fall von vielen

Die Tochter von Frau W. ist Ärztin, und auch der Schwiegersohn hat den gleichen Beruf. Frau W. ist seit neun Jahren Patientin im FÜRSTENHOF. Bisher hat sie es immer vermieden, ihre Angehörigen über diese naturheilkundlichen Therapien zu informieren. Sie befürchtete nämlich, daß die Reaktionen ihrer ausschließlich der Schulmedizin verhafteten „Kinder" nicht gerade positiv wären. In der zurückliegenden Zeit wurde ihre Allergie erfolgreich therapiert, die vorhandene Osteoporose zu ihrer Zufriedenheit behandelt und auch die Cholesterinstoffwechselstörungen wurden vermindert.

Schwindelanfälle und drei Hörstürze in den letzten sechs Monaten hatten Frau W. nach über drei Jahren dann erneut in unser naturheilkundliches Zentrum geführt. Erhebliche Durchblutungsstörungen in der rechten Hirnseite, hohe Aluminium- und Calciummengen bei der Haaranalyse, Sauerstoffmangel im Blut und eine vermehrte Fibrinogenkonzentration (das führt zu Embolien und Thrombosen) wurden bei der Untersuchung festgestellt. Da Frau W. bereits viele Informationen über die Chelat-Therapie gesammelt hatte (einige davon sogar – man höre und staune – über das Internet) brauchte es keine große Überzeugungskraft mehr, dieses naturheilkundliche Behandlungsverfahren bei ihr anzuwenden. Nachdem sie bereits nach sechs oder sieben Behandlungen merkte, daß der Schwindel, die Müdigkeit und die schlechte Konzentration nachließen, fragte sie eines Abends ihren Schwiegersohn, was er denn wohl von der Chelat-Therapie hielte. Wie aus der Pistole geschossen und ohne zu zögern oder weitere Fragen zu stellen sei die Antwort auf diese Frage ein vernichtendes Urteil gewesen, verbunden mit der Frage, ob sie denn nicht wüßte, daß bereits viele Menschen an den Folgen dieser Behandlung gestorben seien. „Ich habe zweimal geschluckt, als ich das hörte. Eigentlich wollte ich noch fragen, ob er vielleicht wüßte, ob nicht auch positive Ergebnisse und erfolgreiche Berichte über die Chelat-Behandlung vorlägen, aber diese Frage habe ich mir dann doch verkniffen."

Es paßt so schön ins Konzept

Eine positive, motivierende und erfolgreiche Berichterstattung wird man über Chelat kaum finden, denn wie bereits erwähnt, lautet das Urteil in diesen Fällen immer: „Höchst gefährlich und unwirksam." Da hat nämlich irgend jemand vor vielen Jahren einmal behauptet, diese Behandlung führe zu Todesfällen, Knochenentkalkungen und einer totalen Demineralisierung des Blutes, und weil es so schön in das Konzept paßt, werden diese Feststellungen, natürlich ungeprüft, ständig wiederholt und begierig veröffentlicht. Doch wenn Sie einmal einen Arzt, der eine Chelat-Behandlung verdammt, fragen würden, wieviel Patienten denn nun genau an den Folgen einer Chelat-Behandlung gestorben seien, wo Herzstillstände (durch Kaliumverluste), Osteoporose (durch Calciummangelzustände, denn: dieses Mineral spielt bei diesem Leiden eine Rolle) oder Nierenversagen und Anämie (Eisenverlust) aufgetreten seien, so wird er Ihnen eine Antwort wohl immer wieder schuldig bleiben müssen. Daß 100.000 Behandlungen, die ich mit Chelat erfolgreich durchgeführt habe, sehr deutlich für diese Methode sprechen und es weltweit mittlerweile nahezu fünfeinhalb bis sechs Millionen Menschen gibt, die ihre Krankheiten durch Chelat lindern konnten, ist den Gegnern der Chelat-Therapie aber meist unbekannt. Wenn ich alleine nur an die Patienten denke, denen eine Operation am Herzen erspart wurde, deren Beine nicht amputiert werden mußten und auch an die vielleicht nicht so spektakulären Fälle, die eine Vielzahl von nebenwirkungsreichen Medikamenten einsparen konnten, so spricht wirklich alles für diese Behandlung.

Frau W. erhielt also 20 Infusionen, und da besonders die kleinen und dünnen Adern im Gehirn und vermutlich auch im Innenohr betroffen waren, wurde der Chelat-Tropf auch ganz individuell nach dem Krankheitsbild zusammengestellt. Vielleicht beruht sogar der große Erfolg dieser Methode gerade in einer gezielten Anwendung und krankheitsbezogenen Auswahl der Bestandteile, die in eine Infusion gegeben werden.

Inzwischen sind zwei Jahre vergangen, in denen Frau W. einmal monatlich zur Behandlung kommt. Insgesamt sind seit diesem Krankheitsereignis 35 Infusionen gegeben worden. Sicherlich nicht zu viel, da in den USA bei ähnlichen Erkrankungen weit mehr Anwendungen erfolgen.

Die individuelle Betreuung

Man muß es noch einmal wiederholen: Jede Chelat-Behandlung ist eine individuelle Therapie, und kein Tropf wird somit bei den unterschiedlichen Patienten und Krankheiten dem anderen gleichen. Ja, man muß sogar noch einen Schritt weiter gehen: Sogar während der Anwendung mit Chelat-Infusionen müssen recht häufig Ergänzungen und

Änderungen an den Bestandteilen des Tropfes vorgenommen werden. Eine intensive Betreuung des Patienten während der Therapie ist deshalb unverzichtbar. Ich halte es darum für recht problematisch, wenn Chelat-Behandlungen neben einer kassenärztlichen Praxis durchgeführt werden. In einer Zeit, wo aus Kostengründen ein gesellschaftspolitisch inszenierter Niedergang der kassenärztlichen Tätigkeit erfolgt, verbunden mit einer Unfreiheit in den ärztlichen Entscheidungen und erheblichen finanziellen Einbußen, suchen viele Mediziner sich neue Nischen. Dabei stoßen einige von ihnen auf die Chelat-Therapie, beschaffen sich oberflächliches Informationsmaterial und beginnen sozusagen im Hinterzimmer mit der Therapie. Ärger und Frustration sind jedoch noch niemals erfolgversprechende Ansätze jedweder Tätigkeiten gewesen. Das geht meistens nicht gut und schadet der Methode. Im Gegensatz zu den amerikanischen Chelat-Ärzten und ihren medizinischen Organisationen und Qualitätskontrollen mangelt es in Deutschland leider noch an einer sorgfältigen Überprüfung der Mediziner, die eine Chelat-Therapie durchführen. Auffallend ist nicht nur ein mangelhaftes oder oberflächliches Wissen über diese Methode (was für mich allein schon sehr erschreckend ist), sondern auch oft eine schlechte apparative Ausstattung der Praxis. Oft fehlt es an vielen Dingen, die für eine Chelat-Therapie wichtig sind. Nicht selten kommt es auch zu grotesken Situationen: Da möchte zum Beispiel eine Chelat-Ärztin, eine gestandene Internistin und besonders sorgfältig und gewissenhaft im Umgang mit ihren Patienten, vor dieser Behandlung eine Untersuchung der Adern durchführen, und da sie selbst nicht über die notwendigen Geräte verfügt, überweist und schickt sie die Kranken zu einem Kardiologen und Gefäßspezialisten. Zu Anfang ahnt sie nichts Böses, wenn sie längere Zeit von diesen Kranken nichts hört. Als aber auch kein Brief kommt, fragt sie nach und muß dann feststellen, daß alle ihre Patienten entweder längst schon operiert wurden, man sie mit dem Ballon dilatierte oder ihnen Medikamente gegeben hatte, die diese vermutlich gar nicht wollten.

Die Bedeutung von Nährstoffen

Die selektive Beeinflussung bestimmter Organe durch Nährstoffe wurde Jahrzehnte nach ihrer Entdeckung noch abgelehnt, und entsprechende Veröffentlichungen und ihre Autoren wurden verhöhnt. Die Ernährung, so hieß es, spiele bei einer Behandlung von Krankheiten keine wesentliche Rolle. Diese durch eine vorbeugende Ernährung sogar zu verhindern, wäre gar ein ausgesprochenes Wunschdenken. Der Tenor fast aller Veröffentlichungen war, daß eine gezielte Zufuhr von Vitaminen, Mineralien oder Aminosäuren genauso nutzlos sei wie ein Kropf.

Ich selbst habe schon immer bei diversen Leiden und Krankheiten – zum Beispiel bei Infektanfälligkeit, Krebs und natürlich bei Durchblutungsstörungen – für eine gezielte Ergänzung dieser Substanzen plädiert, wenn diese bei den Untersuchungen erniedrigt waren und wenn Leber, Darm, Galle oder die Bauchspeicheldrüse nicht richtig arbeiteten, so daß trotz einer guten Ernährung die lebenswichtigen Stoffe nicht in den Organismus gelangen. Was liegt also näher, als diese Substanzen bei einer Chelat-Behandlung der Infusion zuzusetzen. Ich freue mich aber, daß inzwischen auch von anderer Seite festgestellt wird, daß man gestörte Organfunktionen durch diese Nahrungssubstrate verbessern kann. Professor Herbert Lochs aus Berlin stellte vor kurzem fest, daß die Aminosäure Arginin die Pumpleistung des Herzens erheblich verbessere und auch ein anderer Baustein von Eiweißkörpern – das Glutamin – über eine Stimulation der Darmtätigkeit eine Durchblutungsförderung auf Herz und Gehirn zeigt. Ganz neue Töne, wenn man bedenkt, daß bisher eine Harmonisierung zwischen den einzelnen Organen, ihre gegenseitige Beeinflussung und die dadurch resultierende positive Wirkung auf den Organismus keine Bedeutung hatten. Es ist nur sehr schade, daß solche Anregungen nicht aus unserem Land stammen.

Die Ursachen einer „akuten kardio-pulmonalen Insuffizienz" – das ist das gefürchtete Herzlungenversagen mit Wassereinlagerungen in allen Organen – sind nicht selten die Folge von Adernverkrampfungen im Magen-Darm-Bereich. Professor Takala von der finnischen Universität Kuopio vermutet, daß eine Minderdurchblutung besonders des Dickdarms den Herzmuskel und die Gehirnzellen nicht mehr genügend mit Nährstoffen versorgt, außerdem können Viren und Bakterien oder ihre Giftstoffe, die nicht mehr richtig ausgeschieden werden, in die Gewebe eindringen, diese schädigen und zu Infektionen führen. Vielleicht ist das ein Grund für die Vermutungen, daß der Herzinfarkt durch eine Infektion mit Chlamydien oder anderen Erregern ausgelöst werden kann. Diese Erkenntnisse wurden übrigens beim 5. Intensivmedizinischen Symposium 1997 in Berlin vorgetragen.

In der Praxis bedeutet das, daß eine Chelat-Therapie bei Verkalkungen der großen Adern, Halsschlagadern, Herzkranzgefäße, Aorta, von Beinen, Nieren und Leber anders aussehen muß als bei Durchblutungsstörungen im Gehirn, dem Innenohr, der Netzhaut oder von Fingern und Füßen. Grundkrankheiten, insbesondere Stoffwechselstörungen, müssen ebenso dabei Berücksichtigung finden wie Schwächen in den vegetativen Nervenfunktionen. Nicht selten äußern Patienten während der laufenden Behandlung den Wunsch, daß zusätzliche Krankheitszustände und körperliche Schwächen in die Therapie miteinbezogen werden sollen. Dies sind besonders Gelenk- und Wirbelsäulenbeschwerden, Schlafstörungen, Wechseljahrebeschwerden und Potenzprobleme.

Die differenzierte Chelat-Therapie und die großen Adern

Hier nun etwas über die spezielle Chelat-Therapie für die großen Adern: Das sind die Gefäße, die zwischen etwa 6 und 35 Millimeter groß sind; also Halsschlagadern, Koronararterien, die Hauptschlagader (Aorta), die Arterien der inneren Organe (Leber, Niere, Milz) und die großen Beingefäße. Ehe diese durch Verkalkungen zu Beschwerden führen, zu Schmerzen und Einschränkungen der Leistungsfähigkeit also, vergehen oft viele Jahre, bis man dann bei den Untersuchungen Verengungen der betroffenen Gefäße von 80 oder 90 Prozent feststellen kann. Manchmal ist das recht verwunderlich, warum die Betroffenen nicht schon vorher Beschwerden bemerkten, die auf eine Krankheit hinwiesen. Eine der Erklärungen dafür ist der Zeitfaktor, in dem Durchblutungsstörungen entstehen. Je länger sie nämlich für ihre Ausbildung brauchen, um so mehr hilft sich der Körper selbst. Er bildet Umgehungskreisläufe mit Adern, die in einer Art von Selbsthilfe entstehen. Diese Kollateralen (so werden sie in der Medizin bezeichnet) können durchaus für eine längere Zeit eine Verminderung des Blutflusses in den Ursprungsarterien ausgleichen. Diese Hilfsprogramme finden überwiegend in den großen Adern statt, weil diese aufgrund ihrer größeren Durchmesser viel langsamer und träger auf die Arteriosklerose reagieren. Für den Patienten ist es meist ein Schock, wenn er aus einer scheinbaren Gesundheit heraus plötzlich Beschwerden bekommt, die durch eine schlechte Durchblutung verursacht werden.

Erhebliche Verbesserungen

Die Therapie mit Chelat-Infusionen schafft, im Vergleich zur Entstehung einer leistungsbeeinträchtigten Verengung der Adern, in relativ kurzer Zeit eine erhebliche Verbesserung: Schon ein kleiner Abbau von Verkalkungen in den großen Adern verbessert nachhaltig den Blutstrom.

Das nun Folgende wurde zwar bereits einmal erwähnt, dennoch kann man nicht oft genug darauf hinweisen: eine 15prozentige Reduzierung von Verkalkungen kann schon zu einer 50prozentigen Verstärkung des Blutvolumens in der betroffenen Ader führen. So ist es nicht immer unbedingt das Ziel, alle arteriosklerotischen Ablagerungen in den großen Arterien komplett aufzulösen, weil das oft gar nicht möglich ist, denn das, was sich in 20 oder 30 Jahren gebildet hat, kann man nicht in drei oder sechs Monaten wieder rückgängig machen. Daß aber bereits ein geringer Abbau der arteriosklerotischen Einengungen zu einer Verbesserung des Blutflusses in den betroffenen Adern führt, merken die Patienten recht deutlich und sind darüber hocherfreut, daß ihr körperliches Leistungsvermögen ansteigt, Schmerzen verschwinden, das Schlafen besser wird und ebenfalls die Konzentrationsfähigkeit zunimmt. Die Gefahr eines Schlaganfalls oder Herzinfarkts, ausgelöst durch verbliebene Kalkplatten, auf denen sich Gerinnsel festsetzen, die durch den Blutstrom losgerissen werden, ist je nach Lokalisation in den Gefäßen unterschiedlich. Am größten ist sie, zumindestens was den Schlaganfall betrifft, bei Restverkalkungen in den Halsschlagadern. Wobei die linke innenliegende Carotis das größere Risiko bedeutet. Ihr Verlauf ist die direkte Verlängerung des linken Herzens und der Hauptschlagader. Hier kommt das Blut mit höchster Geschwindigkeit (sie liegt um 20 Prozent höher als auf der rechten Seite) sozusagen „angebraust" und kann so die auf dem Kalk mehr oder weniger locker sitzenden Thromben losreißen, so daß sich dieser Blutpfropf dann in einer Hirnader festsetzt. Es wäre also wünschenswert, daß man auch die kleinsten, zum Beispiel reiskorngroßen Ablagerungen von der Gefäßwand entfernen könnte, was jedoch bei einer sehr ausgeprägten Gefäßsklerose nicht möglich ist. Das Glätten und Einnivellieren dieser Verkalkungen ist ein weiteres Anliegen der Chelat-Therapie, und durch besondere Zusätze in den Infusionen – Spurenelemente, Enzyme und Pectine – kann man das auch erreichen.

Erfolge, die man sehen kann

Den Erfolg dieser Maßnahmen kann man recht eindrucksvoll in der farbcodierten Duplex-Doppler-Sonographie sehen. Sobald der in der Halsschlagader in rot dargestellte Blutstrom nicht in gelb, blau oder grün wechselt, sind die Wände glatt und es kommt zu keiner Wirbelbildung oder Turbulenz. Letztere sind nämlich dafür verantwortlich, daß sich eine Gefäßembolie überhaupt ausbilden kann.

Ein weiteres Anliegen von Chelat-Infusionen ist die Verbesserung der Gefäßwandelastizität. Es sind vor allen Dingen die großen Adern, die, wenn sie kein ausreichendes Dehnungsvermögen haben, zu Bluthochdruck führen. Dabei steigt besonders der zweite (diastolische) Wert an, nicht selten auf 100 Millimeter Quecksilbersäule. Meist senkt sich der Druck unter der Chelat-Therapie auf normale Werte, so daß Patienten ihre Medikamente reduzieren oder sogar weglassen können. Bei zehn Prozent aller Kranken normalisiert sich der Blutdruck anfänglich nicht, doch auch hier bringen spezielle Zusätze in den Tropf bei einer Reihe der Betroffenen Abhilfe. Die Spurenelemente Chrom und Molybdän zum Beispiel sowie die Aminosäuren Trypthophan und Phenylalanin senken die Werte nach einiger Zeit. In allen Fällen aber, bei denen über lange Zeit ein hoher Blutdruck bestanden hat, sollte man sich vor einer zu schnellen Absenkung der Werte hüten, weil sonst Schwindel, Sehstörungen oder sogar Ohnmachtsanfälle auftreten können.

Hilfe für das Herz

Die positive Wirkung auf den Herzmuskel ist eine der herausragenden Eigenschaften von Chelat-Infusionen. Natürlich wird einmal durch die entkalkende Wirkung die Herzkranzgefäßdurchblutung verbessert, und es kommen mehr Sauerstoff und andere Nährstoffe zu diesem Organ. Dann wird durch die Blutdrucksenkung besonders die linke Herzseite entlastet. Liegt nun noch zusätzlich eine Herzmuskelschwäche (Insuffizienz) vor, werden der Chelat-Lösung Extrakte vom Besenginster, Weißdorn, das Spurenelement Selen (eine ausreichende Dosierung ist erforderlich) und herzwirksame Enzyme zugesetzt. Kommen Patienten mit Herzproblemen zu einem Chelat-Arzt, dann werden viele von ihnen neben anderen Beschwerden auch über Herzrhythmusstörungen klagen.

Diese Krankheit ist eine ganz besondere Herausforderung sowohl für die Naturheilkunde als auch für die Schulmedizin. In der Chelat-Praxis ist es bei Rhythmusstörungen unverzichtbar, besonders dann, wenn man einem Betroffenen Hoffnung zur Behebung seines Leidens machen möchte, daß man sorgfältige Untersuchungen durchführt. Dabei geht es hauptsächlich um die Fragen, werden Rhythmusstörungen als Folge einer schlechten Durchblutung verursacht, liegt eine

Herzmuskelschwäche vor, ist das vegetative Nervensystem gestört oder sind andere Organstörungen wie Darmschwäche, eine schlechte Leberfunktion oder eine schwache Nierentätigkeit verantwortlich? Ja, sogar Medikamente sind gar nicht so selten Verursacher eines unregelmäßigen Herzschlages. Können diese Krankheiten, Schwächen oder Nebenwirkungen als Ursachen dieses Leidens ausgemacht werden, dann stehen die Chancen gut, daß man mit einer gezielten Chelat-Behandlung den Herzrhythmus wieder einregulieren kann.

Ein wichtiges Nervengeflecht

Anders sieht es aus, wenn ein zu spät erkanntes Herzklappenleiden, eine ungünstig abgelaufene Herzmuskelentzündung oder auch ein Infarkt den natürlichen Schrittmacher des Herzens unwiderruflich zerstört haben. Dieser Taktgeber des Herzens (in der Medizin als Sinusknoten bezeichnet) ist nicht mehr als ein Nervengeflecht. Doch als eine Art von Metronom für einen regelmäßigen Rhythmus ist dieses nur wenige Millimeter große Gebilde unverzichtbar. Ist der Sinusknoten so geschädigt, daß seine Zellen nicht mehr funktionieren, ist keine Therapie mehr in der Lage, dieses Leiden zu heilen. So kann auch die Chelat-Behandlung bei einer absoluten Arrhythmie und Vorhofflimmern – so wird diese schwerste, nicht heilbare Form einer Herzrhythmusstörung bezeichnet – den Herztakt nicht wieder normalisieren. Für die körperliche Leistungsfähigkeit ist ein unregelmäßiger Herzschlag keine Katastrophe, und Patienten berichten immer wieder, daß sie ihr Vorhofflimmern nur gelegentlich oder gar nicht wahrnehmen und daß sie in ihren körperlichen oder sportlichen Aktivitäten keine Abstriche zu verzeichnen haben. Daß ein dauerhafter unregelmäßiger Herzschlag Folgen an diesem Organ hinterläßt, ist leicht verständlich, auch wenn entsprechende Untersuchungen und Forschungsergebnisse nicht vorliegen.

Die große Gefahr der absoluten Arrhythmie liegt aber auch in einer ganz anderen bedrohlichen, herzfernen Komplikation: der Entstehung von Schlaganfällen und Lungenembolien.

Ergänzende Zusatzhilfe

Die durch den unregelmäßigen Herzrhythmus erzeugten Veränderungen in den Blutströmungen der Herzkammern verursachen manchmal einen kompletten Stillstand des Blutflusses in diesen Stellen, und es kommt zu einer vermehrten Gerinnungsneigung in der Kammer. So entstehen Thromben, die sich an den Klappen, den Muskeln und der Herzwand anheften, bei der erstbesten Gelegenheit losreißen, über die rechte Herzkammer in die Lunge und über die linke Herzseite in das Gehirn gelangen. Doch auch hier ist eine Chelat-Behandlung durch entsprechende und ergänzende Zusätze hilfreich. Zuerst einmal gilt es, die vermehrte Gerinnungsneigung zu verhindern. Während in der Schulmedizin bei diesen Fällen das Medikament Marcumar gegeben wird, das eine Gerinnung der festen Blutbestandteile (insbesondere der Blutplättchen) verhindert, ergänzt man die Chelat-Behandlung einmal mit den Omega-3- und Omega-6-Fettsäuren. Das sind natürliche Stoffe, die aus Seefischen gewonnen werden oder von bestimmten Pflanzenarten stammen (zum Beispiel Nachtkerze oder Bohnenkraut). Diese Substanzen bilden einmal eine Art von „Schmierfilm" auf der Herzinnenwand (dem Endothel) und den Adern, so daß das Anheften von Blutklumpen erschwert wird. Sie verhindern aber auch das Verkleben der Blutplättchen und hemmen die Produktion von C- und S-Proteinen, jenen Eiweißkörpern, die wie ein Kleister alle festen Bestandteile des Blutes verkleben. Viel bessere Chancen hat man in der Naturheilkunde, wenn Herzrasen oder -stolpern die Gesundheit beeinträchtigen. Das Herz wird auch hier auf Dauer geschädigt, da die überflüssigen Muskelkontraktionen keine Leistung erbringen und deshalb dieses Organ belasten. Doch Gott sei Dank stecken vielfach keine organischen Schäden hinter diesen Störungen. Fehlsteuerungen der vegetativen Nerven, Angstzustände oder übermäßige Nervosität können solche Zustände auslösen, aber natürlich auch eine mangelhafte Durchblutung der Kranzgefäße.

Ein großer Irrtum

Plötzlich und unvorbereitet, so berichten viele der Betroffenen, treten Herzbeschwerden, Wadenkrämpfe, Schwindel oder Sehstörungen auf. Besonders Durchblutungsstörungen in den großen arteriellen Gefäßen, so scheint es, sind ein plötzliches Ereignis und somit quasi schicksalhaft. Doch das ist ein Irrtum. Denn die ersten Anzeichen werden vertuscht. Gerade wenn es um die Durchblutung geht, ist der Mensch enorm anpassungsfähig. Zuerst einmal schrauben die Kranken ihr körperliches Leistungsvermögen zurück, und der häufig langsame Verlauf der Krankheit gaukelt zusätzliche Sicherheit vor. Zehn, fünfzehn, ja manchmal zwanzig Jahre vergehen, ehe der Patient echte Beschwerden verspürt, denn in dieser Zeit bilden sich neue Gefäße in den schlecht durchbluteten Gebieten des Körpers, die für diese relative Beschwerdefreiheit verantwortlich sind. Wobei körperliche Bewegung diese Neubildung (Kollateralen) von Arterien fördert. Doch irgendwann einmal, und das ist sicher, reichen diese Adern dann auch nicht mehr aus, um die Organversorgung zu gewährleisten. Die Krankheit kehrt zurück und die Beschwerden werden noch viel schlimmer, als sie anfänglich gewesen sind.

Die Chelat-Behandlung ist eine differenzierte und besonders individuelle Therapie, und der verantwortungsbewußte Chelat-Arzt unterscheidet sehr genau zwischen den Gefäßsystemen, die betroffen sind. Das ist sicherlich einer der großen Unterschiede zu schulmedizinischen Behandlungsmethoden. Während die großen Adern des Körpers besonders unter der Sklerose leiden, die den Gefäßdurchmesser immer mehr einengt und den Blutstrom vermindert, können natürlich auch die kleinen Gefäße verkalken. Doch genau so häufig führen in diesen kleinen und kleinsten Adern auch Bluteindickungen, die zum Beispiel durch Sauerstoffmangel entstehen, weil das Herz schwach, die Bronchien verengt oder die Lunge überbläht ist, zu Durchblutungsstörungen.

Die kleinen Adern

Tinnitus, schlechtes Sehen, Schlafstörungen, mangelhafte Konzentration, aber auch kalte Füße und Hände, Depressionen und nächtliches Schwitzen: Hierfür sind meist Durchblutungsstörungen in den kleinen Adern verantwortlich, die die natürliche Regulation der vegetativen Nerven durcheinanderbringen.

Ja, es sind besonders diese neuralen Gebilde, die nun einmal unserem Willen nicht unterliegen und die fast alle Organe unseres Körpers mehr oder weniger beeinflussen und steuern. Drüsentätigkeit, Hormonbildung, die Funktionen von Magen, Darm, Nieren und Leber, aber auch Herztätigkeit und Blutdruckregulation unterliegen ihrem Einfluß. Die Anhänger des autogenen Trainings und diejenigen, die Yogaübungen als sehr angenehm und auch heilsam empfinden, werden entgegnen, daß man mit dieser Art von Medizin viele gesundheitliche Probleme lösen kann. Für bestimmte Krankheitszustände mag das auch durchaus stimmen, besonders dann, wenn die Krankheit nicht weit fortgeschritten ist. Schlimmer sieht es dagegen aus, wenn mit Beruhigungsmitteln und Psychopharmaka, was weit häufiger vorkommt, vegetative Beschwerden therapiert werden. Auch das klappt eine gewisse Zeit, lullt ein und lenkt von den eigentlichen Problemen ab.

Viele Beispiele versäumter Therapien und im Grunde tragische Ereignisse verkannter Ursachen kennzeichnen den Weg dieser Patienten. Es ist gar nicht selten, daß bereits 30-jährige an permanent hohem Blutdruck leiden und daß noch jüngere Menschen bereits über Herzbeschwerden klagen – wie bereits berichtet. Zehn Prozent aller Schlaganfälle in Deutschland treten bei Menschen auf, die noch nicht einmal das 40. Lebensjahr erreicht haben. Das ist immerhin eine Stadt von etwa 30.000 Einwohnern, die nicht selten an dieser Krankheit sterben oder für den Rest des Lebens behindert sind.

Ungesunde Lebensweise

Starke Verkalkungen oder auch schwere Formen der Arteriosklerose sind bei diesen Kranken aber nicht zu diagnostizieren. Viel häufiger führen ungesunde Lebensweise, Rauchen, mangelhafte Bewegung, schlechte Ernährung, Übergewicht und besonders der allgemeine Lebensstreß (privat und beruflich) zu diesen gesundheitlichen Störungen. Die Verkrampfungsbereitschaft in den Arterien nimmt zu, weil die vegetativen Nerven nicht mehr in einem vernünftigen Gleichgewicht sind. Dort, wo eine Entspannung der Muskulatur erforderlich ist, kommt es zu Spasmen der Gefäßwände. Der Druck in den kleinen Arterien nimmt zu und besonders der zweite diastolische Blutdruckwert steigt an. Bilden sich diese Veränderungen nicht zurück, dann wird das Herz geschädigt und der permanente Druck auf die Arterienwand führt zu einer Verhärtung in den Adern, weil Kalkkristalle und Schwermetalle in die Gefäßinnenwand gepreßt werden, die die Adern unelastisch und auch porös machen und die Grundlage für eine spätere Arteriosklerose bilden.

Auffallend ist, daß bei immer mehr jungen Menschen, die unter Hochdruck, Herzproblemen oder Störungen der Beindurchblutung leiden, über viele Monate und Jahre Schwindelanfälle, Ohrgeräusche, unerträgliche Müdigkeit und manchmal auch Depressionen vorausgehen. Oft werden diese Symptome in der ärztlichen Praxis nicht ernst genug genommen, weil die Patienten einmal jung sind und auf der anderen Seite aufgrund der verschiedenen Gesundheitsreformen der letzten Jahre immer weniger medizinische Leistungen erhalten. Das alles rächt sich nach vielen Jahren, wenn die Beschwerden so weit fortgeschritten sind, daß eine Behandlung unumgänglich wird.

Ein unheilvoller Trend

Auffallend ist weiterhin, daß bei Durchblutungsstörungen in den kleinen Adern besonders bei diesen jungen Menschen hohe Metall- oder Schwermetallbelastungen gefunden werden. Seit gut fünf oder sechs Jahren macht sich auch der unheilvolle Trend bemerkbar, daß sogar bei Kindern starke Aluminiumkonzentrationen in der Haaranalyse gefunden werden, die später zu Schäden an Gehirn und Nerven führen, und das sind nun mal die Schaltstellen der vegetativen Nerven. Auch Quecksilbervergiftungen finden sich bereits bei Jugendlichen, wie ich selbst bei meiner Tochter feststellen konnte, die im Alter von sechs Jahren eine doppelt so hohe Konzentration dieses Schadstoffes aufwies, als es normal ist.

Bei Kindern ist dies natürlich manchmal sehr problematisch, nicht auf Grund von Nebenwirkungen und Unverträglichkeiten, sondern wegen der mangelnden Akzeptanz dieser Behandlung. Abgesehen davon, daß im FÜRSTENHOF eine Menge junger Patienten von zehn bis zwölf Jahren mit Infusionen therapiert wurden, ist die Chelat-Therapie besonders erfolgreich bei der Entgiftung von Schwermetallbelastungen. Das dürfte wohl einer der Hauptgründe sein, daß erhöhter Blutdruck, Herzbeschwerden und Rhythmusstörungen, Tinnitus und Schwächen in der Hirnfunktion mit dieser naturheilkundlichen Methode gut in den Griff zu bekommen sind, bevor sich schwere Schäden im Körper ausbreiten. Ebenso werden bei diesen Krankheiten neben Aluminium- und Quecksilberbelastungen auch hohe Werte von Nikkel, Cadmium, Kupfer und Blei gefunden, die mit den Chelat-Wirkstoffen aus den Geweben der Organe ausgeschwemmt werden.

18. Kapitel

- So fing es an
- Auch körpereigenen Stoff überprüfen
- Die ACAM
- Risiken, die jeder kennt
- Es besteht ein großes Informationsbedürfnis
- Der schnelle Griff zum Skalpell
- Oxydativer Streß
- Die Ursachen
- Freie Radikale wirksam bekämpfen
- Dr. Gary Gordon und seine Nachfolger
- Die Vielfältigkeit von Chelat
- Vitamine sind kein Luxus

So fing es an

Vor gut 30 Jahren, als in den USA die Chelat-Behandlung entwickelt wurde, mag es durchaus gestimmt haben, daß überwiegend der Wirkstoff EDTA, der dieser Behandlung den Namen gegeben hat, Hauptbestandteil der Infusion gewesen ist. Dieser wurde einer Kochsalz- oder Zuckerlösung beigemengt, die dann über eine Kanüle in die Vene des Kranken einlief. Weil man es damals nicht besser wußte, die Bedeutung von Mineralien und Spurenelementen noch nicht kannte und auch über keine adäquaten Meßmethoden verfügte, Blut und andere Körpersubstanzen auf Defizite bestimmter Substrate zu untersuchen, ist es vermutlich zu Nebenwirkungen gekommen, weil durch das EDTA auch lebensnotwendige Mineralien, zum Beispiel Eisen oder Kalium, verstärkt aus dem Körper entfernt wurden.

Trotzdem sind niemals Todesfälle aufgetreten, die angeblich im Zusammenhang mit der Chelat-Therapie stehen. Die seit 1970 erschienene umfangreiche Literatur über dieses Thema, die beide Autoren dieses Buches gesichtet haben (auch diejenige Literatur übrigens, die der Chelat-Behandlung nicht unbedingt wohlwollend gegenübersteht) hat nicht einen einzigen Fall dokumentiert, der zum Tode geführt hat. Vielleicht mag der eine oder andere Patient während eines längeren Behandlungszeitraums plötzlich gestorben sein, aber dann ganz bestimmt ohne daß dieses im Zusammenhang mit EDTA-Infusionen stand. Man sollte jedoch auch bedenken, daß einige Patienten manchmal viel zu spät zu einer Chelat-Behandlung kommen, andere schwer krank sind und vermutlich auch ohne diese Therapie ihr Leiden nicht überlebt hätten.

Heutzutage nun steht dem verantwortungsbewußten Chelat-Arzt eine Menge sinnvoller diagnostischer Methoden zur Verfügung, um diese Behandlung sowohl sicher und nebenwirkungsfrei, als auch erfolgreich durchzuführen. Es hat sich nämlich herausgestellt, daß auch die Spurenelemente und Mineralien auf den Blutfluß, den Sauerstoffgehalt, den Stoffwechsel – kurz auf die gesamte Organfunktion eine große Wirkung haben. Spezielle Untersuchungen wie beispielsweise die Haar-Mineral-Analyse geben Auskunft über den Gehalt dieser Substanzen.

Auch körpereigenen Stoff überprüfen

Chrom für den stabilen Zuckerstoffwechsel, Mangan für einen ausreichenden Eiweißgehalt im Blut und in den Geweben und eine vernünftige Selenkonzentration, damit der Herzmuskel seine Tätigkeit erfüllt – das sind nur einige Beispiele, wie wichtig diese Substanzen für unser Leben sind. Daß nicht nur körperfremde Schadstoffe unsere Gesundheit gefährden, sondern auch physiologische (also körpereigene) Mineralien, wenn diese zu hochkonzentriert sind, zu Krankheiten führen, darf man aber nicht vergessen. Zum Teil wurde bereits hierüber berichtet, daß zum Beispiel hohe Calciumkonzentrationen, ein vermehrter Gehalt von Eisen oder Kupfer (diese wirken wie Freie Radikale) in den Geweben zu schweren gesundheitlichen Schäden führen können.

Wenn man eine Chelat-Behandlung durchführt, dann müssen natürlich diese Untersuchungsergebnisse berücksichtigt werden. Das bedeutet, daß nicht nur ein Chelat-Bildner – also EDTA – in der Infusion sein muß, sondern auch die verminderten Spurenelemente und erniedrigten Mineralien dem Tropf zugefügt werden müssen. Sind diese Voraussetzungen erfüllt, kann die Chelat-Behandlung problemlos auch bei Schwerkranken mit großem Erfolg durchgeführt werden.

Die ACAM

1972 wurde in den USA die ACAM gegründet, die medizinische Gesellschaft, die sich überwiegend mit Chelat-Behandlungen beschäftigt und auch ein umfassendes Forschungsprogramm unterhält. Bereits zwei Jahre später – 1974 – führten über 5.000 amerikanische Ärzte Chelat-Infusionen durch. Heute sind es allerdings „nur" noch etwa 700 Mediziner, die dort Chelat-Behandlungen anwenden. Eine „Schrumpfung" also, die aber nicht durch Mißerfolge bedingt ist, sondern – Gott sei Dank – durch eine Art natürlicher Auslese. Forderungen an die apparative und personelle Ausstattung einer Chelat-Praxis und besonders die Überprüfung des Wissens durch strenge Examen haben die Spreu vom Weizen getrennt. Unverzichtbar ist in den USA weiterhin, daß jeder Arzt (also nicht nur der Chelat-Mediziner) Jahr für Jahr seine Weiterbildung nachweisen muß, weil er sonst bestimmte Qualifikationen (zum Beispiel das Durchführen von Ultraschalluntersuchungen) verliert, was dann mit erheblichen Einkommensverlusten verbunden ist. So werden zweimal im Jahr, jeweils im Frühjahr und im Herbst, mehrtägige Kongresse mit Fort- und Weiterbildungen sowie Prüfungen von Chelat-Ärzten durchgeführt. Eine nahezu 90prozentige Beteiligung der Mitglieder ist bei diesen Veranstaltungen immer die Regel.

Risiken, die jeder kennt

Viele Menschen rauchen weiter, „völlern" weiter, bewegen sich wenig, trinken übermäßig Alkohol – trotz Ermahnungen und entsprechenden Berichten in den Medien.

Halbherzigkeit und Verdrängungsmentalität scheint also die Regel zu sein. Keiner kommt auf den Gedanken, diese Menschen, die ihre Gesundheit mit Füßen treten, zur Verantwortung zu ziehen – obwohl in anderen Ländern, so in England, Schweden und den USA, inzwischen Herzoperationen bei Rauchern nur noch in einer Reihe von Kliniken dann durchgeführt werden, wenn sich der Patient vorher mindestens sechs Monate abstinent gezeigt hat und versichert, daß er auch später nicht mehr dem blauen Dunst verfallen wird.

Da kann man nur von Glück reden, daß die überwiegende Mehrzahl der Patienten, die zur Chelat-Behandlung kommt, nicht zu dieser Kategorie von Kranken zählt, die die eigene Verantwortung für ihre Gesundheit rundweg ablehnt. Vielen von ihnen muß man sogar das Kompliment machen, daß sie der Medizin und den Ärzten nicht nur kritisch gegenüber stehen, sondern sich ihre ureigenen Gedanken über ihre Gesundheit machen, und nicht alles, was sie hören, sehen oder lesen, für bare Münze nehmen. Was ist daran so wichtig, hörte ich vor kurzem einen Kollegen sagen, ihm seien die Patienten ganz besonders ans Herz gewachsen, die eben keine großen Diskussionen veranstalten, wenig Fragen stellen und als pflegeleichte Mitglieder des Gesundheitsbetriebes den Anweisungen der Ärzte kritiklos Folge leisten.

Es besteht ein großes Informationsbedürfnis

Eines steht fest; Für die Chelat-Behandlung besteht heute ein enormes Informationsbedürfnis, wie unsere langjährigen Erfahrungen von Beratungsgesprächen immer wieder zeigen. Einmal ist das Verfahren im Kreise der Betroffenen wenig bekannt, vermutlich, weil die Methode aus den USA stammt. Andererseits, weil die meisten Kardiologen, Herzchirurgen und Internisten – die vielleicht von dieser Behandlungsmethode gehört haben –, dieses naturheilkundliche Verfahren in der Regel verteufeln.

Vorträge zum Thema Chelat sind in unserem Haus deshalb besonders gefragt. Tage der offenen Tür und Beratungsgespräche, wie diese im FÜRSTENHOF stattfinden, zeigen darüber hinaus immer wieder, wie dankbar Patienten sind, die, zu herkömmlichen Methoden oder Eingriffen veranlaßt und nicht selten gezwungen, schließlich erfahren haben, daß es auch andere Möglichkeiten gibt. Viele freuen sich darüber, daß mit Chelat-Infusionen auf Dauer eine Vielzahl von nebenwirkungsreichen Medikamenten abgesetzt werden können.

Ob nun 200.000 oder 400.000 Herzkatheter pro Jahr in Deutschland durchgeführt werden oder die Anzahl von Ballondilatationen oder Bypassoperationen angestiegen ist: All diese Zahlen sagen nichts darüber aus, ob auch der wirkliche Bedarf an diesen Eingriffen gestiegen ist. Vor allen Dingen muß man sich wundern, daß in Deutschland in der Regel kritische Beurteilungen fehlen. Kommerzielle Interessen derjenigen, die den „Apparat", der mit den oben genannten Methoden verbunden ist, aufrechterhalten wollen, und alternative, konkurrierende Verfahren, die diese Eingriffe ablehnen, passen nun einmal nicht zusammen. Diese „Konkurrenzmethoden" also werden dadurch bekämpft, indem man sie totschweigt.

Der schnelle Griff zum Skalpell

Es gab vor Jahren, als es noch nicht so viele Spezialkrankenhäuser gab, eine Zeit, in der man erst einmal die Patienten veranlaßte, all die Dinge auszumerzen, die diese Krankheit ungünstig beeinflussen, bevor operative Eingriffe vorgenommen wurden. Das sind unter anderem schlechte Ernährung, Übergewicht, mangelnde Bewegung, Rauchen und unnötiger negativer Streß; diese Zeiten sind allerdings vorbei, denn es existieren ja genügend Spezialkliniken. Man greift recht schnell zum Messer, ob nun der Patient raucht, übergewichtig ist oder seine Ernährung erhebliche Fehler und Defizite aufweist.

Mich beschleicht inzwischen die Vermutung, daß hier ganz bewußt geschwiegen wird, um den Patienten ohne Eigenverantwortung nicht zu verärgern oder in Zweifel zu stürzen, weil dieser sonst vielleicht einen anderen Arzt aufsuchen würde.

Nein, eine passive Therapie, die der Patient über sich ergehen lassen muß, ist die Chelat-Behandlung nicht. Ihre Wirkungsweise fordert geradezu die Intelligenz und das Mitwirken des Kranken heraus. Die meisten von ihnen sind deshalb auch bereit, ihre Lebensweise zu ändern, wenn das erforderlich ist. Die Ernährungsumstellung ist dabei nicht schwierig. Nur ein Bruchteil der Kranken, die wir im FÜRSTEN-HOF behandeln, das sind schätzungsweise fünf Prozent, weisen Schwächen auf, die eine Gefäßkrankheit ungünstig beeinflussen. Diätetische Maßnahmen sind somit nur selten erforderlich, und wenn dafür die Notwendigkeit besteht, dann werden diese gerne und ohne Widerstand akzeptiert. Wirkungsvoll und erfolgreich hat sich dabei das Heilfasten erwiesen, das wir nach den Regeln der Mayr-Kur durchführen und das sich besonders bei Durchblutungsstörungen als eine wirksame Ergänzung der Heilmaßnahmen gezeigt hat. Harnsäurekonzentrationen im Blut sinken, der Fettstoffwechsel wird einreguliert – die guten HDL-Cholesterine steigen und die schlechten LDL senken sich ab. Untersucht man Patienten, die eine Heilfastenkur durchgeführt haben, dann wird man feststellen, daß die Sauerstoffkonzentrationen im Blut ansteigen, Übersäuerungen beseitigt werden, die Leber- und Nierenfunktionen sich verbessern und der Stoffwechsel allgemein einen besseren Wirkungsgrad erlangt.

Schlechte Blutwerte werden vor einer Chelat-Behandlung häufig diagnostiziert; entweder ist das Blut eingedickt und die roten Blutkörperchen vermehrt, weil Sauerstoffmangel vorherrscht, oder es finden sich erhöhte Konzentrationen von Eiweißkörpern im Serum, die die Blutplättchen verklumpen, und zusätzlich führen Schwermetallbelastungen, hohe Calciumkonzentrationen in den Geweben zu Verengungen in den Gefäßsystemen.

Oxydativer Streß

Oxydativer Streß ist heutzutage in den Bemühungen, Alterskrankheiten möglichst weit hinauszuschieben, ein viel gebrauchtes Schlagwort. „Anti Aging" – das soll die Medizin des zweiten Jahrtausends sein. Und in der Tat haben diese Bemühungen einen realen Hintergrund. Der Anteil der 80- bis 100jährigen wird in den nächsten Jahren ganz erheblich ansteigen. Oxydativer Streß ist ohne die Freien Radikale aber undenkbar. Bci Entzündungen, Röntgenuntersuchungen, den Anwendungen radioaktiver Isotopen, in Chemikalien, Pflanzenschutzmitteln, Autoabgasen oder Ozon entstehen nämlich Substanzen, die Sauerstoff vernichten und eine Vielzahl von Krankheiten verursachen.

Die Ursachen

Arteriosklerose und Krebs sind die wichtigsten Krankheiten, die durch diese Sauerstoffkiller verursacht werden. Freie Radikale sind unerwünschte Nebenprodukte des Stoffwechsels. Nur ein kleiner Schritt genügt, nur eine kleine Veränderung dieser Stoffwechselprodukte reicht aus, um Substanzen zu produzieren, die für die Entstehung der Arteriosklerose große Bedeutung haben:

- Proteine und Eiweißkörper werden durch Freie Radikale funktionsunfähig gemacht. Damit geht die Elastizität der Gefäßwände verloren. Die Adern verengen sich und der Blutdruck steigt an. Auch Hautveränderungen werden begünstigt, Venenleiden verursacht und die Schwäche der eiweißreichen elastischen Fasern führt zur Osteoporose.

- Fette: Natürlich sind sie wichtig für den Stoffwechsel, und besonders das Herz kann ohne die körpereigenen Cholesterine keine Leistung erbringen. Doch unter der Wirkung der Freien Radikale werden sogar die guten Cholesterine zerstört, weil ihre Zellmembranen vernichtet werden. Die Waage senkt sich und es entstehen immer mehr schlechte LDL-Cholesterine, die eine Verkalkung begünstigen.

- Noch schlimmer ist, weil auch andere Leiden hierdurch begünstigt werden, der Angriff der Freien Radikale auf die Erbsubstanz des Menschen. DNS, so wird diese Substanz im Zellkern des Menschen bezeichnet, ist besonders empfindlich für diese Attacke, denn es kommt zu erheblichen Veränderungen des genetischen Codes. Sicherlich einer der Gründe, warum Durchblutungsstörungen, Hochdruck, Herzinfarkte und Schlaganfälle oder Krebsleiden sowie Stoffwechselstörungen in bestimmten Familien gehäuft vorkommen.

Oxydativer Streß und seine Soldaten – Freie Radikale also (bitte verzeihen Sie uns diese militärische Formulierung), aber es ist wirklich ein Kampf, der sich unbemerkt im Körper abspielt. Leider, denn sonst würde man viel eher auf die Folgen der Arteriosklerose aufmerksam werden und diese schon frühzeitig bekämpfen können. Man kann es nicht oft genug wiederholen: Erst wenn eine Ader zu mehr als 80 Prozent verengt ist, treten Beschwerden auf, die dann manchmal nicht mehr zu beseitigen sind.

Freie Radikale wirksam bekämpfen

Die Gegenspieler der Freien Radikale sind Spurenelemente wie zum Beispiel Selen, Magnesium, dann die Vitamine C, E, A und Beta-Carotin, aber noch eine Vielzahl anderer biologischer Substanzen, die nicht unbedingt Bestandteile des Körpers sind, aber sich dennoch als außergewöhnlich hilfreich bei Durchblutungsstörungen erwiesen haben. So sind zum Beispiel Pflanzenfarbstoffe (sogenannte Flavinoide), Enzyme oder Fermente, die in der Natur vorkommen, dazu geeignet, die schädigende Wirkung der Freien Radikale wirksam anzugehen. Wir im FÜRSTENHOF kennen diese Zusammenhänge und wenden inzwischen über 80 verschiedene Substanzen bei den verschiedenen Formen von Durchblutungsstörungen an.

Um es noch einmal zusammenzufassen:

Verkalkungen in den Adern, die den Blutstrom einengen, verminderte Elastizität der Arterienwände, die zu Bluthochdruck führt, Schwermetallbelastungen, die eine Arteriosklerose begünstigen, Bluteindickungen durch Sauerstoffmangel (hierdurch wird besonders der Blutstrom in den kleinen Adern vermindert), eine erhöhte Verkrampfungsbereitschaft durch Fehlregulierungen der vegetativen Nerven (sicherlich eine häufige Ursache von Herzinfarkten), Vermehrung von Klebstoffen und anderen Eiweißkörpern im Blutserum (zum Beispiel Fibrinogen und Homozystein), der gestörte Stoffwechsel der Cholesterine und Fette, erhöhte Blutharnsäure (auch eine Stoffwechselstörung), die verminderte Eiweißbildung (ebenfalls eine Form von Stoffwechselschwäche) und ein erhebliches Defizit bestimmter Mineralien und Spurenelemente (Selen, Mangan, Chrom): das sind die Ursachen von Durchblutungsstörungen, Verkalkungen, Bluthochdruck, Herzinfarkten und Schlaganfällen.

In der Behandlung dieser Ursachen nimmt die Chelat-Therapie heute eine zentrale Stellung ein. Sie ist also nicht nur ausschließlich eine reine Entkalkungsbehandlung, wie vielfach angenommen wird. Vielleicht liegt diese Beurteilung auch daran, daß ursprünglich Chelat zur Schwermetallentgiftung verwendet wurde. Heutzutage, knapp 30 Jahre später, seitdem erstmals ein Kranker wegen seiner Durchblutungsstörungen mit Chelat behandelt wurde, ist diese Therapie – zumindest in der Hand des Spezialisten – ein äußerst komplexes und effizientes Verfahren, aber ihr Erfolg ist nun mal besonders abhängig von der Qualität der vorausgehenden Voruntersuchungen.

Dr. Gary Gordon und seine Nachfolger

Autor des ersten Behandlungsprotokolls für den Chelat-Arzt mit verbindlichen Empfehlungen war Dr. Gary Gordon, ein Mediziner, der in einem unermüdlichen Kampf gegen die Ignoranz der Medizin in den USA grandiose Erfolge erringen konnte, leider jedoch viel zu früh verstarb. In seinen Ausführungen wurden einmal alle damaligen Untersuchungsverfahren für die Therapie festgelegt und auch die Bestandteile des Tropfes aufgeführt, die für diese Methode wichtig waren. Bereits in dieser Zeit waren die Behandlungserfolge der Chelat-Therapie außergewöhnlich gut, und über eine Million Patienten wurden in den USA mit Chelat behandelt. 1989 erfolgte dann eine grundsätzliche Ergänzung der Untersuchungstechniken und der Behandlung in Form eines Updates durch die inzwischen gegründete ACAM, und 1997 wurden durch Dr. Ted Rozema neue Richtlinien für diese Therapie erstellt. Sie berücksichtigen inzwischen neue Untersuchungsverfahren und Labortechniken und besonders die Vielzahl von Ergebnissen der weltweit durchgeführten Behandlungen. Besonders bemerkenswert ist bei diesem Protokoll, daß Dr. Rozema über 500 wissenschaftliche Berichte ausgewertet hat, die sich mit der Chelat-Behandlung beschäftigen.

Auf mehr als 100 Seiten sind in diesem „American Board of Chelation Therapy" die Bestandteile der Chelat-Infusion festgelegt und auch die sinnvollen Untersuchungen, die einer Behandlung vorausgehen müssen. Aufgelistet werden hier auch die entsprechenden naturheilkundlichen Nahrungsergänzungsmittel, die während der Behandlung oral gegeben werden: Das sind Vitamine, Mineralien, Spurenelemente, Enzyme und Aminosäuren.

Die Vielfältigkeit von Chelat

Inzwischen geht die Chelat-Therapie über das sogenannte „Rohrfrei" der Gefäße weit hinaus. Wir differenzieren dabei nicht nur zwischen den „großen Adern" (Halsschlagadern, Beine, Herzkranzgefäße oder Aorta), sondern stimmen den Chelat-Tropf auch auf die Behandlung der „kleinen Gefäße" ab. So werden bei Schwindel, Sehstörungen, Tinnitus oder kalten Füßen und Händen die Bestandteile des Tropfes anders sein. Sogar der Bluthochdruck, die Herzmuskelschwäche und die Niereninsuffizienz erfordern bestimmte Zusätze.

Bluteindickung, die Vermehrung der Eiweißkörper, die als Kleister des Blutes zu Embolien und Thrombosen führen, Anomalien der Boten-stoffe von Nerven, die Verkrampfungen im Gefäßsystem auslösen und sogar den Blutdruck erhöhen, aber auch zu Depressionen und Schlaf-störungen führen: Diese zu beseitigen oder zumindest in ihrer Wir-kung abzuschwächen sind Aufgaben der Chelat-Behandlung.

In den USA sind sie – die Chelat-Ärzte – rigoros: Wird ein Patient mit der Chelat-Behandlung vertraut gemacht, so wird ihm unmißver-ständlich mitgeteilt, daß die Lebensweise – wie bereits erwähnt – dra-stisch verändert und den Kriterien einer gesunden Lebensführung an-gepaßt werden muß. Diese Maßnahme ist genau so wichtig wie die Behandlung selbst. Das eigene Mitwirken spielt selbstverständlich eine außerordentliche Rolle, und ein nicht gesundheitsgerechtes Verhalten ist leider für die meisten Mißerfolge der Chelat-Behandlung verant-wortlich.

Vitamine sind kein Luxus

B-Carotin, Vitamin C und Vitamin E zählen zu den wertvollsten natür-lichen Stoffen. Sie beseitigen Freie Radikale und zählen demnach zu den Antioxidantien, die die körpereigenen Reparaturmechanismen för-dern und unerwünschte Reaktionen blockieren sowie den Sauerstoff-gehalt der Gewebe steigern. Sie tragen dazu bei, eine Arteriosklerose zu verhindern.

Dr. Rozema aus South Carolina, der Autor des neuen amerikani-schen Chelat-Protokolls, hat den Versuch unternommen, die Menge der Vitamine, Mineralien, Spurenelemente, Enzyme, Aminosäuren und anderen natürlichen Stoffe so festzulegen, daß die für die Gesundheit wirksamen Konzentrationen in den Körper gelangen, die besonders bei Durchblutungsstörungen und für die Chelat-Therapie wichtig sind. Sie weichen natürlich von den längst überholten Angaben und Emp-fehlungen der DEG ab. Sie decken sich übrigens weitgehend mit un-seren bei der Therapie verwendeten Konzentrationen und Mengenan-gaben, die wir hier wiedergeben möchten.

Calcium: 500-1000 mg	Vitamin B1 (Thiamin): 100 mg
Magnesium: 400-600 mg	Vitamin B2 (Riboflavin): 50 mg
Mangan: 15-25 mg	Vitamin B3 (Niacin): 75 mg
Zink: 15-25 mg	Vitamin B5 (Pantotensäure): 500mg
Chrom: 150-200 mcg	Vitamin B6 (Pyridoxin): 20 mg
Selen: 150-200 mcg	Vitamin B12: 100 mcg

Vanadium: 15-30 mcg   Folsäure: 500 mcg
Molybdän: 50-100 mcg   Biotin: 300 mcg
Kalium: 100 mg   Vitamin A: 3000 IU
Beta-Karotin: 10-20000 IU   Vitamin C: 2-5 Gramm
Bioflavinoide: 100 mg   Vitamin E: 800 IU
L-Carnitin: 250-500 mg   L-Cystein: 20 mg
Coenzyme Q: 50-200 mg   DL-Methionin: 100 mg

Zusätzlich in einer individuellen Dosierung Apfel- und Citruspektine, Omega-3- (SuperEPA: 500 oder 1000 mg) und Omega-6-Fettsäuren (Ultra GLA: 250 bis 500 mg).

19. Kapitel

- Körperlicher Supergau vorprogrammiert
- Mach mal Pause ...
- Umdenken lernen
- Der Mensch ist, was er ißt
- Auch Maschinen werden gewartet
- Der große „Coup" der Pharmakonzerne
- Die wichtigsten Immunkiller
- Neues über kluge Medikamente
- Die Preise werden anziehen
- Wir müssen uns wehren
- Es gibt noch Hoffnung
- Massive Gegenwehr
- Ein Akt der Verzweiflung

Körperlicher Supergau vorprogrammiert

Wenn wir unsere heutige Ernährung kritisch beleuchten, so müssen wir feststellen, daß unsere Nahrungskette immer wieder bewußt und gezielt durch sogenannte „Störenfriede" unterbrochen wird; beispielsweise durch Fast Food wie Hamburger, Pizzas oder Hot Dogs, von denen man weiß, daß sie uns langfristig krank machen, und trotzdem unternimmt kein Mensch auf der Welt etwas dagegen, weil die jeweiligen Herstellerfirmen damit viel Geld scheffeln und so Steuern in die Kassen der Staaten bringen. Wenn ich beispielsweise überlege, wie viele junge Menschen heutzutage in der Mittagspause Hamburger, Hot Dogs oder ihre Pizzas essen und dieses Essen mit einer Cola hinunterspülen, so können wir gegenwärtig noch gar nicht absehen, welche neuen Krankheiten und Krankheitsfortschreibungen dies in den späteren Lebensjahren – vom Lebensalter ganz zu schweigen – haben wird. Man kann nicht oft genug auf diese Zusammenhänge hinweisen! Fest steht nur, es wird grausam werden für alle Beteiligten. Um dies zu behaupten, muß man allerdings kein Prophet sein.

Die Fehlentscheidung, sich ein „Fast Food" oder „Junk Food" „reinzuziehen", weil man angeblich keine Zeit hat, ein gutes, vitaminreiches Essen zu sich zu nehmen, verleitet schnell dazu, sich selbst einzureden, daß dieses Zeug eine vitaminreiche Ernährung ersetzen könnte; das kann es aber nicht, auch wenn uns dies die Werbung noch so perfekt suggeriert. Wir werden in 20 oder 30 Jahren sehen, wie sehr die „Junk-Food-Generation" in Krankheiten und körperliche Probleme hineingeführt worden ist. Glauben wir denn wirklich, daß ein Immunsystem wie das menschliche, das in Jahrhunderten mit frischem Gemüse, frischem Obst, frischem Getreide und frischem Fleisch versorgt wurde, „Junk-Food" nur deshalb, weil es existiert, als wertvolles und körperaufbauendes Nahrungsmittel anerkennt? Bei weitem nicht. Der Körper erkennt sehr genau, daß ihm diese minderwertigen Nährstoffe nichts nützen, allerdings sehr langsam, Tag für Tag, Woche für Woche, Monat für Monat und Jahr für Jahr. Aber der Katastrophe, dem körperlichen Supergau, kann man langfristig sicher nicht entgehen, er wird aufgrund der falschen Ernährung viele Menschen nicht erst im 70. oder 80. Lebensjahr, sondern schon im 30. oder 40. Lebensjahr aufsuchen.

Mach mal Pause ...

Coca-Cola und Pepsi-Cola beispielsweise investieren pro Jahr mehr als 500 Millionen Dollar (500 000 000) in den Vertrieb und die Werbung für ihre Fabrikate, sie holen Filmstars und Sportler, Politiker und andere Stars vor die Fernsehkameras, damit diese für ihr Produkt Werbung machen. Dies allein aus dem Grund, um der jungen Generation klarzumachen, es sei cool, Coca-Cola oder Pepsi-Cola zu trinken. Aber wissen Sie wirklich, daß beispielsweise eine Dose Cola zehn Teelöffel Zucker und mehrere Teelöffel Coffein enthält, und würden Sie einem Menschen, den Sie lieben, tagtäglich ein Glas Wasser mit etlichen Löffeln Coffein und zehn Teelöffeln Zucker vor die Nase stellen?

Trinken wir nicht all diese Drinks nur deshalb, weil es uns heute überall ständig suggeriert wird? Weil wir ständig mit ihnen konfrontiert werden und weil die Lebensmittelchemiker einen Weg gefunden haben, sie uns geschmacklich so vor die Nase zu halten, daß wir glauben, damit unserem Körper etwas Gutes zu tun? Man muß beispielsweise wissen, daß eine Dose Cola das Immunsystem eines Menschen für sechs bis acht Stunden um etwa 20 Prozent reduziert. Wenn wir an andere suggestive Werbetechniken denken, in denen einem vorgemacht wird, daß dieses Essen „einfach gut" sei, dann erkennen wir, daß hier eine sehr massive unterbewußte Beeinflussung speziell auf Kinder und Jugendliche ausgeübt wird und sie letztendlich nur deshalb zum Fast Food greifen, weil diese Suggestion schon lange tief in ihnen steckt und die Verhaltensweise junger Menschen immer mehr beherrscht und beeinflußt. Historiker werden uns später einmal genau belegen können, in welchem Jahrzehnt der Rückgang der gesunden Immunsysteme begonnen hat, in welchem Jahrzehnt Krankheiten wie Krebs und schwere Leiden zugenommen und generell die Funktion des Immunsystems schlechter geworden ist. Wenn wir aus dem Abholzen der Regenwälder und den damit verbundenen Klimaveränderungen in der Welt etwas gelernt hätten, dann könnten wir uns künftig auch im Ernährungsbereich sehr viel Leid ersparen; allerdings stehen die Vorzeichen dafür, wie Sie wissen, nicht gerade besonders gut.

Umdenken lernen

Wir müssen uns allerdings schon überlegen, ob wir diese ernährungs-
spezifischen Erkenntnisse später einmal unseren Enkeln überlassen,
oder ob wir nicht besser gleich damit beginnen sollten, über uns und
unser Eß- und Konsumverhalten nachzudenken. Die Medien, die mit
der Werbung auch das große Geld verdienen, haben ihren eigentlichen
Auftrag, die Menschen zu informieren und über Fehlentwicklungen in
der Ernährung sowie über richtiges Eß- und Lebensverhalten zu informieren und aufzuklären, längst an die Werbung und die Einnahmen
daraus „verkauft", und sie sind heute letztlich nichts anderes als willige Handlungsgehilfen jener Gesellschaften, deren Wissen über die
Unverträglichkeit ihrer Produkte von der Profitgier längst verdrängt
wurde. In der heutigen Gesellschaft zählt – und diese Erkenntnis zieht
sich wie ein roter Faden durch das ganze Buch – nur noch der Profit,
und alles andere ist genau diesem Streben gnadenlos unterzuordnen.

Der Mensch ist, was er ißt

Unser Überleben im 21. Jahrhundert hängt mit Sicherheit nicht vom
'Big Business' ab, sondern von der Gesundheit und von der Stärke
unseres Immunsystems. Nicht umsonst heißt der bekannte Satz, den
ich hier nochmals gern wiederholen möchte: „Man ist, was man ißt."
    Der Körper ist eine Einheit: Magen, Kopf und Beine gehören ebenso
zusammen wie Milz, Herz und Augen. Alles ist Teil unseres Körpers,
und dieser Körper kann nur so gesund sein wie seine Nahrung, die wir
ihm zuführen. Genau deshalb müssen wir stets darauf achten, daß wir
immer nur gesunde Nahrung zu uns nehmen, wollen wir auch langfristig einen gesunden Körper erhalten. Wenn ich Abfall esse, dann brauche ich mich nicht zu wundern, daß meine Organe und mein Körper mit
der Zeit Abfall werden. Generell kann man sagen, daß gesundes Essen,
wir sprechen auch von sogenannten Sonnenfrüchten – also Obst und
Gemüse (im Idealfall kann diese Ernährungsform auf Rohkostebene teilweise auch Krebs heilen) – der Hauptnahrungsanteil des Tages sein sollte.
Alkohol und Drogen aller Art, jede Art von „Junk Food" oder ein über-
mäßiger Genuß von Schokolade, Schokoriegeln, Kuchen und so weiter
sind nicht weniger als die berühmte Zigarette immer wieder ein neuer
Nagel zum eigenen Sarg. Eine oder zwei Cola oder ein Schokoriegel
pro Woche, wenn man sich ansonsten gesund ernährt, sind nicht problematisch, weil diese Dinge vom Körper jederzeit verarbeitet werden kön-

nen und weil in der übrigen Zeit die gesunden Nahrungsmittel das Immunsystem derart stärken, daß es mit diesen Dingen problemlos fertig wird. Lassen Sie sich aber nicht einreden, daß ein Schokoriegel oder die berühmte „Milchschnitte" eine vitaminreiche Mahlzeit ersetzen könnten. Hinzu kommt noch, daß man auch für sehr viel frische Luft und viel körperliche Bewegung sorgen sollte, damit auch dieser Teil des Immunsystems zufriedengestellt werden kann.

Auch Maschinen werden gewartet

Ein amerikanischer Arzt unterhielt sich einmal mit einem Hubschrauberpiloten über die Chelat-Therapie, darauf antwortete der Hubschrauberpilot: „Ich brauche keine Chelat-Therapie, und auch bei der Ernährung muß ich mich nicht allzu sehr umstellen. Wenn die Krankheiten auf mich zukommen, dann werde ich schon mit ihnen fertig." Darauf fragte der Arzt ihn: „Was verschlingt ihr Helikopter pro Jahr an Wartungsgebühren, und wie oft muß er überprüft werden, damit er sich sicher in der Luft halten kann?"

Ähnlich ist es mit dem Körper des Menschen. Wir treiben so lange Schindluder mit ihm, bis er die ersten Probleme zeigt. Bei den meisten Menschen ist das so: Man schlägt alle Warnungen in den Wind, und wenn es nachher zur Katastrophe kommt, folgt der erstaunte Blick zum Himmel, verbunden mit der Frage: 'Mein Gott, warum tust Du mir das an?'

Der Mensch, der ein hohes Lebensalter erreichen will, muß aber spätestens ab dem 30. Lebensjahr damit beginnen, etwas dafür zu tun, damit er dieses hohe Alter erreichen kann, und da gehört es nun einmal dazu, das Fahrzeug, das er auf dieser Welt zur Verfügung hat – nämlich seinen Körper – sehr, sehr aufmerksam zu behandeln und intensiv zu warten.

Wir selbst sind eine Kreation der Natur mit sehr viel Stärke und Energie, aber wir wurden im Gegensatz zur Flugzeugindustrie nie instruiert, wie wir unser persönliches Fahrzeug auf dieser Erde, nämlich unseren Körper, von Anfang an so warten können, daß wir nicht irgendwann abstürzen wie ein Helikopter oder Flugzeug, die nicht gewartet wurden. Dies sage ich auch vielen Menschen, die nur deshalb nicht auf eine Chelat-Therapie zurückgreifen, weil sie von der Krankenkasse nicht bezahlt wird. Stellen Sie sich vor, Sie würden Ihr Auto nie zur Inspektion bringen, es niemals warten lassen und immer nur reagieren, wenn etwas daran kaputtgeht. Und stellen Sie sich weiter vor, Sie wären zu geizig, diese Reparaturen zu bezahlen. Wie lange können Sie in diesem Fall wohl noch auf Ihr Auto als Fortbewegungsmittel zurückgreifen?

Der große „Coup" der Pharmakonzerne

Es ist wohl kein Geheimnis mehr, daß sich in unserer heutigen Zeit immer mehr Menschen in Richtung Ganzheitsmedizin orientieren. Reformhäuser und Bioläden boomen, der Mensch begreift immer mehr, daß er etwas für sein Immunsystem tun muß, um Krankheiten zu vermeiden. Neben Sport und Entspannung, einer gesünderen natürlichen Ernährung und vielem anderen erfreuen sich deshalb auch Vitaminpräparate als Nahrungsergänzung immer größerer Beliebtheit.

Diesem Trend widmete auch das Magazin „Focus" in seiner Ausgabe 9/98 unter der Überschrift „So bleiben Sie gesund" eine zehnseitige Reportage. Darin heißt es unter anderem: „(...) 'Stärken Sie Ihr Immunsystem!' ist deshalb ein zugkräftiger Werbeslogan für Apotheken, Entspannungskurse und das neue Tiefkühlgemüse Vivactiv von Iglo. Medizinratgeber propagieren ein 'starkes Immunsystem durch Sport', erläutern, 'wie man das Immunsystem mental stärken kann' oder beschreiben 'den Krieg in unserem Körper'. Die Idee, nie wieder krank zu werden, wenn nur das Immunsystem effektiv und frühzeitig Viren, Bakterien, Pilze, Parasiten und Krebszellen besiegen würde, liegt derzeit im Trend. So glauben 78,4 Prozent der Bevölkerung laut einer repräsentativen Focus-Umfrage, daß sie die körpereigenen Abwehrkräfte selbst stark beeinflussen können. Zur Vorbeugung vertrauen nahezu 80 Prozent auf viel Gemüse und Obst, fast 60 Prozent auf Sport. Jeder zweite meidet seiner Immungesundheit zuliebe Nikotin, Alkohol und Stress und versucht sein Glück mit Vitaminen oder immunstärkenden Mitteln, wenn sich die Husten-Schnupfen-Heiserkeitswelle ankündigt. (...) Jährlich sterben weltweit etwa sechs Millionen unterernährte Kinder vor allem an Infektionen, weil ihr Immunsystem zusammenbricht. (...) 'Eine Unter- wie Überernährung schwächt das Immunsystem.' Übergewichtige leiden häufiger an Infekten als Idealmaßtypen, und wenn Sie eine Diät machen, zeigen sich schnell Veränderungen an den Immunzellen. Mineralstoffe wie Zink, Selen und Eisen sind Powermittel für Immunzellen, ebenso wie die Vitamine A, C und B, die bedeutende Schlüsselsubstanzen für die sich schnell teilenden Immunzellen sind. Ein Mangel hemmt die Leistung der Abwehrzellen, beeinflußt die Ausschüttung von Botenstoffen und der Schutz vor giftigen Freien Radikalen ist nicht mehr gewährleistet (...)."

Mit dieser Aussage wird nochmals deutlich unterstrichen, daß Freie Radikale sich durch falsche Ernährung vervielfachen, und – wie wir zwischenzeitlich wissen – sind gerade sie die Haupursache für die Ablagerungen in den Arterien, die für alle Arten von Durchblutungsstörungen hauptverantwortlich zeichnen. Sehr interessant ist auch folgende Passage dieser „Focus-Reportage": „(...) Beharrlich zucken deshalb selbst hochdekorierte Wissenschaftler die Schultern, wenn sie nach konkreten Ratschlägen für die Immungesundheit gefragt werden. (...)" Ein Präventivmediziner der Uni Tübingen wird folgendermaßen zitiert: „Wir wissen vom Feintuning des Immunsystems so wenig, daß wir bescheiden sein müßten."

„Getoppt" wird der darin enthaltene schulmedizinische Offenbarungseid nur noch durch die Aussage des Immunologen der Technischen Universität Dresden, Ernst Peter Rieber: „Immunologie ist bei der Ausbildung deutscher Mediziner leider auf der Strecke geblieben." Rieber führt weiter aus: „Die Liste der Immunsünden ist lang. Mehr als 30 Prozent der Konsumenten von immunstärkenden Mitteln suchen ihren ungesunden Lebensstil so wettzumachen, doch wenn ein immunschädigendes Verhalten die Ursache für eine Immunschwäche ist, kann man das durch die Einnahme von Pillen nicht korrigieren."

Eine klare und unmißverständliche Aussage an die Adresse derer, die ihre tägliche Ernährungsweise mit Schokoriegeln, Pommes Frites, Hamburgern, Cola und so weiter lediglich abends vor dem Fernsehgerät mit einer handvoll Vitaminpräparaten kompensieren wollen.

Die wichtigsten Immunkiller

Hier nun die von „Focus" ermittelten wichtigsten Immunkiller, die neben Alkohol, Zigaretten, Stress und wenig Schlaf auch die von der Schulmedizin so sehr favoritisierten und bei vielen Gelegenheiten so gerne verschriebenen sogenannten „Heilmittel" wie Cortison und Antibiotika beinhalten.

Nochmals ein Auszug aus dem Focus-Heft 40/1998, übrigens verfaßt und hervorragend recherchiert von den Journalistinnen Gabriele Kautzmann und Gabi Miketta: „(...)

- Alkohol setzt bei zu häufigem Genuß die spezifische Immunabwehr der T-Lymphozyten herab. Hinzu kommt meist schnell ein

Vitaminmangel, der die Abwehrlage weiter verschlechtert. 2,5 Millionen Menschen gelten in Deutschland als Alkoholiker.

- Zigarettenrauch begünstigt Infektionen; so machen Forscher das Passivrauchen für 2,2 Millionen jährliche Fälle von Mittelohrentzündung bei Kindern verantwortlich. Hinzu kommen rund eine Million Asthma- und Bronchitisfälle, bis zu zwei Millionen hustende Kinder sowie rund 150.000 Lungenentzündungen – allein in den USA. 'Kleinkinder sind dem Qualm ihrer Eltern vor der Kindergartenzeit schutzlos ausgeliefert', kritisiert der Bonner Kinderarzt Stefan Zielen; in ihrem Speichel habe man die gleichen Nikotinkonzentrationen gemessen wie bei den rauchenden Eltern.

- Einige Schmerzmittel, Cortison und vor allem Antibiotika hemmen die Immunfunktionen, denn was den Mikroben schadet, bekommt auch den Immunzellen nicht: Beweglichkeit, Freßaktivität und Antikörperbildung sind reduziert. Die Viren schlagen schneller zu. 'Generell wird bei der Zulassung neuer Arzneimittel keine Überprüfung der Wirkung auf das Immunsystem verlangt', kritisiert deshalb Karl-Heinz Schmidt und fordert eine Immuntoxikologie.

- Zu wenig Schlaf, häufiger Jetlag und Schichtarbeiten können über das Streßhormon Cortisol wichtige Immunfunktionen lähmen, denn Cortisol ist Gift für die Immunzellen. Der US-Psychiater Mike Ervin hat an 42 Freiwilligen, die er in einer Nacht bis drei Uhr morgens nicht schlafen ließ, festgestellt: Die Aktivität der natürlichen Killerzellen, Freßzellen und T-Zellen sank und blieb in wenigen Fällen zwei Tage lang gering. Was aber im normalen Schlaf mit dem Immunsystem passiert, darüber können Wissenschaftler derzeit nur spekulieren. 'Das ist wissenschaftlich noch schwer zu greifen', gesteht Thomas Pollmächer vom Max-Planck-Institut für Psychiatrie in München.

- Streß ist der Mega-Immunkiller, denn unter lang andauernden Belastungen steigt der Cortisolspiegel an, Immunzellen sterben, andere verlieren ihre Orientierung und die Kommunikationsfähigkeit zu ihren Kollegen geht verloren. Daß die enge Verbindung zwischen Psyche und Immunsystem uns auch im Alltag ständig Fallstricke auslegt, beweisen zwei aktuelle klinische Studien: Die Psychologin Janice Kiecolt-Glaser von der Universität in Ohio konnte 1998 zeigen, daß kleine Wunden bei gestreßten Studenten schlechter heilten, und der Psychologe Sheldon Cohen aus Pittsburgh belegte, daß Menschen mit einem intakten Freundeskreis und einem unterstützenden familiären Netzwerk weitaus seltener an Infekten erkranken.

Ist also immun gesund, wer glücklich ist? Gerhard Uhlenbruck und sein australischer Kollege David Nelson testeten die Immunparameter von Menschen, die sich als besonders glücklich bezeichneten, sowie von normal glücklichen und trauernden Personen. Als Lügendetektor in Partnerschaften eignet sich ein Immuntest nicht, schreibt der Rheinländer: 'Wenn Sie Ihren Mann fragen: 'Bist du glücklich in deiner Ehe' und er sagt ja, können Sie ihm nicht Blut abnehmen und nachsehen, ob es stimmt. Wenn er aber sagt 'Ich bin unglücklich', das würden Sie feststellen.' "

Neues über kluge Medikamente

Eine amerikanische Zeitschrift für Naturheilkunde, die zehnmal jährlich einen mehrseitigen Info-Letter mit dem Titel „Smart Drug News" herausgibt, berichtet schon seit Jahren permanent über die sich immer mehr ankündigende zerstörerische Trendwende in der internationalen Politik, die wirtschaftliche Kontrolle in Sachen „Gesundheit" völlig der pharmazeutischen Industrie zu überlassen, was in ihrer Endkonsequenz nichts anderes bedeutet, als daß auch innerhalb der EG inzwischen Bestrebungen im Gange sind, Reformhäuser völlig aufzulösen und innerhalb der nächsten zwei bis drei Jahre alles unter die Kontrolle der Apotheken zu stellen. Das würde natürlich auch bedeuten, daß seitens der EG der Pharmaindustrie freiwillig Tür und Tor dafür geöffnet werden, all das ihrer Kontrolle zu unterstellen, was verkauft werden soll und was nicht.

Um sich diesen gesamten riesigen Markt „unter den Nagel reißen zu können" (50 Prozent aller Bundesbürger benutzen beispielsweise diese Produkte), haben die deutschen Pharmagiganten den EG-Kommissionen Pläne vorgelegt, die von diesen zwischenzeitlich bereits mit einer Art Vorgenehmigung versehen wurden. Kern des Ganzen ist die monopolartige Überwachung und Kontrolle aller Naturprodukte am Markt, ihrer Preise sowie die Auswahl dessen, was noch verkauft werden darf und was nicht. Genehmigt wurde dies alles von der CAC (= Codex Alimentarius Commission), die sich aus Vertretern verschiedener internationaler Abkommen wie NAFTA (North American Trade Agreement, zu deutsch: Nordamerikanische Freihandelszone) und GATT (General Agreement on Tarifs and Trade, zu deutsch: Allgemeines Zoll- und Handelsabkommen) zusammensetzt. Alle Länder, die diese Vereinbarung weltweit unterschrieben haben wie die EU-

Staaten, aber auch die USA und Kanada, sind verbindlich verpflichtet, sich an die von der CAC beschlossenen Abmachungen zu halten.

Dies bedeutet im Klartext aber nichts anderes, als daß es Naturläden und Reformhäusern demnächst an den Kragen geht. Sie werden schlicht und einfach abgeschafft werden; es hat des weiteren zur Folge, daß sich die Pharmariesen nun auch auf diesem Sektor eine Monopolstellung verschaffen können.

Sowohl NAFTA als auch die GATT-Kommission haben die Aufgabe, den Welthandel zu lockern, indem die Barrieren und Gesetze der einzelnen Länder aufgehoben und angeglichen werden, und die einzelnen Staaten – auch die der EG zugehörigen – sind dazu verpflichtet, die Anweisungen der Kommission umzusetzen. Sinn der Sache ist es, die europäischen Gesetze und die Welthandelsgesetze auf ein gemeinsames Niveau zu bringen, wobei natürlich jede einzelne Nation einen gewissen Spielraum hat, der allerdings sehr stark eingeengt sein wird. Gleichwohl überträgt man aber auch den sogenannten Monopolisten wie der Pharmaindustrie das Recht, den gesamten Markt zu kontrollieren, was nichts anderes bedeutet, als daß eben diese Konzerne dann bestimmen, was verkauft werden darf und was nicht.

Die Preise werden anziehen

All das, was Sie heute also in Reformhäusern zu noch relativ günstigen Preisen kaufen können, werden Sie dann nur noch in fragmentartigem Sortiment für teures Geld in Apotheken erwerben können. Der Endeffekt dürfte der sein, daß über 90 Prozent der Naturheilmittelindustrie gezwungen sind, ihre Preise dem Diktat der Pharmariesen zu unterwerfen, um überhaupt noch überleben zu können, so daß ihre Produkte nicht mehr in dem Maße erschwinglich sind, wie dies heute noch der Fall ist. Sollte dies alles letztendlich zum Tragen kommen, so hat sich die Pharmaindustrie auch dieses Marktes habhaft gemacht, und sie bestimmt dann alleine, ob und wie unser Immunsystem zu funktionieren hat. Um aber im großen Konzert des GATT, des sogenannten Welthandels, erfolgreich mitspielen zu können, werden die einzelnen Länder gezwungen werden, sich diesen Richtlinien zu unterwerfen, und sie werden dies nicht ungern tun, denn genau dadurch ist nämlich ein wesentlich höheres Steueraufkommen zu erwarten.

Der Endeffekt wird der sein, daß die Naturmittelindustrie in ihrer Möglichkeit, sich am Markt zu etablieren, nicht nur eingeschränkt, sondern praktisch gänzlich gestoppt werden wird und viele Unternehmen auf diesem Markt unter dem Druck der Pharmaindustrie nicht mehr existenzfähig sind.

In den entsprechenden Kontrollkommissionen werden die Repräsentanten der Pharmaindustrie und die von ihnen gesponserten Politiker sitzen, und das Interesse dieser Menschen dürfte klar sein; es geht – auch wenn es langsam langweilig wird – nur um den Profit, und auch hier bleibt der Mensch – wie so oft – mehr und mehr auf der Strecke.

Wir müssen uns wehren

Für uns Bürger gilt es, sich dagegen zu wehren, dieser unheilvollen Entwicklung entgegenzutreten, und zwar wo immer es möglich ist. In den verschiedenen Ländern Europas sowie in den USA und Kanada wurde schon seit Jahren versucht, diese Dinge im Sinne der Großkonzerne zu regeln, was bisher aber (Gott sei Dank) nicht gelungen ist, und deshalb will man sie jetzt endgültig unter dem Dach von GATT vereinigen.

Es gibt noch Hoffnung

Allerdings ist hier auch noch nichts endgültig beschlossen und verkündet, und wir Bürger sollten deshalb schnellstens alle Hebel in Bewegung setzen, die wir ergreifen können, um dieser unheilvollen Entwicklung entscheidend entgegenzutreten. Daß viele Patienten sowieso längst auf dem Weg zur alternativen Medizin sind und sich längst nicht mehr einer Diagnose des Arztes wie ein unmündiges Kind unterwerfen, sondern vergleichen und Vergleiche durch Untersuchungen herbeiführen, sollte uns dabei Mut machen. Inzwischen geben, wie schon erwähnt, die Menschen mehr als 50 Prozent ihres Geldes pro Jahr für Naturmedizin aus, wobei das meiste nicht über ärztliche Rezepte, sondern im freien Ladenverkauf ausgegeben wird, und genau diesen „Riesenhappen" will sich die Pharmaindustrie auf diesem Wege zusätzlich einverleiben.

In Kanada speziell war der Protest gegen diese Machenschaften so groß, daß sich die kanadische Regierung dazu gezwungen sah, diese Pläne zunächst auf Eis zu legen. Wie schön wäre es, wenn auch wir in Europa diese Gefahren noch rechtzeitig stoppen könnten. Auch in den USA laufen in dieser Hinsicht längst größte Protestaktionen, denn auch die

Amerikaner, die inzwischen ebenfalls den Sinn und Effekt der Naturheilverfahren kennen, schätzen und annehmen, lassen sich nicht mehr so einfach die Butter vom Brot nehmen und ohne weiteres manipulieren. Niemand in den USA und Kanada ist bereit, für GATT und den weltwirtschaftlichen Zusammenschluß diesen hohen Preis zu zahlen.

Massive Gegenwehr

Zweimal nämlich hat die FDA schon versucht, CAC-ähnliche Vorschriften in den USA einzuführen. In den 70er Jahren gab es Pläne, Naturheilmittel wie Medikamente zu behandeln. Die öffentlich verbreitete Meinung der FDA war damals: „Naturheilmittel sind wertlos, verursachen unnütze Ausgaben und sind sogar eine massive Bedrohung für die Gesundheit." Genau diese Aussage aber brachte einen massiven öffentlichen Aufruhr, der zur Folge hatte, daß dieses Vorhaben umgehend gestoppt werden mußte. In den späten 80er und frühen 90er Jahren versuchte es die FDA nochmals, und wiederum scheiterte sie an der massiven Gegenwehr der Bürger.

Die Geschichte dieser Vorfälle zeigt, daß die Absichten der FDA sehr tief verwurzelt sind und daß ihnen eine massive Gegenwehr der US-Bürger entgegensteht. Die Verbreitung von Naturheilverfahren und -methoden in den USA zeigt aber auch trotz massiver Gegner wie zum Beispiel bestimmter medizinischer Lobbies, der FDA, und trotz der fast komplett fehlenden Unterstützung der Versicherungsgesellschaften, daß der Verbraucher alternative Heilmethoden verlangt und akzeptiert. Man vermutet, daß heute bereits über die Hälfte aller Gesundheitsausgaben in den USA für alternative Therapien verwendet wird, die der Verbraucher aus eigener Tasche zahlt. Dies zeigt unter anderem auch, daß in dem Maße, wie der Zuspruch der alternativen Medizin steigt, die Schulmedizin Einbußen erleidet und ein hoher Prozentsatz der Mediziner und Wissenschaftler diese durchsichtigen Absichten der FDA durchschaut. Trotz des Einflusses der FDA auf die Medien findet man wöchentlich wissenschaftliche Berichte über den positiven Einfluß von Naturheilmitteln und -verfahren auf Krankheitsprozesse. Und trotz der versuchten „Erziehung" der Regierung im Sinne von Pharmaprodukten nimmt ein Viertel der Bevölkerung der USA regelmäßig Naturheilprodukte ein.

Ein Akt der Verzweiflung

Der Plan der FDA, die CAC als Manipulationsmittel zu benutzen, ist also ein reiner Akt der Verzweiflung. Die FDA hofft jetzt, daß der momentane politische Trend in Richtung „Internationalisierung" stärker ist als der Trend der Bevölkerung in Richtung alternativer Heilmethoden. Die FDA hat die politische Situation in den USA ernsthaft unterschätzt. Zwischen 1990 und 1994 erhielt der Congress mehr Post zum Thema FDA als zu allen anderen Themen zusammen. Der US-Bürger akzeptiert den Verlust von Naturheilmitteln als Preis für internationale Zusammenarbeit einfach nicht, und warum soll man die USA nicht einfach als Modell für die ganze Welt benutzen? Sicher, die Pharmaindustrie ebenso wie die Regierungsbehörden würden aufschreien, aber wir Menschen würden davon enorm profitieren.

US-Bürger sind nicht die einzigen, die an der „Gesundheits-Freiheit" interessiert sind. Überall entstehen Gruppierungen, die sich massiv gegen die CAC zur Wehr setzen. Einige der Verfechter der CAC bezeichnen sich selbst sogar großspurig als Beschützer der Verbraucher. Das Ziel der CAC und der FDA aber, den Verbraucher vor sich selbst zu schützen, zeigt sehr genau, daß die Meinungsbildung der Bevölkerung überhaupt nicht respektiert wird. Die CAC will entscheiden, was wir wissen dürfen, was wir nicht wissen sollten und alles andere auch.

Trotz drei Jahrzehnte massiver öffentlicher Gegenwehr schreitet die FDA unbeirrt voran, die CAC-Richtlinien auch in den USA einzuführen. Der Grund liegt auf der Hand: Die CAC ist der Traum der FDA. CAC bedeutet zentrale Kontrolle des Marktes ohne Störenfriede wie schwierige, unschlüssige Wähler oder falsch informierte Verbraucher. Die CAC gibt der FDA und der Pharmaindustrie also die Hoffnung, daß sie völlig die Kontrolle über die Naturheilmittelindustrie erhält.

20. Kapitel

- Alles, was der Gesundheit nützt: Chelat-Behandlung in Kombination mit der orthomolekularen Therapie
- Chelat – eine hochwirksame Therapie
- Sensationelle Ergebnisse
- Zusammensetzung
- Die Sauerstoffbehandlung: eine ideale Kombination mit der Chelat-Therapie
- Alles Unsinn
- Jede Operation ist für den Patienten ein bedrohliches Ereignis
- Was sagen die Medien?
- Oberflächliche Recherchen
- Was steckt dahinter?
- Wessen Brot ist esse ...
- Wie ist das möglich?
- Info-Nachmittage für Betroffene
- Eine große Befriedigung

Alles, was der Gesundheit nützt: Chelat-Behandlung in Kombination mit der orthomolekularen Therapie

Der Begriff „orthomolekular" wurde erstmals 1968 durch den Biochemiker Linus Pauling verwendet. In einer diesen Forscher und Nobelpreisträger besonders kennzeichnenden klaren und unmißverständlichen Definition befaßt sich diese Medizin mit Substanzen, die natürlicherweise im menschlichen Organismus vorkommen und auf die er bei seinen Stoffwechselvorgängen angewiesen ist. Laut „Handbuch der orthomolekularen Medizin" sind das Vitamine, Antioxydantien, Mineralien, Spurenelemente, Amino- und Fettsäuren. Immer häufiger werden aber auch Substanzen bei dieser Nährstoffbehandlung gegeben (so die etwas plumpe Eindeutschung der orthomolekularen Therapie), die zwar nicht im menschlichen Organismus vorkommen, aber dennoch natürlich (also nicht chemisch) und besonders hilfreich sind. Das sind insbesondere Pflanzenenzyme und biologische Farbstoffe, wie sie in Blüten oder Blättern vorkommen. Nicht dazu gehören – obwohl sie natürliche Produkte des Körpers sind, jedoch nicht im Sinne der Naturheilkunde Verwendung finden – alle Formen der Hormonbehandlung mit Cortisonen, Östrogenen, Insulin oder Schilddrüsenwirkstoffen.

Während wir früher reine Chelat-Behandlungen durchführten, um den Blutdruck zu senken und den Blutfluß in den Adern zu verbessern, werden bei einer Therapie heute immer häufiger auch Stoffe verwendet, die Begleitkrankheiten und andere gesundheitliche Schwächen angehen, die bei einer Untersuchung aufgefunden wurden.

Die Behandlung mit den unterschiedlichen Nährstoffen hat gezeigt, daß zahlreiche Substanzen verschiedene Krankheiten gleichzeitig günstig beeinflussen können. So stärkt das Spurenelement Selen den Herzmuskel und verbessert die Abwehr gegen Krebs. Auch andere Antioxydantien wirken auf Immunität, Herz und die Gelenke. Es ist also kein Wunder, daß eine schlechte Durchblutung andere Organsysteme und Gewebe schädigt, weil Sauerstoffmangel, Übersäuerung und Schwermetallbelastungen, die bei der Arteriosklerose vorkommen, sehr häufig mit Verschleiß von Gelenken und Wirbelsäule, Krebsleiden und Einschränkungen der Hirnfunktion verbunden sind.

Chelat – eine hochwirksame Therapie

Änderungen und Ergänzungen der Chelat-Behandlung, die in den letzten Jahren erfolgt sind, muß man deshalb unter medizinhistorischen Gesichtspunkten betrachten. Ursprünglich war die Chelat-Behandlung als eine Alternative zu chirurgischen Maßnahmen (zum Beispiel einer Bypassoperation) gedacht. Sehr schnell erkannte man jedoch, daß Stoffwechselstörungen – wie Gicht, erhöhte Blutfette, hohes Fibrinogen, Homocystein, Sauerstoffmangel und anderes – zu einer Arteriosklerose führen können.

Ein Chelat-Tropf, der nur zur Entkalkung gegeben wird, gehört deshalb der Vergangenheit an. Eine Reihe von Zusatzstoffen in der Infusionslösung behandelt inzwischen sehr erfolgreich die Ursachen, die zur Entstehung einer Arteriosklerose beitragen. Die Mittel, die dabei eingesetzt werden, sind, gemessen an den Ergebnissen, die man dabei erreicht, recht einfach. Jedoch erfordern ihre Herstellung und ihr Einsatz spezielle und fundierte Kenntnisse.

Sensationelle Ergebnisse

Die Forschergruppe um Enstrom untersuchte 1992 in einer 10-Jahres-Studie an fast 12.000 Personen in Kalifornien die Auswirkung einer regelmäßigen Einnahme von Vitamin C und E (sonst wurden keine anderen Mittel verwendet). Die Ergebnisse waren beinahe sensationell: eine stark verminderte Sterblichkeit an Herzkrankheiten und Krebs in der Gruppe, die diese Vitamine konsumierte. Die Lebenserwartung betrug (hochgerechnet) bei diesen Menschen sechs Jahre mehr. 40.000 Ärzte und 127.000 Krankenschwestern, die von der Harvard-Universität betreut werden, haben diese Ergebnisse in fast allen Einzelheiten bestätigt.

Daß Gordon Miller, der mit der Auswertung der Ergebnisse betraut wurde, ein höchstes Maß an Überraschung darüber zeigte, „daß derart einfache Methoden zu einer solchen Verminderung der Sterblichkeit führen können", war für mich übrigens völlig unverständlich. Deshalb haben mich die Ergebnisse anfangs auch nicht interessiert und ich habe immer wieder nach Fehlern gesucht, um diese Widersprüche zu widerlegen. Doch ich habe keine gefunden, und im Laufe der Zeit zeigte sich immer mehr die Vermutung, daß hier Resultate erzielt wurden, die glaubwürdig sind.

Inzwischen wissen wir auch von anderen Untersuchungen, daß

durch Vitamine, Mineralien und Spurenelemente, wenn diese gezielt eingesetzt werden, Krebsleiden um dreizehn und Schlaganfälle um zehn Prozent gesenkt werden. Beeindruckend waren auch die im August 1992 in der „Ärzte-Zeitung" abgedruckten Ergebnisse einer Studie von Professor Hirayama, in der festgestellt wurde, daß Alterungsprozesse durch eine optimale Gabe dieser Antioxydantien um mehr als zehn Jahre hinausgeschoben werden können. Nur ein kleines Beispiel: In der Gruppe der älteren Menschen (über 65 Jahre) ging die Häufigkeit des grauen Stars durch diese Maßnahmen um 40 Prozent zurück, und die Anfälligkeit, an einem Glaukom (grüner Star) zu erkranken, senkte sich sogar um 60 Prozent.

Cholesterine, Harnsäure, Zucker, Eiweiß, Sauerstoff, die Dicke des Blutes und die Funktionsweise der Nerven: Das sind die Bereiche des Stoffwechsels, die den Blutfluß sowohl begünstigen als auch negativ beeinflussen. Die Stoffwechselvorgänge, bei denen diese Parameter gebildet werden, gilt es, durch orthomolekulare Zusätze in der Chelat-Therapie regulierend zu unterstützen.

Diese Bestandteile richtig auszuwählen und dann noch ausreichend zu dosieren ist nach allen Erfahrungen notwendig, um eine erfolgreiche Therapie durchzuführen. Mit Routineuntersuchungen kommt man jedoch nicht weiter, und nur wenn man die bereits beschriebenen Diagnoseverfahren anwendet, kann eine optimale Wahl getroffen werden.

Zusammensetzung

Aus welchen Bestandteilen besteht nun ein Chelat-Tropf mit orthomolekularen Zusätzen?

Natürlich sind einmal alle Substanzen enthalten, die für eine „normale" Chelat-Behandlung notwendig sind. Im wesentlichen sind das: EDTA, Magnesium, Kalium, Procain, Heparin, die Vitamine C, B1, B6, B5, B12 und Natriumbicarbonat.

Vitamin B12 wird dann der Infusion zugesetzt, wenn die vegetativen Nerven verrückt spielen, Gefäßkrämpfe auftreten und der Blutdruck erhöhte Werte aufweist. Dieser Stoff ist somit ein wichtiger Bestandteil der orthomolekularen Zusätze, die in die Chelat-Infusion gegeben werden. Er färbt die Lösung in einem leichten Rosa. Eine typische Farbe für die Chelat-Therapie.

Ja, die lieben Cholesterine, sie sind der Hauptfeind Nummer eins bei Durchblutungsstörungen. Doch dieses Feindbild hat sich gewandelt, und prompt kommt es in regelmäßigen Abständen zu einer Verharmlosung dieses Stoffes, wo die Medien dann sehr gern eine Cholesterinhysterie ausmachen mit dem Hinweis, daß alles gar nicht so schlimm ist. Eine irrige Auffassung: Denn es sind in der Tat die Cholesterine und andere Fette, die zu einer Arteriosklerose führen. Doch über die Ernährung werden sie nur selten zugeführt (was immer noch viel zu oft vermutet wird), und je älter der Patient wird, desto häufiger ist für diese Veränderungen der gestörte Stoffwechsel verantwortlich. Der Ort dieser Krankheit ist, wie in vielen anderen Fällen auch, die Leber. Sie bildet zu wenig gute und zu viel schlechte Cholesterine. Da die Ernährung wenig hilfreich ist und die neue Generation von Fettsenkern die HDL-Werte noch tiefer in den Keller drückt, manchmal die Leber schädigt und zu Herzbeschwerden führt, verzichten viele Betroffene wegen dieser Nebenwirkungen auf eine Behandlung von Stoffwechselstörungen. Das ist zwar verständlich, aber falsch und manchmal auch lebensgefährlich, denn die naturheilkundliche orthomolekulare Medizin bietet mit dem Vitamin B3 (dem Niacin), den Omega-3-Fettsäuren (SuperEPA) und der Gamma-Linolensäure (UltraGLA) potente nebenwirkungsfreie Stoffe, die ausschließlich aus natürlichen Quellen stammen und eine Einregulierung des Fettstoffwechsels vornehmen.

Etwa 40 Stoffe aus der orthomolekularen Therapie werden im FÜRSTENHOF mit einer Chelat-Infusion kombiniert, wobei nicht nur spezielle Probleme von Durchblutungsstörungen angegangen werden, sondern auch Begleitkrankheiten, die auf den ersten Blick mit Verkalkungen nichts zu tun haben, aber dennoch durch einen schlechten Blutfluß mitverursacht werden. Nach den Untersuchungsresultaten (wichtig sind hier die Haarmineralanalyse und die Messungen der Aminosäuren im Blut) werden diese Substanzen dem Chelat-Tropf zugesetzt: Chrom, Mangan, Molybdän, Enzyme (z.B. Coenzym Q) und Aminosäuren.

Die Sauerstoffbehandlung: eine ideale Kombination mit der Chelat-Therapie

Warum Sauerstoff in der Medizin ein Schattendasein fristet, ist unverständlich. In der Notfallmedizin ist die Sauerstoffmaske oft lebensrettend, und viele Unfallverletzte werden erst einmal künstlich beatmet, ehe man andere Maßnahmen zur Lebensrettung ergreift. Auch bei einer Narkose ist Sauerstoff unverzichtbar. Aber damit ist auch der Einsatz dieses Gases meist ausreichend beschrieben. Und auch in der orthomolekularen Behandlung wird Sauerstoff nicht extra aufgeführt, obgleich er auch hier inzwischen eine große Bedeutung hat. Oft scheint es nämlich, als wenn der Naturheilkundearzt eine gewisse Scheu davor hätte, den Einsatz von Sauerstoff zu rechtfertigen. Er wird nämlich vielfach in die Defensive gedrängt und mit Argumenten konfrontiert, daß der nötige Sauerstoff auch durch eine körperliche Betätigung, durch Wandern, Sport oder allein durch tiefes Einatmen in einer ausreichenden Konzentration den Organen zugeführt wird. Oft ist dann auch der Vorwurf der Geldschneiderei aus der Richtung der Schulmediziner zu hören, was zusätzliche Verunsicherung verursacht.

Alles Unsinn

Das ist natürlich barer Unsinn, denn in der Naturheilkunde werden spezielle Sauerstoffbehandlungen durchgeführt, die mit einer direkten Konzentrationsverbesserung nichts zu tun haben. Das ist auch allein aus physiologischen Gesetzmäßigkeiten gar nicht möglich, denn die therapeutisch verwendeten Sauerstoffmengen sind meist so gering, daß sie keine direkte Wirkung erwarten lassen. 10 Milliliter Sauerstoff, die bei einer Oxyvenierungstherapie nach Regelsberger verabreicht werden und sich in 6.000 Milliliter Blut verteilen, werden niemals zu einer direkten Anhebung der Sauerstoffkonzentration führen, weil diese Dosierung einfach zu gering ist. Aber dennoch wird diese Behandlung zu einer erheblichen Verbesserung des Stoffwechsels führen. Fette werden gesenkt, die Funktionen von Lunge und Bronchien verbessert und die Durchblutung in den kleinen Adern angehoben. Blutdruckerhöhungen regulieren sich ein, und auch die Harnsäurekonzentrationen im Blut kehren auf normale Werte zurück.

Die gleichen positiven Wirkungen auf den menschlichen Körper finden sich auch bei einem der ältesten Verfahren der Sauerstoffbehandlung: Der Eigenblut-Therapie. Auch hier sind die verwendeten Sauerstoffmengen zu gering, als daß eine direkte meßbare Sauerstoffvermehrung registriert werden könnte, und bei der Sauerstoff-Mehrschritt-Therapie sind ebenfalls direkte physikalische Anhebungen der Sauerstoffkonzentrationen nicht nachzuweisen.

Aber dennoch, die
- Oxyvenierung
- Eigenblutbehandlung und
- Sauerstoff-Mehrschritt-Therapie

sind gute Ergänzungen zur Chelat-Therapie, weil durch ihre stoff-
wechselaktiven Wirkungen die Ursachen von Verkalkungen und Durchblutungsstörungen angegangen werden.

Auch Sauerstoff ist eine homöopathische Medizin, die also in kleinsten Dosierungen (oft genügen sieben oder zehn Milliliter) eine große
positive Wirkung im menschlicher Körper entfaltet.

Jede Operation ist für den Patienten ein bedrohliches Ereignis

Nun sind Herz- und Gefäßoperationen sicherlich keine Routineein-
griffe, obgleich dies ständig behauptet wird. Verglichen mit der Zahl
der Eingriffe sind die Komplikationsraten immer noch sehr hoch. Auch
wenn offiziell zwei oder drei Prozent Todesfälle nach einer Bypassoperation in der Statistik erscheinen, so dürfte diese Zahl schon deshalb niedrig angesetzt sein, weil viele der Operierten erst Wochen nach
dem Eingriff sterben; deren Tod wird dann anderen Ursachen zugeschrieben, obwohl er zweifellos mit dem operativen Eingriff zusam-
menhängt. Doch es sind nicht die tödlichen Zwischenfälle allein, die
eine Herzoperation, den Ballonkatheter, die Implantation eines Stents
oder das Auffräsen einer Verkalkung mit dem Rotablator mit Komplikationen behaften.

Von allen Herzpatienten, die im FÜRSTENHOF behandelt wurden, die also wegen ihrer Herzbeschwerden zu uns kamen – obgleich
bei den Untersuchungen auch in anderen Adern Verkalkungen festgestellt wurden – waren mehr als 80 Prozent mit der schulmedizinischen
Therapie unzufrieden!! Viele Bypässe waren bereits nach wenigen
Wochen wieder verschlossen und Embolien, Thrombosen und Schlaganfälle waren bei denjenigen gehäuft aufgetreten, die einen Herzkatheter und Ballonerweiterungen über sich ergehen lassen mußten. Häufig mündete die Implantation des filigranen Röhrchens, des Stent, in
die Ader des Herzens in einen operativen Eingriff, weil Verkantungen
des Metallschlauches die Durchblutung noch mehr einschränkten. Über
diese Zwischenfälle wird aber leider sehr selten berichtet.

„Hauptsache rein mit dem Katheter" – so drückt der Internist Dr. P.
seine Erfahrungen mit den Kardiologen in der „Medical Tribune" aus.
„Nicht der Patient steht im Mittelpunkt der Organisation, sondern die
strahlende Verliebtheit in das technologisch Machbare."

Was sagen die Medien?

Im Februar 1993 hat das Magazin „Focus" eine Hitliste der 500 besten Ärzte Deutschlands veröffentlicht. Säuberlich eingeteilt nach den Fachrichtungen wurden hier entsprechende Empfehlungen gegeben, die selbstverständlich die Naturheilkunde nicht berücksichtigten. In einer weiteren Folge über Ärzte in Deutschland werden Mediziner vorgestellt, die über moderne Behandlungsverfahren ihre Meinung äußern. Leider – man mag es wirklich kaum noch lesen –, werden Durchblutungsstörungen immer noch als ein rein mechanisches Problem betrachtet: Professor Averich von der MH Hannover: „Wenn mehrere Herzkranzgefäße betroffen sind, eignen sich eher die klassischen Operationsverfahren"; und Professor Sandmann von der Universitätsklinik Düsseldorf stellt fest, „daß man heute Defekte großer Körperschlagadern (gemeint sind Verkalkungen und Ausbuchtungen [Aneurysmen] des Gefäßes) mit Kunststoffprothesen ersetzen kann." Noch klarer wird die Richtung der Schulmedizin, wie man Verkalkungen in den Beinarterien angehen kann durch die Empfehlungen von Dr. Hans Schweiger aus Bad Neustadt, der anscheinend mehr den operativen Umgehungskreislauf (Bypass) favorisiert, als den betroffenen Kranken mit allem Nachdruck das Rauchen zu verbieten, seine Ernährung umzustellen, den Blutdruck, das Gewicht oder die Fette zu senken und anregt, sich körperlich zu betätigen.

Oberflächliche Recherchen

Kranke Venen identifiziert man laut Focus ausschließlich mit Röntgenkontrastuntersuchungen. Anscheinend sind moderne Neuentwicklungen der Venendiagnostik mit nebenwirkungsfreier Lasertechnik bei den allgemein oberflächlichen Recherchen den Herren Journalisten nicht aufgefallen. Und dann setzt man noch oft eins drauf, indem behauptet wird, daß man solche Störungen im Venensystem nur durch einen operativen Eingriff beseitigen könne.

Bisher war für mich die Stiftung Warentest eine Institution, die sozusagen völlig neutral Kühlschränke, Kochtöpfe oder Schlittschuhe testete und entsprechende Werturteile abgab. Das Testurteil ist nun mal ein wichtiges Argument, dieses oder jenes Produkt in eine Kaufentscheidung einzubeziehen. Zweifel an den Darstellungen kamen mir jedoch spätestens dann, als diese Einrichtung das Buch „Die andere Medizin" herausgab und für dieses dann sogar noch eine massive Werbung betrieb.

Das Buch zählt paramedizinische Verfahren auf (so bezeichnet die Schulmedizin häufig Untersuchungen und Behandlungen der Naturheilkunde), erklärt ihren Wert für die Gesundheit und die Vorteile oder Risiken, wenn ein Kranker diese Behandlungen durchführt.

Man ahnt nichts Gutes, wenn man den sogenannten wissenschaftlichen Beirat durchmustert, der die medizinischen Informationen und Darstellungen für dieses Buch filtert. Jede Menge Hardliner der Schulmedizin zeichnen verantwortlich, jedoch kein einziger Arzt, der nur annähernd mit der Naturheilkunde und seinen Verfahren vertraut ist. Ich habe mir einmal die Mühe gemacht, bei der Stiftung nachzufragen, welche Beweise sie erbringen könne, daß die Chelat-Therapie zu Todesfällen geführt habe, wie das in diesem Buch seit Beginn der ersten Auflage immer wieder behauptet wird. Natürlich ist Papier geduldig, und deshalb wird täglich eine Menge Unsinn geschrieben. Doch hier liegen die Dinge anders. Denn nicht nur Patienten, die das Buch kaufen, werden verunsichert, wenn sie die Beurteilung lesen, auch der medizinische Dienst der Krankenkassen zitiert immer wieder diese Ausführungen, um damit ablehnende Beurteilungen zu begründen, allgemein auf die Gefahren der Chelat-Behandlung hinzuweisen und dann die Vergütungen für diese Therapie abzulehnen.

Was steckt dahinter?

Sechs Veröffentlichungen sollen die Gefährlichkeit der Chelat-Therapie nachweisen. Eine Schande für die Stiftung Warentest übrigens, daß alle diese Beiträge 15 Jahre und älter sind. Da ist bereits anzunehmen, daß sich inzwischen einiges bewegt hat. Interessant ist auch, daß sich alle Kritiker auf eine Studie der JAMA (eine amerikanische medizinische Zeitschrift) vom August 1983 beziehen. Entweder sie können nicht richtig den englischen Text übersetzen, oder, was eher anzunehmen ist, es soll mit diesen Zitaten eine Methode herabgerissen werden. Von konkreten Todesfällen ist in diesem Beitrag keine Rede, und auch andere Zwischenfälle, die zu gesundheitlichen Störungen geführt haben, werden nicht erwähnt.

„Chelation of plasma calcium will decrease the levels of ionized calcium" (Die Chelatierung des Plasma Calciums verringert den Spiegel des ionisierenden Calciums.).

Diese Feststellung, von den Autoren in JAMA abwertend gemeint, hat sich inzwischen als ein durchaus positiver Effekt einer Chelat-Therapie erwiesen. So wissen wir jetzt, daß ein Absenken der Calciumkonzentrationen im Blut und in den Geweben oft lebensrettend ist. Auf diese Weise wirken auch eine Reihe chemischer Medikamente, die bei Bluthochdruck und Gefäßverkalkungen eingesetzt werden. Diese Calciumantagonisten – Nifidepin zum Beispiel – schützen den Körper auch vor der Schüttellähmung, der Knochenentkalkung und dem Lungenemphysem. Zur Ehrenrettung der JAMA muß man allerdings feststellen, daß 1983 in diesem halbseitigen spärlichen Artikel auch niemals die Behauptung stand, daß Todesfälle durch EDTA aufgetreten sind. Es wurde nur der allgemeine Hinweis angeführt, daß „dieser Stoff" (gemeint ist EDTA) theoretisch durch Mineralverluste zu einem Herzstillstand führen könnte; wörtlich heißt es: „The effects of the drugs can be lethal."

Wessen Brot ich esse ...

Aus diesen Hinweisen wurden dann im Laufe der Zeit aber konkrete Todesfälle, wie das Deutsche Ärzteblatt 1984 erstmals behauptete. Das paßte natürlich wunderbar in die Argumentation, daß eine Chelat-Therapie erfolglos sei, dafür aber tödlich enden könne. Die Eigendynamik dieser angeblichen Tatsachen war dann nur noch eine Frage der Zeit. Das Hessische Ärzteblatt, die Wiener Medizinische Wochenzeitschrift, die „Internistische Praxis" und natürlich die Zeitschrift der Deutschen Herzstiftung übernahmen die Mär von den Todesfällen durch Chelat-Behandlungen gierig, und so geistert dies seit vielen Jahren (bis heute durch eine Vielzahl weiterer Veröffentlichungen von Reportern, die aus Bequemlichkeit eigene Recherchen vermeiden und deshalb aus vorausgegangenen Artikeln abschreiben) durch den Blätterwald. Wessen Brot ich esse, dessen Lied ich singe. Kein Wunder, daß die Chelat-Therapie keine besonderen Chancen hat. Mindestens 100.000 DM kostet eine Bypassoperation des Herzens, ein Schlaganfall schlägt mit 40.000 DM zu Buche, und wenn ein Bein amputiert wird, dann bringt das der Klinik auch noch 20.000 DM ein. Da erscheinen die 6.000 DM, die eine Chelat-Therapie bei etwa 20 Behandlungen kostet, außerordentlich kostengünstig. Das alles erscheint logisch: Doch mit der Chelat Behandlung werden weder Kliniken Geld machen, weil ambulant behandelt wird, noch verdient die Pharmaindustrie viel, denn meist kann man mit dieser Therapie eine Vielzahl von Medikamenten einsparen.

Wie ist das möglich?

Die Chelat-Tröpfe verbessern die Elastizität der Adernwände im Körper. Die Dehnbarkeit nimmt zu, und der Blutdruck senkt sich, Calciumkristalle und Schwermetalle als Hauptverursacher der Arteriosklerose werden ausgeschwemmt, und die Durchblutung wird verbessert. Zusätzlich werden Enzyme aktiviert, und so verbessern sich die Tätigkeiten von Leber, Herz und Nieren. Rhythmusstörungen – ein besonderes Problem bei Herzkrankheiten – werden durch eine Chelat-Behandlung günstig beeinflußt. Wird der Blutfluß in den Herzkranzgefäßen verstärkt, die Tätigkeit des Herzmuskels aktiviert und die Sauerstoffversorgung des Organs verbessert, so kann auf eine Reihe von Medikamenten verzichtet werden.

Einer Vielzahl von Einflüssen ausgesetzt, soll nun der Patient den Weg zur Chelat-Behandlung finden. Sein Hausarzt steht dieser Behandlung meist nicht positiv gegenüber. Doch halt, da gibt es eine Ausnahme: Der Oberarzt einer bekannten Herzklinik in Nordrhein-Westfalen empfiehlt häufig Chelat-Infusionen anstelle von Ballonkathetern und Bypassoperationen. Seinen Namen müssen wir allerdings an dieser Stelle verschweigen, weil er sich – sicherlich zu Recht – vor Repressalien seines Arbeitgebers fürchtet.

Oft ist der Kranke und Patient, der unter Durchblutungsstörungen leidet, weit aufgeschlossener und zugänglicher den naturheilkundlichen Behandlungen gegenüber, die auf Operationen verzichten, als sein Arzt selbst. Informationen in Zeitschriften, Fernsehbeiträgen und Büchern geben ihm jederzeit die Möglichkeit, wertfrei und neutral ärztliche Behandlungen zu studieren. Und warum sollte ein Betroffener nicht selbst nach Aufklärungen fahnden und dann auch befähigt sein, eine Entscheidung zu treffen, welche Methode für ihn in Frage kommt.

„Die Gesundheit ist zu wertvoll, als sie ausschließlich seinen Ärzten zu überlassen." Dieser Satz, den manche als reinen Zynismus betrachten, hat aber in vielen Fällen dann seine Berechtigung, wenn Ärzte vorgefaßte Meinungen haben und deshalb Kranke zu bestimmten Behandlungen mehr oder weniger zwingen möchten.

Info-Nachmittage für Betroffene

Im FÜRSTENHOF haben wir es uns deshalb zur Aufgabe gemacht, über die Chelat-Therapie so zu informieren, daß die Entscheidungsfähigkeit des Patienten gestärkt und ihm ein alternativer Weg, sein

Leiden in den Griff zu bekommen, aufgezeigt wird. So bieten wir an verschiedenen Tagen in der Woche allen Kranken oder Interessierten die Möglichkeit, sich über die Chelat-Behandlung und die ergänzenden naturheilkundlichen Methoden (Sauerstoff, orthomolekulare Infusionen) zu informieren. Im Interesse der Methode wäre es natürlich wünschenswert, daß auch andere Chelat-Ärzte mit Vorträgen, persönlichen Beratungen oder mit umfassenden Einblicken in Untersuchungen und Therapien über dieses naturheilkundliche Verfahren aufklären.

Eine große Befriedigung

Häufig wird der Erfolg einer Chelat-Behandlung während eines Routinebesuchs des Patienten bei seinem Hausarzt oder Facharzt auch irrtümlich als Erfolg der Schulmedizin angenommen, und häufig wird dann ein Erstaunen über die erheblich verbesserte Durchblutung des Herzmuskels oder der Extremitäten geäußert. Auch sie wird dann automatisch der schulmedizinischen Therapie und den Medikamenten zugeordnet. Der Patient selbst schweigt dazu, da er eine Diskussion vermeiden will. Diese Fehleinschätzung ist nicht immer leicht zu verschmerzen. Jedoch bin ich froh, eine Vielzahl von Patienten vor den massiven Folgen der Durchblutungsstörungen oder sogar vor einem operativen Eingriff bewahrt haben zu können, und das ist für mich persönlich eine ungemeine Befriedigung.

21. Kapitel

- Fassungsloses Kopfschütteln
- Die Angst um den Heiligenschein
- Semmelweis
- Hohn und Spott
- Recherchen
- Magengeschwüre
- Zynismus und Häme
- Max Plancks Slogan
- Herunter vom hohen Roß
- Was tun wir uns nur an?
- Die Weichen neu stellen
- Intellektueller Ballast
- Ein paar harmlose Gedankenspiele
- Was kann der einzelne tun?
- Geld ist Zeit
- Bringen Sie Geduld und Zeit mit
- Chelat zum Schlucken?
- Alles nur eine Frage der Einstellung
- Warum gibt es noch so wenig Chelat-Ärzte?
- Unser Appell an Sie

Fassungsloses Kopfschütteln

Sicher geht es Ihnen inzwischen wie so vielen Menschen auch, die zum ersten Mal bewußt wahrnehmen, wie unbeweglich und profitorientiert die medizinische Wissenschaft heutzutage ist: man kann wirklich nur fassungslos den Kopf schütteln. Allerdings ist dies nichts Neues, zugegeben, die Profitgier war noch nie so ausgeprägt, aggressiv und fern von jeglicher Humanität wie in der heutigen Zeit, aber Sturheit, Engstirnigkeit, Borniertheit und eine geradezu maßlose Selbstüberschätzung (Götter in Weiß) sind schon seit Jahrhunderten die negativen Haupttugenden der Schulmedizin gewesen.

In dem sehr lesenswerten Buch des Schweizer Redakteurs und Journalisten Luc Bürgin „Irrtümer der Wissenschaft" (Herbig Verlag, München, 1997) hat dieser viele solcher haarsträubenden Fälle zusammengestellt, die das eben Besagte sehr eindrucksvoll belegen. Bürgin schreibt: „Nichts ist kurzlebiger als Wissenschaft, (...) Ganz offensichtlich scheint der Mensch also gewisse Entwicklungspotentiale oftmals etwas vorschnell zu beurteilen, und dies zumeist im negativen Sinn. So kam es, daß manche revolutionäre Entdeckung oder Idee jahrelang boykottiert und bekämpft wurde, weil dogmatisch veranlagte Wissenschaftspäpste ihre liebgewonnenen, aber vielfach verkrusteten Ideologien und Überzeugungen nicht abwerfen konnten. Mit ihrem voreiligen 'unmöglich' legten sie dem Fortschritt innerhalb der Wissenschaft immer wieder Steine in den Weg. (...) Im allgemeinen gilt für den wissenschaftlichen Diskurs, daß der Widerstand gegen eine neue These umso heftiger ausfällt, je stärker diese von der gültigen Lehrmeinung abweicht. (...) In der Tat reagiert der Wissenschaftsbetrieb auf neue Ideen und Entdeckungen oft gereizt, mitunter sogar gehässig. (...)"

Ist es nicht wirklich fast schon gehässig, wenn ein Arzt, der noch nicht einmal weiß, wie man „Chelat" richtig schreibt, einem Patienten, der sich über die Chelat-Therapie als Alternative zur Bypassoperation erkundigt, lapidar und flapsig antwortet: „Vergessen Sie es, das wäre nur rausgeschmissenes Geld!" Das ist umso einfacher – so Luc Bürgin weiter –, da Vertreter unorthodoxer Ideen nur in den seltensten Fällen zur Garde der wissenschaftlichen Koryphäen zählen. Wer auf den akademischen Olymp aufsteigen will, muß nämlich zuerst Lehrmeinungen nachbeten. Und wer nach vielen mühsamen Jahren endlich oben angelangt ist, der überlegt es sich zweimal, ob er dort mit provokativen Äußerungen seine hart erkämpfte Position gefährden will. „Arroganz und Intoleranz", so der Ingenieur Rolf Schaffranke, den Bürgin in seinem Buch zitiert, „haben in der langen Geschichte der Entdeckungen zu immer neuen Fehlurteilen geführt und sind schuld daran, daß sich unsere Autoritäten fast regelmäßig dem Neuen und Genialen gegenüber blamieren."

Die Angst um den Heiligenschein

Eine weitere Konsequenz wäre, daß zahlreiche, besser gesagt fast alle Lehrbücher, deren Inhalte man sich einmal mühsam angeeignet hat, umgeschrieben werden müßten und man selbst den eigenen „Heiligenschein" in Frage stellen müßte. Dies würde natürlich unliebsame Veränderungen im eigenen Leben mit sich bringen und die so gut eingefahrenen Geleise derart in Frage stellen, daß man, wie bei vielen anderen Gelegenheiten auch, dann lieber am Althergebrachten festhält. Lassen Sie mich Sie in diesem Zusammenhang an eines meiner Lieblingszitate erinnern, das mir eine Medizinalrätin aus Chemnitz einmal anvertraute: „Wissenschaft ist immer nur der gegenwärtige Stand des Irrtums!" Was aber, so frage ich Sie, ist das für eine Wissenschaft, die immer nur bis zu einem bestimmten Punkt gehen und dann nicht mehr weitermachen darf, weil sie dabei Gefahr laufen würde, bestehendes Wissen zu widerlegen? Unter der Kapitelüberschrift „Tumult im Elfenbeinturm" läßt Luc Bürgin in seinem großartigen und nichts verschweigenden Buch auch eine Vielzahl von Medizinern zu Wort kommen. Mit ihrer Hilfe listet er geradezu haarsträubende wissenschaftliche Beispiele von medizinischen Fortschritten aus der Vergangenheit auf, die damals von den führenden Koryphäen ihrer Zeit ähnlich wie heute bekämpft, verlacht, verunglimpft und als reine Scharlatanerie vorverurteilt wurden, heute aber zu den wichtigsten Eckpfeilern unserer medizinischen Landschaft gehören.

Aber der Reihe nach: „Ist eine Theorie lange genug verbreitet, wurde sie schon Generationen von Studenten als Lehrmeinung vermittelt, dann bekommt sie das Flair eines Dogmas, wenn nicht gar das einer gesicherten Wahrheit." So der Wissenschaftspublizist Thomas von Rambow, den Bürgin eingangs des zuvor erwähnten Kapitels zitiert. Wie wahr diese Aussage ist, belegen die im Anschluß sehr ausführlichen und mit einem kräftigen Schuß schwarzen Humors geschilderten Fälle aus dem Bereich der Medizin von Pionieren wie Ignatz Semmelweis (1818 – 1865), Karl Ludwig Schleich (1859 – 1919), Sigmund Freud (1856 – 1939) und Lawrence Craven. All diese Fälle belegen, wie ich finde, sehr eindrücklich, was diese Menschen zu erleiden hatten, bis ihre segensreichen Neuerungen endlich, wenn auch oft erst viele Jahrzehnte nach ihrem Tod, wissenschaftlich anerkannt wurden.

Semmelweis

Beginnen wir mit Ignatz Semmelweis, einem ungarischen Arzt, der als erster die Ursache des Kindbettfiebers entdeckte. Gleich zu Dutzenden starben damals (1847) in den Kliniken die eingelieferten Mütter kurz nach der Geburt an jenem heimtückischen Kindbettfieber. Semmelweis entdeckte, daß die Wöchnerinnen deshalb starben, weil die Ärzte sie mit Leichengift infizierten. Weil das verantwortliche Klinikpersonal damals regelmäßig in Kontakt mit Leichen kam und das bloße Händewaschen mit Wasser und Seife nach solchen Kontakten nicht ausreichte, um alle Keime zu töten, kam es zu diesen tödlichen Infektionen. Als Semmelweis dann seinem eigenen Personal die Anweisung gab, sich die Hände vor den medizinischen Untersuchungen an den Wöchnerinnen mit Chlorkalk zu desinfizieren, fiel die Sterberate innerhalb kürzester Zeit speziell in seiner eigenen Abteilung von zuvor zwölf auf zwei Prozent.

Hohn und Spott

Der wissenschaftliche Durchbruch blieb allerdings gänzlich aus, denn anstatt Semmelweis' Vorgehensweise einfach durch eigenes Gleichtun zu testen, reagierte der Großteil der Ärzteschaft empört und überschüttete ihn statt dessen mit Hohn und Spott. Auch die brillanten Ausführungen von Semmelweis vor der Wiener Ärztegesellschaft am 15. Mai 1850, wo er die Argumente seiner Widersacher Punkt für Punkt zu widerlegen vermochte und bedeutende Mediziner für seine Überlegungen gewinnen konnte, halfen wenig. Ständig wurden, anstatt Semmelweis' Entdeckungen auf Herz und Nieren zu prüfen, haarsträubende neue Todestheorien aufgestellt wie beispielsweise: Diätfehler, Gefühlswallung, zu langes Dursten, zu warme Räume, schlechte Luft und vieles andere mehr. Diese Vermutungen gipfelten dann sogar in der Annahme, daß „zu hoch angebrachte Fensterbretter" daran schuld sein könnten, mit der sich die jeweiligen Fachleute dann vollends selbst zu „Idioten" stempelten. Nur in einem war man sich bei den Wissenschaftlern der damaligen Zeit – wobei mir allerdings die Bezeichnung „Wissenschaft" nur sehr schwer aus der Feder fließt – einig: Die Lehre von Semmelweis sei als nicht stichhaltig zu verwerfen.

Trotzdem gelingt es Semmelweis 1861, sein bahnbrechendes Werk über die Ursachen des Kindbettfiebers doch noch zu veröffentlichen, worauf sich die Front seiner Gegner erst recht formiert. Nachdem 15

Jahre nach Semmelweis' Entdeckung der Verhütungslehre die Sterblichkeit beim Kindbettfieber immer noch überaus hoch war, droht Semmelweis den Professoren in seiner Verzweiflung: „Sollten Sie sich nicht baldigst dazu bequemen, ihre Schüler in meiner Lehre zu unterrichten, so wende ich mich an das hilfsbedürftige Publikum. Ich werde sagen: Du, Familienvater, weißt du, was es heißt, einen Geburtshelfer oder eine Hebamme zu deiner Frau zu rufen? Dies heißt soviel, als daß du deine Frau und dein noch ungeborenes Kind einer Lebensgefahr aussetzt."

Dies war zuviel des Guten; im August 1865 stirbt Semmelweis in einer Irrenanstalt an den Folgen einer kleinen Schnittwunde, welche er sich kurz vor seiner Einlieferung zugezogen hatte.

Recherchen

In seinen 1977 veröffentlichten Recherchen über den Tod von Ignatz Semmelweis entdeckt der ungarische Arzt Dr. Silo Seidel vor allem, wie unfundiert und vage die Diagnose der damals angeblichen Geisteskrankheit von Semmelweis gewesen war und daß dieselbe für die Begründung einer psychiatrischen Zwangseinweisung absolut unzureichend war. Daß der Tod von Semmelweis kein natürliches Ereignis war, kann man deshalb zwar nur vermuten; allerdings drängt sich einem dieser Verdacht – so Seidel – sehr stark auf.

Soweit der Auszug über Leben und Schicksal von Ignatz Semmelweis, dessen Entdeckung zigtausend von Wöchnerinnen das Leben und ebenso vielen Kindern die Mutter und Vätern die Ehefrau hätte erhalten können, hätte man nur den geringsten Versuch unternommen, seine Forschungen ernst zu nehmen und durch wissenschaftliche Studien zu untermauern.

Ähnlich wie Semmelweis erging und ergeht es aber noch vielen, vielen anderen Querdenkern und Forschern früherer Jahre und auch der heutigen Zeit. Auch Sigmund Freud, der Begründer der Psychoanalyse, schrieb 1925, nachdem seine Entdeckung unter anderem als moderne Form des Hexenwahns und er selbst als „Wiener Wüstling" lange Jahre beschimpft worden war: „Im wissenschaftlichen Betrieb sollte für die Scheu vor Neuem einfach kein Raum sein!"

Magengeschwüre

Der australische Arzt Dr. Barry Marshall – um einmal auch einen heutigen Zeitgenossen ins Spiel zu bringen – hatte sich in den 80er Jahren beispielsweise erdreistet, einen unmittelbaren Zusammenhang zwischen Bakterien und dem Auftreten von Magengeschwüren herzustellen. Damit stellte er die damals souverän vorherrschende Lehrmeinung, wonach ausschließlich psychische und ernährungsbedingte Faktoren die Ursache solcher Geschwüre sein könnten, in Frage. Die Wissenschaft tobte und echauffierte sich völlig entsetzt ob solcher Nestbeschmutzung, galt es doch als unverrückbar bewiesen, daß Bakterien im Magen nicht den Hauch einer Chance hätten, zu überleben.

Nun, seit einigen Jahren, um noch einmal Luc Bürgin zu zitieren, „(...) wird der Australier von der Fachwelt Schritt für Schritt rehabilitiert und im September 1995 mit dem Lasker Award dekoriert, einer Ehrung, die in medizinischen Kreisen etwa den Status des Nobelpreises genießt. Auch Dr. Martin Balser, Direktor der Division of Infectious Diseases an der Vanderbilt School of Medicin, der anfangs über Marshall sagte: 'Ich glaube, dieser Typ ist ganz einfach verrückt, ausgerechnet im Magen sollen Bakterien überleben, und das über Monate und Jahre, wo doch gerade der menschliche Magen darauf ausgerichtet ist, Bakterien abzutöten?', hat seine Meinung knapp 20 Jahre später von Grund auf geändert. Dr. Balser rückwirkend: 'Er besaß sicherlich nicht die Wissenschaftlern angemessene Zurückhaltung. Aber – das muß ich ihm zugute halten – er hat eine visionäre Sicht der Dinge. Und die braucht es in unserem Sektor einfach, verbunden natürlich mit der wissenschaftlichen Exaktheit.' Doch es gibt auch Lichtblicke: So räumte etwa Professor Wolfgang Rösch 1996 in einer Veranstaltung der Deutschen Bundesapothekenkammer im italienischen Meran offen ein, daß Magengeschwüre jahrelang falsch behandelt worden seien."

Zynismus und Häme

Die Liste ließe sich natürlich noch weiterführen, denn auch in außermedizinischen Bereichen ist das Strickmuster immer dasselbe: Zynismus, Häme, Beleidigung, Spott, Verunglimpfung, Bekämpfung und Blockierung der Forscher, die es wagen, am Fundament einmal wissenschaftlich festzementierter Grundsätze zu rütteln. Namen wie Wilhelm Conrad Röntgen, Jean Baptiste, Joseph de Fourrier, John James

Waterson, Werner von Siemens, Rudolf Gantenbrink, Karl-Ludwig Schleich, Ewald Jenner, William Harvey, Lawrence L. Craven, Isaak Newton, Albert Einstein, Ludwig Boltzmann, Ernest Rutherford, Barbara Mc.Clinthock, Rudolf Diesel, Carl Friedrich Benz, Philipp Reiss, Gottlieb Daimler, Georges Stevenson, Graf Zeppelin, die Gebrüder Wright und viele andere mehr mußten im wahrsten Sinne des Wortes durch die Hölle gehen (viele sind auch für immer dort geblieben), bis sie endlich rehabilitiert werden konnten.

Noch etwas plastischer kann der folgende kurze Artikel aus einer Tageszeitung, im Jahre 1899 in Philadelphia erschienen, verdeutlichen, daß Wissenschaft wirklich immer nur der gegenwärtig aktuelle Stand des Irrtums sein kann; dort lesen wir: „In New York wurde ein 46jähriger Mann verhaftet, weil er versuchte, unwissenden und abergläubischen Leuten Geld aus der Tasche zu locken, indem er eine Anlage vorführte, die mit Hilfe eines metallischen Drahtes angeblich die menschliche Stimme über weite Entfernungen tragen soll. Er nennt seinen Apparat 'Telefon', womit er zweifellos das Wort Telegraf nachahmen und das Vertrauen derjenigen erringen will, die den Nutzen der Telegrafie kennen. Fachleute wissen, daß es unmöglich ist, die Stimme über einen Draht zu führen, und daß, falls dies wirklich möglich wäre, die Anlage ohne jeden praktischen Wert sein müßte."

Übrigens, genau 100 Jahre später, stecke ich, Peter Kummer, gerade mein Handy in die Jackentasche, um während meines kleinen Herbstspaziergangs hier am Bodensee jederzeit – und wenn es mitten im Wald ist – für meine Klienten erreichbar zu sein. Stellen Sie sich einmal vor, man hätte diese Vision damals jenem Journalisten unterbreitet; wer weiß, wie sein Artikel dann ausgefallen wäre!

Max Plancks Slogan

Zum Abschluß dieses Abstechers in einige kuriose Fälle der Geschichte der Wissenschaft – deren Dunkelziffer übrigens nur ansatzweise zu erahnen ist – lassen Sie mich noch kurz zu einem der wohl größten und herausragendsten Physiker unseres Jahrhunderts, zu Max Planck (1858 – 1947), dem Entdecker der Quantentheorie, kommen. Von ihm stammt jener geniale Satz, der seinen eigenen Werdegang zu einem anerkannten Wissenschaftler ebenso treffend charakterisiert wie den vieler seiner Berufskollegen: „Die Wahrheit triumphiert nie, aber ihre Gegner sterben langsam aus."

Dazu nochmals Luc Bürgin: „Planck gilt heute als einer der herausragendsten Physiker dieses Jahrhunderts, doch auch er war mit seinen unkonventionellen Gedanken in früheren Jahren so manches Mal angeeckt. Insbesondere seine 1879 an der Universität München eingereichte Doktorarbeit, die einige neue Erkenntnisse rund um den zweiten Hauptsatz der Thermodynamik enthielt, hatte seinerzeit mehrheitlich für kritische Kommentare gesorgt. 'Der Eindruck dieser Schrift in der damaligen physikalischen Öffentlichkeit war gleich Null', schreibt Planck enttäuscht in einer autobiographischen Schrift, die 1948 – kurz vor seinem Tod – erstmals veröffentlicht wurde. 'Von meinen Universitätslehrern hatte, wie ich aus Gesprächen mit ihnen genau weiß, keiner ein Verständnis für ihren Inhalt. Sie ließen sie wohl nur deshalb als Dissertation passieren, weil sie mich von meinen sonstigen Arbeiten im physikalischen Praktikum und im mathematischen Seminar kannten. Aber auch bei den Physikern, welche dem Thema an sich näherstanden, fand ich kein Interesse, geschweige denn Beifall. Helmholtz hat diese Schrift wohl überhaupt nicht gelesen, Kirchhoff lehnte ihren Inhalt ausdrücklich ab.' Es gehöre 'mit zu den schmerzlichsten Erfahrungen' seines wissenschaftlichen Lebens, so Planck, einige Passagen später, daß es ihm niemals gelungen sei, eine neue Behauptung, für deren Richtigkeit er einen vollkommen zwingenden, aber leider nur theoretischen Beweis erbringen konnte, zur allgemeinen Anerkennung zu bringen. Und so stellt der große deutsche Denker mit einer gewissen Bitterkeit fest, daß sich eine neue wissenschaftliche Wahrheit normalerweise 'nicht in der Weise durchzusetzen pflegt, daß ihre Gegner überzeugt werden und sich als belehrt erklären, sondern vielmehr dadurch, daß die Gegner allmählich aussterben und die heranwachsende Generation von vorn herein mit der Wahrheit vertraut gemacht wird'."

Herunter vom hohen Roß

Die Durchschnittsgelehrten verhalten sich gegenüber der Wissenschaft manchmal ähnlich wie eine gestopfte Gans gegenüber dem Futter: „Nur um Gottes Willen nicht noch mehr!" Diese Aussage des Raumfahrtpioniers Hermann Obert trifft den Nagel ebenso mitten auf den Kopf wie eine Bemerkung des Wiener Physikers Professor Dr. Hans Thierring. Thierring äußerte sich bereits 1934 in seinem damaligen Buch „Kann man in den Weltraum fliegen?", für das er damals für verrückt erklärt wurde, folgendermaßen: „Es schadet der Wissenschaft überhaupt nicht, wenn sie von Zeit zu Zeit von ihrem hohen Roß herabsteigt und unvoreingenommen auch solche Möglichkeiten prüft, die auf den ersten Blick utopisch erscheinen!"

Längst aber diktiert der Geldfaktor die Entwicklung unserer Wissenschaft, und Forschung findet oft nur noch dort statt, wo sie finanziell zu Buche schlägt. Das Wohl der Menschheit ist zweitrangig geworden. Diese Entwicklung hat zur Folge, daß innerhalb des Wissenschaftsbetriebes derzeit ein Konkurrenzkampf erschreckenden Ausmaßes tobt. Die hilflose Argumentation vieler heutiger Wissenschaftler lautet: 'Da nun mal kein besseres Modell (System) existiert, müssen wir mit derartigen Tatbeständen eben leben."

Was tun wir uns nur an?

Müssen wir das aber tatsächlich? Zeigt nicht das Beispiel mit den immer eingeschränkteren Werbemöglichkeiten, etwa bei der Zigarettenindustrie, daß wir sehr wohl dort eingreifen und einen Riegel vorschieben können, wo das gesundheitliche Allgemeinwohl bedroht wird? In etwa einem Jahrzehnt wird unsere heutige Jugend (ebenso wie auch die heute 30- oder 40jährigen) unweigerlich die Quittung von seiten ihres eigenen Immunsystems in Form mannigfaltiger Krankheitsbilder dafür erhalten, daß man sich kritik- und gedankenlos Fast Food, Cola, Fertiggerichte, Schokoriegel und so weiter „reingezogen" und auf die tatsächlichen Bedürfnisse des Körpers und des Immunsystems „gepfiffen" hat.

Nach Überzeugung führender Ernährungswissenschaftler weltweit können wir heute getrost davon ausgehen, daß langfristig allein medikamentöse Nebenwirkungen sowie eine immer mehr überhandnehmende falsche Ernährungsweise wesentlich mehr und wesentlich katastrophalere Negativauswirkungen auf die Gesundheit der Menschheit haben werden, als dies beispielsweise das Rauchen heute schon hat, wobei ein jeder sich leicht selbst ausmalen kann, was eine Kombination von falscher Ernährung, Bewegungsarmut, Rauchen, Luftverschmutzung durch Elektrosmog, Abgase und vieles andere mehr bereits in der gegenwärtigen Generation bei jetzt sechs- bis 15jährigen in etwa zehn bis 20 Jahren anrichten wird. Nicht umsonst setzen alle gängigen Privatfernsehsender in der Auswahl ihrer Programmschemata völlig auf die junge und jüngere Generation, weil diese eben aufgrund mangelnder Lebenserfahrung als leichte und willige Opfer von der Werbung geködert werden können. Wenn wir nicht schon sehr bald dort mit der Forschung und einer umfassenden Aufklärung beginnen, brauchen wir uns später nicht zu beschweren, wenn auch dieses berühmte Kind sehr bald im Brunnen liegt.

Sie sehen also, ohne die Chelat-Therapie oder ähnliche alternative Therapieformen werden wir alle die Sünden der Vergangenheit in Sachen Luftverschmutzung, Bewegungsarmut, falscher Ernährung und so weiter mit herkömmlichen Mitteln (wie dem untauglichen Bypass beispielsweise) nicht wirklich in den Griff bekommen.

Dies alles ist für jüngere Menschen zwar noch nicht so tragisch, aber was ist mit der älteren Generation, der bereits heute schon mit einem flächendeckenden Chelat-Therapieangebot so manches Leid, mancher Schmerz, manche Operation und mancher vorzeitige Tod erspart werden könnte?

Müssen wir es wirklich „einfach so" akzeptieren, daß man beispielsweise 80jährige und noch ältere Angina-pectoris-Patienten gnadenlos einer für diese Altersstufe langfristig kaum mehr zu verkraftenden Bypassoperation unterzieht, nur weil man die humanere Chelat-Therapie in Bausch und Bogen ablehnt, weil sie nicht in unsere rein gewinnorientierte medizinische Landschaft paßt?

Müssen wir es wirklich hinnehmen, daß unsere heutige Auslastung der Chirurgie- und Apparatemedizin wichtiger ist als der Patient beziehungsweise der Mensch? Wichtiger deshalb, weil sehr viele Arbeitsplätze damit verbunden sind und sich die teuren Geräte nur durch eine permanente Auslastung amortisieren können?

Zynisch betrachtet, kann man auch so Arbeitslosigkeit bekämpfen; wer rechtzeitig stirbt, kann niemandem mehr den Arbeitsplatz wegnehmen. Wenn wir derartige Zustände einfach weiter stillschweigend dulden und sie quasi als nicht aus der Welt zu schaffende immanente Systemschwächen akzeptieren, dabei aber übersehen, daß sie sich heutzutage in einem unverantwortlichen Maße häufen, geraten wir alle im wahrsten Sinne des Wortes in „Teufels Küche".

Die Weichen neu stellen

Werden gerade auch im medizinisch-pharmalogischen Sektor nicht in Windeseile die Weichen in Richtung „Wer und was heilt, darf behandeln und hat recht" und nicht „Wer und was bringt Profit, hat recht" gestellt, so sehen wir alle wohl auch in dieser Hinsicht einer äußerst düsteren Zukunft entgegen. Wenn Systeme und deren Abläufe in der Medizin nicht endlich einmal kritisch und gnadenlos hinterfragt werden und die Verantwortung weiterhin einer lustig vor sich hin expandierenden Schulmedizin und Pharmaindustrie überlassen wird, zeichnen sich schon jetzt sehr traurige Perspektiven für die Patienten von morgen ab.

Noch nie erschwerten Vorurteile und pauschale Verurteilungen die objektive Prüfung konservativer Sachverhalte stärker als heute. So stellte der Wissenschaftskritiker Gerhard Dittel bereits 1995 sehr zutreffend fest: „Das System hat zwischenzeitlich alle Löcher selbst gestopft, durch die sich Reformen einschleichen könnten."

Intellektueller Ballast

Zurück zu dem Schweizer Autor Luc Bürgin und seinem traurigen Fazit dieses Themas: „Nur, wenn wir uns in der Zukunft regelmäßig vom intelektuellen Ballast befreien, der sich in unseren Köpfen anstaut, bleiben wir aufnahmefähig. Tun wir das nicht, dann wird auch diese Generation unweigerlich dieselben fatalen Fehler begehen, die wir unseren Vorgängern, Vätern und Großvätern, heute vorhalten. Wir müssen uns deshalb schnellstens die 'Gretchenfrage' vorlegen, sie offensiv angehen und so rasch wie möglich beantworten: Können wir es uns wirklich weiterhin leisten, den Fortschritt in der Medizin zu behindern? Und kann es angehen, daß Schulmedizin und Pharmaunternehmen hemmungslos an einem das Menschliche immer mehr aus den Augen verlierenden Verdrängungswettbewerb, der als Ziel nur Expansion und Profit kennt, teilnehmen dürfen?"

Ein paar harmlose Gedankenspiele

Wenn man sich überlegt, daß die Kosten einer einzigen Bypassoperation inklusive der anschließenden Heilbehandlung, wie bereits mehrfach ausgeführt, etwa 100.000 D-Mark betragen und mit dem gleichen Betrag zirka 17 Bypass-Kandidaten innerhalb von zehn Wochen (à drei Chelat-Infusionen pro Woche) von ihren Beschwerden geheilt werden könnten, so sollte man diese Spur doch einfach einmal weiterverfolgen dürfen. Jährlich finden etwa 100.000 Bypassoperationen allein in Deutschland statt; mit den dafür erforderlichen finanziellen Mitteln könnten nach der Chelat-Methode knapp zwei Millionen Patienten geheilt beziehungsweise gerettet werden! Rechnet man noch dazu, daß die bessere Durchblutung des Körpers durch Chelat über Jahrzehnte hinweg ebenso wie der damit einhergehende sofortige Entgiftungsprozeß noch zusätzlich ungeahnte Mengen an positiven Folgewirkungen hat, so wäre damit auch eine wesentliche Entlastung unserer Krankenkassen in xfacher Millionenhöhe möglich, die anderenorts sinnvoll eingesetzt werden könnte. Aber genau hier wird auch klar, warum die Chelat-Therapie so vehement verteufelt wird, denn die Umsatzeinbußen der Pharmakonzerne, Apotheken sowie der Rückgang von Operationen und damit auch von Arbeitsplätzen in den Krankenhäusern wäre – kurzfristig gedacht – vorprogrammiert. In einer Welt aber, in der der Mensch und seine Umwelt längst nur noch Profitinteressen untergeordnet werden, werden den wirtschaftlichen Aspekten wohl auch in der Zukunft (noch) die Hauptprioritäten eingeräumt. Dabei wäre lediglich ein Umdenken, Umorganisieren notwendig, um – was beispielsweise die Profite und Arbeitsplätze anbetrifft – eher noch zulegen zu können statt abbauen zu müssen. Im Klartext heißt das, daß man mit der Chelat-Therapie weit mehr als zwei Drittel der 600.000 Todesfälle in Sachen Durchblutungsstörungen in Deutschland verhindern könnte, wenn sie anerkannt, durch die Krankenkassen gefördert und ihr segensreicher Einsatz der Allgemeinheit endlich zugänglich gemacht werden würde.

Was kann der einzelne tun?

Nun, eine ganze Menge, würde ich sagen. Zunächst einmal wird es uns aufgrund der Machtverhältnisse kaum rasch gelingen, die Pharmaindustrie zu einer Umsatzeinbuße in Milliardenhöhe – quasi auf freiwilliger Basis – zu überreden. Ganz im Gegenteil, sie wird wie bisher auch weiterhin alle Register ziehen, um Chelat endgültig vom Markt fegen zu können. Ihnen, lieber Leser, kann aber niemand vorschreiben, welchen Weg Sie als Patient gehen möchten. Wie Sie zwischenzeitlich wissen, muß die Kasse zwar alle Herz- und Kreislaufuntersuchungen, die Ihr Arzt anordnet, übernehmen, zur Chelat-Therapie selbst zahlt sie allerdings keine einzige Mark.

Als ich während meiner eigenen 21 Chelat-Infusionen bei meiner Krankenkasse anrief, um nachzufragen, ob sie nicht zumindest einen Teil der Kosten übernehmen könne, erhielt ich diesbezüglich folgende Auskunft: „Eine Chelat-Therapie bezahlen wir nicht, weil sie viel zu gefährlich ist und viel zu viele Nebenwirkungen hat." Auf meine Rückfrage, warum sie denn gefährlich sei und welche schlimmen Nebenwirkungen sie hätte, erhielt ich zur Antwort: „Hm ..., das kann ich Ihnen leider auch nicht sagen; trotzdem kann ich Sie nur davor warnen."!?!

Es wird Ihnen also nichts anderes übrig bleiben, als die etwa 200 D-Mark pro Infusion selbst zu bezahlen, wenn Sie in den Genuß einer wesentlich besseren Gesundheit und gesamtheitlichen körperlichen Konstitution kommen wollen. Wenn Sie noch ein relativ junger Mensch sind, so sollten Sie ab Mitte 30 prophylaktisch in zehn bis 15 Infusionen etwa 2.000 bis 3.000 D-Mark investieren, um mit weiteren fünf bis sechs Infusionen pro Folgejahr und einer damit verbundenen Investition von weiteren etwa 1.200 D-Mark jährlich Ihre Arterien ablagerungsfrei zu halten. Wenn Sie dies tun, dazu möglichst nicht rauchen, sich ausgewogen ernähren und sich ein- bis zweimal wöchentlich sportlich betätigen, können Sie sich mit Fug und Recht auf ein recht langes und gesundes Leben freuen.

Geld ist Zeit

Wenn Sie aber bereits mit Durchblutungsstörungen zu tun haben, so überlegen Sie sich am besten sehr schnell, ob Sie nicht den Versuch wagen und den Chelat-Weg einschlagen möchten. Meist können Sie, je nach Intensität Ihrer Gefäßverengungen, nach fünf bis zehn Sitzungen schon spürbare Verbesserungen erkennen. Ach ja, dies nur am Rande: Potenzstörungen sind meist auch nur Durchblutungsstörungen, und auch die Viagra-Pille mit ihren vielen schädlichen Nebenwirkungen kann nicht viel mehr als einige Chelat-Infusionen bewirken. Grundsätzlich gilt: Kauern Sie bitte nicht vor Ihrem Arzt wie das Kaninchen vor der Schlange, wenn er Ihnen eine Tablettentherapie oder gar eine Operation vorschlägt, vergleichen Sie und holen Sie ‘Gegendiagnosen’ von einem Kollegen, mögichst sogar von einem Naturmediziner ein. Sie werden sich wundern, wie viele alternative Behandlungsmethoden und Therapien dabei herauskommen.

Bringen Sie Geduld und Zeit mit

Ein Freund von mir, dem ich wegen seiner Durchblutungsprobleme einmal eine Informationsbroschüre über Chelat in die Hand drückte, war anfangs von dieser Möglichkeit begeistert. Aber wie der Mensch nun einmal ist, selbst die beste Bypass-Alternative, die einen zunächst vor Freude fast zum Tanzen bringt, wird schon bald wieder lästig, wenn sie nicht – quasi im Vorbeigehen – mitgenommen werden kann. Also mäkelte er bereits nach wenigen Tagen daran herum, daß er – sollte er sich für die Chelat-Therapie entscheiden – zweimal die Woche etwa 200 Kilometer fahren und pro Sitzung zweieinhalb Stunden Zeit aufwenden müßte. Prompt kam dann auch die von mir längst erwartete Frage: „Gibt es denn keine Chelat-Pille, die man morgens einnehmen kann, um weiter uneingeschränkt 'fressen, saufen und schlemmen' zu können wie zuvor auch?"

Dazu nochmals ein kleiner Auszug aus dem Buch „Gesund und fit ins hohe Alter dank Chelat-Therapie" von Arline und Harold Brecher:

Chelat zum Schlucken?

„Im Laufe der Jahre wurden wir wiederholt gefragt: 'Wie steht es mit Chelat zum Schlucken?' Eine verständliche Frage. Um wieviel einfacher wäre es, wenn wir jeden Morgen eine EDTA-Pille nehmen und damit den Streß einer zweieinhalb-stündigen Infusion vermeiden könnten. Pech gehabt. EDTA wirkt nicht über den Verdauungstrakt. Es gibt einige Produkte auf dem Markt, die vorgeben, ein EDTA-Ersatz zu sein. Lassen Sie sich davon nicht in die Irre führen."

„Das bedeutet nicht, daß es unmöglich ist, eine wirkungsvolle orale Chelat-Formel zu finden. Dr. Kurt Donsbach, ein bedeutender Ernährungsmediziner, ist überzeugt davon, daß jedes Präparat diesem Anspruch gerecht werden könne, das den Überschuß von Freien Radikalen reduziert und darüber hinaus alle Nährstoffe liefert, die zur Erhaltung des gesunden Herzens und des Durchblutungssystems notwendig sind. Interessanterweise haben Menschen, die über einen längeren Zeitraum hohe Dosierungen von Antioxidantien einnahmen, ähnliche psychologische Parameter wie Patienten, die mit Chelat behandelt wurden. Laut Dr. Donsbach können sie sich gegen Herzkrankheiten schützen (oder den Normalzustand des Körpers wiederherstellen), wenn sie bereits unter einer solchen Krankheit leiden, wenn sie täglich alle Nährstoffe zu sich nehmen, die der Körper verwendet, um den Überschuß der Freien Radikale abzubauen.

Einfacher gesagt, als getan. Gewebespezifische Antioxidantien lassen noch viel zu wünschen übrig, obwohl sie sehr wichtig und wirkungsvoll sind. Untersuchungen zeigen, daß die in der Nahrung enthaltenen natürlichen Nährstoffe besser sind als die Vitamin- und

Mineralkompositionen in pharmazeutischen Produkten. Ersatzstoffe zu sich zu nehmen, ist zwar in einem gewissen Sinne unnatürlich, aber je mehr sie dem Naturprodukt gleichen, desto besser die Aussicht, daß sie gemeinsam mit den Systemen des Körpers an der Erhaltung der Gesundheit arbeiten (...)".

Alles nur eine Frage der Einstellung

Ja ja, die liebe Bequemlichkeit. Von vielen Chelat-Ärzten höre ich immer wieder, daß selbst bei Bypass-Kandidaten, die erst kurz vor der Operation von Chelat gehört und dem Krankenhaus ob dieser Alternative spontan den Rücken gekehrt haben, von Infusion zu Infusion ungeduldiger werden. Sie wollen die Beschleunigung, die Geschwindigkeit des Tropfes, sehen ständig auf die Uhr, stänkern und sind oft unerträglich. Natürlich ist es zeitaufwendig, etwa 200 Kilometer Fahrt zu einem Chelat-Arzt plus zweieinhalb bis drei Stunden Arztbesuch auf sich zu nehmen, und das je nach Schwere der Durchblutungsstörung zwischen 20 und 40mal. Bedenken Sie aber auch, welche Gnade es ist, den gesamten Körper entgiftet und die Arterien, hinein bis ins kleinste Kapilläräderchen, von lebensgefährlichen Ablagerungen befreit zu bekommen. Zum zweiten rechnen Sie einmal nach, wie lange einen eine Bypassoperation mit Krankenhausaufenthalt und anschließender Kur – und dies vielleicht nicht nur ein-, sondern oft zwei- oder dreimal im Leben – aus dem Verkehr zieht. Ich jedenfalls plante die Zeit einfach von vorne herein ein, hatte mein Handy mit, um erreichbar zu sein, und las während der Infusionsdauer entweder in einem Buch oder ich sah mir einen Videofilm an.

Alles ist eben nur eine Frage der Einstellung, und auch Sie sollten sehr genau und intensiv darüber nachdenken, ob Sie eine Chelat-Therapie zum zusätzlichen Streßfaktor oder zur persönlichen Entspannung geraten lassen. Entscheiden – wie bei allem im Leben – tun dies immer nur Sie selbst.

Warum gibt es noch so wenig Chelat-Ärzte?

Der Grund dafür, daß es noch nicht mehr Chelat-Ärzte gibt, die genauso weit weg sind wie Ihr Hausarzt, ist der, daß seitens der Schulmedizin alles Erdenkliche getan wird, um Sie zu einem Bypass-Patienten und

Pillenschlucker zu machen, damit Sie nicht an der Chelat-Therapie teilnehmen. Letzteres, nämlich die Chelat-Therapie, kann aber nur dann endgültig zum Segen für die gesamte Menschheit werden, wenn der einzelne Patient sie durch Akzeptanz und viel Mund-zu-Mund-Werbung im Laufe der Zeit dazu macht, was gerade zum Wohle unserer Kinder und Kindeskinder in der nahen Zukunft dringend notwendig wäre.

Ganz zu Anfang haben wir bereits deutlich und eindrücklich darauf hingewiesen, daß die Unterdrückung der Chelat-Therapie letztendlich nicht an den einzelnen Ärzten liegt, die die neue Methode vorschnell verteufeln, sondern an unserem Gesundheitssystem, denn Ärzte und Krankenhäuser erhalten ihre gesamten Informationen nun einmal von der Schulmedizin und den Pharmaberatern; wie sollten sie also an objektives Informationsmaterial kommen?

Lassen Sie uns zum Schluß dieses Kapitels deshalb auch ganz bewußt noch eine Lanze brechen für unsere Ärzte und Mediziner, denn wir beide sind zutiefst davon überzeugt, daß – wenn sie wirklich objektiv und ehrlich über die fantastischen Erfolge und Möglichkeiten der Chelat-Therapie Bescheid wüßten, sie diese auch anwenden würden.

Unser Appell an Sie

Helfen also auch Sie mit, Ärzte, Freunde und Kollegen aufzuklären und empfehlen Sie ihnen dieses oder ein anderes Chelat-Aufklärungs-Buch wie beispielsweise das von Arline und Harold Brecher. Helfen Sie nicht nur sich selbst, sondern der gesamten Menschheit, in den Genuß von ein wenig mehr Humanität gerade in Sachen Medizin zu kommen, und übernehmen auch Sie persönlich Verantwortung, denn nur dadurch kommen wir alle wirklich weiter.

Lassen Sie uns dieses Buch mit zwei Zitaten beenden. Das erste ist von Johann Wolfgang von Goethe und lautet:

„Man muß das Wahre immer wieder wiederholen, weil auch der Irrtum um uns herum immer wieder gepredigt wird. Und zwar nicht von einzelnen, sondern von den meisten."

Das zweite Zitat stammt von einem uns nicht bekannten Autor, was der Qualität allerdings keinerlei Abbruch tut:

„Erfolg verführt. Ehrgeiz verblendet. Eitelkeit vernichtet. Erkenntnis kann die Hölle sein."

Medizinische Fachbegriffe

Allergie	erworbene, überempfindliche Reaktion des Immunsystems
Allopathie	Heilen von Erkrankungen mit Mitteln entgegengesetzter Wirkung (die eigentliche Schulmedizin)
Alzheimer Krankheit	fortschreitende Hirnatrophie (Zurückbildung des Hirngewebes)
Amalgam	Zahnfüllungen, Legierungen von Quecksilber mit anderen Metallen
Analgetika	Schmerzmittel
Anämie	Blutarmut
Anästhesie	Narkose
anatomisch	Bau der Körperteile betreffend
Aneurysma	Ausweitung eines arteriellen Blutgefäßes
Angina pectoris	akute unzureichende Herzdurchblutung mit Schmerzen im Brustkorb / Herzanfall
Angioplasie	Gefäßchirurgie, Einbringen von Ballon-Kathetern
Angiographie	Röntgendarstellung der Blutgefäße
Antihypertonika	zur Senkung eines pathol. erhöhten Blutdrucks eingesetzte Arzneimittel
Antioxidantien	natürliche Sauerstoffträger
Aorta	große Körperschlagader
Apoplex	Schlaganfall
Arrhythmie	Unregelmäßigkeit der Herztätigkeit
Arteriosklerose	Arterienverkalkung
Atherosklerose	syn. Bez. für Arteriosklerose
Asthma	anfallsweise hochgradige Atemnot
Atom-Absorptions-Spektrometrie	Mengenbestimmung von in die Gasphase überführten Substanzen, z.B. Schwermetalle)
Autopsie	Leichenöffnung
Ballondilatation	Aufweitung einer Ader durch *Katheter*
Bronchitis	Entzündung der Bronchialschleimhaut
Bypass	Umgehung eines Gefäßverschlusses mittels Gefäßprothese
cardiovascular	Herz und Gefäße betreffend
Carotis	Halsschlagader
Cerebralsklerose	Gehirnverkalkung
Chelatbildner	Substanzen, die Schwermetalle binden

Chlamydien	Bakterienstamm; neue Erkenntnisse: evtl. Auslöser von Herzinfarkten
Computer-Tomographie	Röntgen-Impuls-Verfahren zur Dichtemessung von Geweben, Tumoren usw. mittels spez. Software
Depression	seelische Niedergeschlagenheit / Schwermut
Diabetes mellitus	Zuckerkrankheit
Diastole	Phase des Herzrhythmus: Erschlaffung des Herzmuskels mit Blutfüllung der Herzkammern
Digitale-Photo-Plethysmographie	Verfahren zur Messung der Venenleistung / computerunterstützt
Digitale-Substraktions-Angiographie	DSA Röntgendarstellung der Halsgefäße
Dilatation	Erweiterung
Duplex-Doppler (Direktional-Doppler)	Ultraschallverfahren (Gefäße)
Echo-Kardiographie	Ultraschallverfahren zur Herzuntersuchung
EDTA	Chelatbildner (Ethylen-Diamin-Tetraessigsäure)
Embolus	Blutgerinnsel
Erythrozyt	Roter Blutkörper
FDA	Amerikanische Gesundheitsbehörde (Food and Drug Association)
Fibrinogen	Eiweißkörper zur Blutgerinnung
Gangrän	fressendes Geschwür
Hämodynamik	Lehre von den Faktoren, die auf den Blutfluß in den Gefäßen einwirken
HDL	die „guten" Cholesterine
Hepatitis	Leberentzündung
Herpes (simplex)	Bläschenkrankheit der Lippen und Haut
Homocystein	Eiweißkörper, der Herzinfarkt verursacht
Hypertonie	Bluthochdruck
Hypokalzämie	erniedrigte Calziumkonzentration im Blutserum
Immunglobuline	Eiweißkörper der Abwehr
Indikation	med. Notwendigkeit zur Anwendung eines Verfahrens / Heilmittels
Infarkt	Gewebsuntergang aufgrund einer Unterbrechung der Durchblutung
Insuffizienz	Unterfunktion der Organe (z.B. Herz)
Ischämie	Durchblutungsminderung von Organen

Isotope	radioaktiv geladene Teilchen
Kapillare	kleine Ader
kardio-pulmonal	Herz / Lunge betreffend
Katheter	schlauchförmiges Instrument zum Einführen in Hohlräume (Blutgefäße)
Kernspin-Untersuchung	Magnetresonanz-Meßverfahren zur dreidimensionalen Darstellung von Gewebe
Kollaterale	Gefäßneubildung zwecks Umgehung eines Gefäßverschlusses
Koma	schwerster Grad der Bewußtseinsstörung
LDL	„schlechte" Cholesterine
letal	tödlich
Lipide	Bez. für eine große, chem. heterogene Gruppe org. Substanzen, die nicht in Wasser u. sehr gut in org. Lösungsmitteln lösl. sind
Lipolyse	Fettaufspaltung
Lungenembolie	Verschluß der art. Lungenstrombahn durch Einschwemmung eines Thrombus aus der Peripherie, meist aus Schenkel- bzw. Beckenvenen
Lungenemphysem	Lungenüberblähung
Marcumar	Medikament zur Herabsetzung der Blutgerinnung
Orthomolekular	Zusammenstellung von Vitalstoffen, die in der lebensnotwendigen Menge zugeführt werden
Omega-3-Fettsäuren	Fischöle von Kaltwasserfischen
Osteoporose	Erkrankung des Skelettsystems mit Verlust bzw. Verminderung von Knochensubstanz u. -struktur u. erhöhter Frakturanfälligkeit
Parkinson'sche Krankheit	Schüttellähmung
Plaque	(dermat.) flach erhabene, plattenartige Hautveränderung
Prostata	Vorsteherdrüse
Radikale, Freie	reaktionsfähige, aggressive Stoffwechsel-Zwischenprodukte, die bei übermäßiger Anhäufung Stoffwechselprozesse erheblich stören
Rheoscreen-Verfahren	Untersuchungsverfahren zur Messung der arteriellen und venösen Fluß-Verhältnisse in den Beinen
Rotablator	chirurgische Fräse zur Plaqueentfernung

Spasmus	Verkrampfung (Muskel, Gefäße)
Stenose	Verengung (Adern, Wirbelkanal)
Stent	Gefäßstütze
Symptom	Krankheitszeichen
Szintigraphie	Organdarstellung mit Isotopen
TCD	Trans-Cranieller-Doppler = Ultraschallverfahren zur Messung der Hirndurchblutung
Thermographie	bildgebendes Untersuchungsverfahren zur Darstellung von Temperaturdifferenzen zur Erfassung von Entzündungen, Durchblutungsstörungen
Thrombose	Blutgerinnsel
TIA	Vorstufe vom Schlaganfall (transitorische ischämische Attacke)
Tinnitus	Ohrgeräusche
Triglyceride	Neutralfette im Blut
Ubiquinone	(= Ubichinone) Coenzym Q 10
Vitamin B3	Niacin

Arzt-Register

der Deutschen Gesellschaft für Chelat-Therapie e. V.,
(Stand. Oktober 2000)

01920 Steina: Thieme, Regine (FÄ für Allgemeinmedizin),
Hauptstraße 23 e, Tel.: 035955/44132

20149 Hamburg: Von Hoff, Dr. Heinrich (Arzt für Naturheilverfahren), Klosterstern 8, Tel.: 040/4804889

22391 Hamburg: Müller, Dr. Gerald (Praktischer Arzt),
Rabenhorst 6, Tel.: 040/5362636

23774 Heiligenhafen: Wolf, Dr. Theodor (Internist),
Neuratjensdorfer Weg 59 Tel.: 04362/6179

23869 Elmenhorst: Petersen, Dr. Hans-Jochen (Arzt),
Alte Dorfstraße 3, Tel.: 04532/270915

24582 Bordesholm: Völkner, Dr. Helmut (Arzt), Bahnhofstraße 55,
Tel.: 04322/3505

24534 Neumünster: Henninghausen, Dr. B. (Arzt für Naturheilkunde), Marienstraße 18, Tel.: 04321/22804

26160 Bad Zwischenahn: Slemties, Joachim D. (Arzt),
Junkerbült 8, Tel.: 04403/64050

26160 Bad Zwischenahn: Krupp, Dr. Peter (Internist-Badearzt),
Am Hogen Hagen 11, Tel.: 04403/93130

28357 Bremen: Bornholt, Dr. Erna (Ärztin), Robert-Bunsen-
Straße 100, Tel.: 0421/2053060

28779 Bremen: Ritter, Dr. Bertram (Arzt), Fresenbergstraße 8,
Tel.: 0172/7976890

29342 Wienhausen: Stelten, Dr. Sigrid (Ärztin für Naturheilverfahren), Bahnhofstraße 2, Tel.: 05149/8272

29342 Wienhausen: VITALAMED Klinik GmbH (Fachklinik für
Naturheilverfahren), Bahnhofstraße 2, Tel.: 05149/187595

29574 Ebstorf: Seitz, Dr. Bernd (Arzt), Hauptstraße 14,
Tel.: 05822/956060

29345 Unterlüß: Wichert, Dr. Harry (Arzt), Magdeburger Straße
18, Tel.: 05827/6045

30657 Hannover: Moebius, Dr. E.W. (Arzt), Lindenallee 20,
Tel.: 0511/650384

31855 Aerzen: Arens, Dr. Ulrich (Arzt), Pöhlenstraße 22,
Tel.: 05154/95110

32694 Dörentrup: Halsig, Dr. Friedemann (Arzt),
Obere Dorfstraße 30, Tel.: 05265/99036

33175 Bad Lippspringe: Lang, Dr. H. Cornelius (Arzt für Naturheilkunde), Lindenstraße 12, Tel.: 05252/96970

34131 Kassel: Von Lühmann, Dr. Manfred (Arzt für Allgemeinmedizin), Elbeweg 12, Tel.: 0561/774057

34471 Volkmarsen-Külte: Debes, Dr. med. Ingeborg (Internistin, Kardiologie), Auf'm Hakenberg 11 a, Tel.: 05691/7740

35039 Marburg: Seitz, Dr. Adelheid (Ärztin), In der Bachstufe 60, Tel.: 06421/42077

36129 Gersfeld: Freiherr von Rosen, Dr. Jürgen (Praktischer Arzt), Schlossplatz 3, Tel.: 06654/919800

36129 Gersfeld: Schlosspark-Klinik (Fachklinik für naturgemäße Ganzheitsmedizin), Fritz-Stanner-Straße 11, Tel.: 06654/160

36381 Schlüchtern: Kopp, Dr. Frank (Arzt), Grabenstr. 1, Tel.: 06661/919430

38315 Schladen: Probst, Dr. Henning (Arzt), Bahnhofstraße 23, Tel: 05335/90600

39291 Möckern: Stefaniak, Dr. Torsten (Facharzt für Allgemeinmedizin), Waldstraße 1 a, Tel.: 039221/441

40599 Düsseldorf: Fischer, Dr. Thomas B. (Arzt für Naturheilverfahren), Am Schönenkamp 208 a, Tel.: 0211/7488020

40212 Düsseldorf: Noack, Dr. Detlef (Facharzt für Allgemeinmedizin), Schadowstraße 80, Tel.: 0211/1792010

42551 Velvert: Plaza, Dr. Piotr (Arzt für Akupunktur, Homöopathische Praxis), Berliner Straße 11-13, Tel.: 02051/254414

44869 Bochum: Schiwago, Dr. Silvia (Ärztin), Böcklinweg 26, Tel.: 02327/70633

45964 Gladbeck: Steinborn-Bösing, Dr. Adelheid (Ärztin), Bottroper Straße 127 a, Tel.: 02043/65397

47877 Willich: Huppertz, Dr. Klaus (Arzt), Hörenweg 58, Tel.: 02156/606182

49767 Twist: Volta, Dr. Heinz-Frank (Facharzt für Allgemeinmedizin), Franziskusstraße 21, Tel.: 05935/248

49214 Bad Rothenfelde: Giljon, Dr. Johann (Arzt), Osnabrücker Straße 17, Tel.: 05424/40471

50259 Pulheim: Krause-Sternberg, Dr. Manfred (Frauenarzt/ Naturheilverfahren), Venloer Str. 133, Tel.: 02238/53059

52080 Aachen: Schäfer-Bilger, U. (Facharzt für Allgemeinmedizin), Endstr. 17, Tel.: 02405/419500

56470 Bad Marienberg: Krischkofski, Dr. Dietmar (Praktischer Arzt u. Badearzt, Naturheilverfahren), Bismarckstraße 5, Tel.: 02661/1234

56575 Weißenthurm: Neunzehn, Dr. Friedrich (Internist/Sportmedizin), Nettestraße 1, Tel.: 02637/5954

57072 Siegen: Heupel, Dr. Paul Joachim (Facharzt für Orthopädie, Rheumatologie, Naturheilverfahren), Wielandstraße 8, Tel.: 0271/54545

57072 Siegen: Urlea-Schön, Dr. I. (Praxisklinik Naturheilverfahren), Ypernstraße 89, Tel.: 0271/312070

59368 Werne: Collatz, Dr. Jens R., Naturheilkunde-Zentrum »Der Fürstenhof«, Fürstenhof 2, Tel.: 02389/51516

63075 Offenbach: Seessle, Dr. Stephan, (Arzt), Eduard-Oehler-Straße 34, Tel.: 069/864303

63628 Bad Soden-Salmünster: Martin, Dr. Roland (Arzt für Naturheilverfahren, Allgemeinmedizin-Kurarzt), Brüder-Grimm-Straße 2, Tel.: 06056/1288

63322 Rödermark-Urberach: Gümbel, Dr. Beate (Privatpraxis Naturheilverfahren), Traminerstraße 19, Tel.: 06074/68160

64283 Darmstadt: Olesch, Dr. Hans V. (Facharzt für Allgemeinmedizin), Wilhelminenstraße 17 a, Tel.: 06151/292603

64297 Darmstadt: Schreibweiss, Markus (Praktischer Arzt), Heidelberger-Land-Straße 237, Tel.: 06151/595588

64625 Bensheim: Schermuly, Dr. Peter (Praktischer Arzt), Rodenstein Straße 19, Tel.: 06251/680777

64560 Riedstadt: Haßenteufel, Dr. Armin (Facharzt für Allgemeinmedizin u. Naturheilverfahren), In der Hochstadt 68, Tel.: 06158/71978

66557 Ilingen: Kissinger, Dr. Kurt (Facharzt für Allgemeinmedizin), Ottweilenstraße 2 b, Tel: 06825/46901

68161 Mannheim: Raabe, Dr. Helmut (Facharzt für Allgemeinmedizin), L 13, 9, Tel.: 0621/14074

69123 Heidelberg: Engesser, Johannes (Arzt), Dammweg 2 a, Tel.: 06221/830656

70184 Stuttgart: Grau, Dr. Wilfried (Arzt - Naturheilverfahren), Planckstraße 125, Tel. 0711/464353

70372 Stuttgart: Wöhrle, Dr. Wilhelm (Facharzt für innere Krankheiten), König-Karl-Straße 19, Tel.: 0711/54998054

70469 Stuttgart: Kurzbach-Fischer, Dr. Margarethe u. Fischer, Dr. Gottfried, (Fachärzte für Allgemeinmedizin, Umweltmedizin u. Naturheilverfahren), Thomas-Mann-Str. 9, Tel.: 0711/853978

70469 Stuttgart: THERATOP, Institut für Umweltmedizin u. Naturheilverfahren Stuttgart GmbH, Bubenhaidenstraße 43, Tel.: 0711/817632

70806 Kornwestheim: Smettan, Dr. Reinhard (Arzt), Johannesstraße 31, Tel.: 07154/21020

74193 Schwaigern: Tellier, Adrian (Arzt), Theodor-Heuss-Straße 5, Tel.: 07138/1701

75172 Pforzheim: Petricevic-Riedl, Dr. Desanka (Fachärztin für Allgemeinmedizin), Simmlerstraße 4, Tel.: 07231/105533

75323 Bad Wildbad: Halter, Dr. Sigmund (Arzt), Kernerstraße 211 a, Tel.: 07081/3775

75378 Bad Liebenzell: Bachmann, Dr. Wilfried (Leitender Arzt des Schwarzwald-Zentrum Vitalis), Emil-Schmid-Straße 3, Tel.: 07052/1414 oder 2612

75378 Bad Liebenzell: Fischer, Dr. Gerhard (Facharzt für Allgemeinmedizin), Karlstr. 12, Tel.: 07052/2602

76473 Iffezheim: Zimmermann, Dr. Franz-Carl (Arzt für Allgemeinmedizin), Bruchweg 28, Tel.: 07229/3015-0

76846 Hauenstein: Schurig, Dr. Thomas (Allgemeinarzt), Burgstraße 13, Tel.: 06392/1841

79098 Freiburg: Picht, Joachim W. (Arzt - BPD Therapiezentren GmbH), Erasmusstraße 16, Tel.: 0761/3839801

80539 München: Juchheim, Dr. Jürgen K. (Arzt), Hildegardstr. 9, Tel.: 089/221609

81739 München: Wolf, Dr. Siefried (Internist), Eulenspiegelstraße 58 a, Tel.: 089/60601445

82467 Garmisch-Partenkirchen: Franke-Zgudziak, Aleksandra (Praktische Ärztin), Zugspitzstraße 67, Tel.: 08821/58222

83043 Bad Aibling: Daudert, Frank (Arzt), Frühlingsstraße 30, Tel.: 08061/49780

83707 Bad Wiessee: Denkl, Dr. Peter (Internist - Kardiologie), Adrian-Stoopf-Straße 23, Eingang Hirschbergstraße 21, Tel.: 08022/99490

86150 Augsburg: Danne, Dr. Reinhard (Arzt für Allgemeinmedizin), Konrad-Adenauer-Allee 7 1/2, Tel.: 0821/312838

89423 Gundelfingen: Kenngott, Dr. Roman (Allgemeinarzt), Spitalgarten 22, Tel.: 09073/2081

90489 Nürnberg: Weijnen, Dr. Erwin (Facharzt für Allgemeinmedizin), Nunnenbeckstraße 2 - Ecke Rathenauplatz, Tel.: 0911/552434

90489 Nürnberg: Klinik im Rot-Kreuz-Zentrum (Gabler, Dr.) Sulzbacher Straße 42, Tel.: 0911/5867/90

94072 Bad Füssing: Irlacher, Dr. Walter (Arzt), Kurallee 23, Europa-Therme, Tel.: 08531/24444

97070 Würzburg: Eckel, Dr. Walter, (Praktischer Arzt),
Theaterstr. 6, 1. Stock, Tel.: 0931/13734

97421 Schweinfurt: Bican, Dr. I.M. (Internist), Markt 30,
Tel.: 09721/26474

97828 Marktheidenfeld-Michelrieth: HG Naturklinik
Michelrieth GmbH, Löwensteinstraße 15, Tel.: 09394/801-0

97828 Marktheidenfeld-Michelrieth: Pieper, Dr. Annette und
Bender Martin (Naturheilverfahren - Allgemeinmedizin),
Am Kohlersberg 7, Tel.: 09394/97020

Deutschsprachiges Ausland

A-1220 Wien: Schiller, Dr. Helga (Ärztin), Donaustadtstraße 1,
Tel.: 0043-1/2034300

A-1150 Wien: Kroiss, Dr. Thomas (Praktischer Arzt),
Gablenzgasse 7, 2. Stock, Tel.: 0043-1/9825767

A-5500 Bischofshofen: Walkner, Dr. Hans (Praktischer Arzt),
Salzburgerstraße 72, Tel.: 0043-6462/2270

A-6345 Kössen: Fahringer, Dr. Martin (Arzt), Hüttfeldstraße 49,
Tel.: 0043-5375/24560

A-8010 Graz: Rumpf, Dr. Gerhard (Arzt für Allgemeinmedizin),
Morellenfeldgasse 4, Tel.: 0043-316/826067

CH-4102 Binningen: Baxamed AG, Baxas, Dr. Sam und Baxas
Anita (Ärzte), Hauptstraße 4, Tel.: 0041-61/4221292

CH-6900 Lugano: Epper, Dr. Mathias (Arzt), Piazza Cioccaro 12,
Tel.: 0041-91/9213880

CH-7000 Chur: Khadra, Dr. Said (Arzt), Pargherastraße 3, Tel.:
0041-81/2531616

CH-8802 Kilchberg: Von Limburg Stirum, Dr. John (Praxis für
Komplementäre Medizin), Seestraße 155, Tel.: 0041-1/
7164848

E-03189 Orihuela-Costa: Heermann, Dr. R.M., URB La Regie,
Calla Isla Tabaros 38, Tel.: 0034-689/861333

Bücher von Peter Kummer

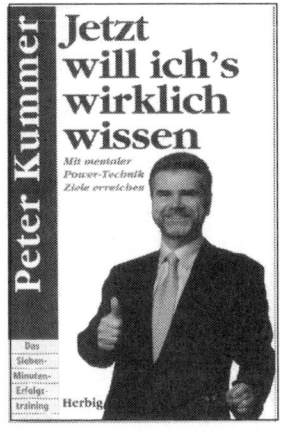

256 Seiten, ISBN 3-7766-2190-7

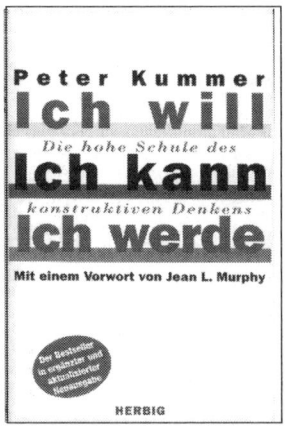

256 Seiten, ISBN 3-7766-2115-X

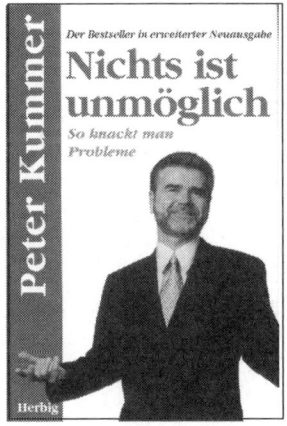

242 Seiten, ISBN 3 7766-2191-5

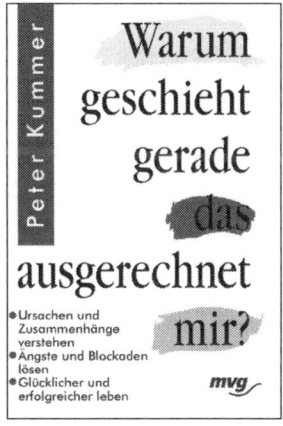

229 Seiten, ISBN 3-4787-1920-8

Weitere Bücher von Peter Kummer sind im Buchhandel erhältlich